国家卫生和计划生育委员会"十三五"规划教材

全国高等学校教材

供全球健康学及相关专业用

GLOBAL HEALTH

全球健康治理
Global Health Governance

U0644122

主　编　鲁　新　方鹏骞

副主编　曾　渝　周　令　黄严忠

编　委　（按姓氏笔画排序）

王丽敏（哈尔滨医科大学）

王素珍（江西中医药大学）

方鹏骞（华中科技大学）

冯洁菡（武汉大学）

任　苒（大连医科大学）

刘向莉（重庆医科大学）

孙　静（北京协和医学院）

杨善发（安徽医科大学）

李文敏（湖北大学）

李跃平（福建医科大学）

李跃坚（海南省卫生和计划生育委员会）

张霄艳（湖北大学）

张彩霞（广州中医药大学）

罗　丹（中南大学）

季　煦（国家卫生计生委人才交流服务中心/北京大学全球卫生研究中心）

周　令（大连医科大学）

周晓媛（四川大学）

胡小璞（杭州师范大学）

晋继勇（上海外国语大学）

黄严忠（美国对外关系委员会）

董四平（国家卫生计生委医院管理研究所）

鲁　新（北京大学全球卫生研究中心）

曾　渝（海南医学院）

黎　浩（武汉大学）

秘　书　黎　浩

张霄艳

人民卫生出版社

图书在版编目（CIP）数据

全球健康治理/鲁新,方鹏骞主编.—北京:人民卫生出版社,
2016

ISBN 978-7-117-22904-3

Ⅰ.①全…　Ⅱ.①鲁…②方…　Ⅲ.①健康-卫生管理学-高
等学校-教材　Ⅳ.①R19

中国版本图书馆 CIP 数据核字(2016)第 154913 号

人卫智网	www.ipmph.com	医学教育、学术、考试、健康, 购书智慧智能综合服务平台
人卫官网	www.pmph.com	人卫官方资讯发布平台

全球健康治理

主　　编:鲁　新　方鹏骞

出版发行:人民卫生出版社 （中继线 010-59780011）

地　　址:北京市朝阳区潘家园南里 19 号

邮　　编:100021

E - mail: pmph @ pmph. com

购书热线:010-59787592　010-59787584　010-65264830

印　　刷:中农印务有限公司

经　　销:新华书店

开　　本:850×1168　1/16　印张:15

字　　数:465 千字

版　　次:2016 年 9 月第 1 版　2021 年 5 月第 1 版第 3 次印刷

标准书号:ISBN 978-7-117-22904-3/R·22905

定　　价:58.00 元

打击盗版举报电话:010-59787491　E-mail:WQ @ pmph.com

（凡属印装质量问题请与本社市场营销中心联系退换）

全国高等学校
全球健康学专业第一轮规划教材
编写说明

近年来,随着国际交往的日益频繁,人群健康和健康不平等问题已成为全球性挑战,"全球健康(Global Health)"的理念也应运而生。相比传统的公共卫生,全球健康更加强调通过国际合作,运用跨国界、跨部门的多种方法来解决健康问题。随着我国在全球健康实践中承担起越来越重要的角色,对全球健康学专业人才的需求持续增长。在此背景下,2012年教育部新设立全球健康学本科专业,武汉大学率先招生,旨在培养具有多学科背景知识,熟悉全球范围健康问题,能够识别和评估国内外重要健康问题并提出应对方案,在不同文化背景下能够进行现场应急处理、政策制定与评价、项目协调与管理等工作,具备团队合作精神,善于沟通协调的复合型新型人才。

为满足人才培养的需要,2013年在国家卫生和计划生育委员会领导的支持和关心下,全国高等医药教材建设研究会、人民卫生出版社开始组织全球健康学专业第一轮教材的编写工作,并于同年10月成立了"第一届全国高等学校全球健康学专业教材评审委员会",经过会上及会后的调研和反复论证,最终确定第一轮编写9种核心课程教材,其他课程可暂与公共卫生其他专业共用教材。

本轮教材编写工作是根据教育部培养目标、卫生计生部门行业要求、社会用人需求,在全国进行科学调研的基础上,借鉴国内外医学人才培养模式和教材建设经验,充分论证本专业人才素质要求、学科体系构成、课程体系设计和教材体系规划后,科学进行的。坚持"三基、五性、三特定"和"多级论证"的教材编写原则,组织国家卫生行政管理部门和全国各大院校相关专业的专家一起编写,保证高质量出版。

本轮全球健康学专业规划教材共9种,均为国家卫生和计划生育委员会"十三五"规划教材,计划于2016年底全部出版发行。

全国高等学校全球健康学专业
第一轮规划教材目录

教材名称	主 编		副主编		
1. 全球健康概论	任明辉		汤胜蓝	刘远立	
2. 全球健康治理	鲁 新	方鹏骞	曾 渝	周 令	黄严忠
3. 全球健康研究方法	郝元涛	陈心广	丁元林	袁兆康	孙 强
4. 国际卫生项目管理	张朝阳		刘 方	张光鹏	方 菁
5. 全球妇幼健康	闻德亮	吕 军	李 燕	王友洁	
6. 老龄化与全球健康	冯友梅	吴 蓓	张拓红	黄照权	郑建中
7. 环境与全球健康	阚海东	鲁元安	仇小强	许秋瑾	刘兴荣
8. 全球精神健康	肖水源	黄悦勤	刘 民	杨小丽	
9. 医学人类学	吴群红	徐 飞	朱卫丰	王 全	

第一届全国高等学校全球健康学专业教材评审委员会

顾 问

李立明　　陈贤义　　任明辉　　张朝阳

主任委员

冯友梅

副主任委员

孟庆跃　　陈 文　　杜 贤

委 员

（按姓氏笔画排序）

毛宗福　　王福俤　　刘培龙　　孙 强　　汤胜蓝　　张 亮　　李 娟
李晓松　　杨 晋　　陈心广　　郑志杰　　姚 岚　　郝元涛　　郭 岩
钱 序　　鲁元安

主编简介

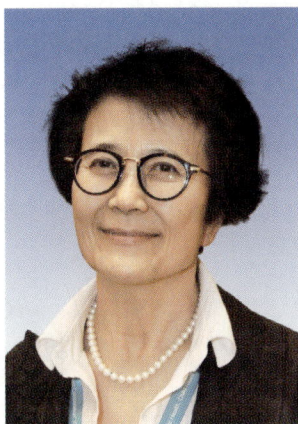

鲁 新

北京大学全球卫生研究中心常务副主任，中国政府杰出的医疗卫生领域国际战略和政策研究专家，曾在政府部门和国内外大学研究机构供职，在国际咨询公司和联合国相关机构担任项目牵头人，此外还兼任中国南南卫生合作研究联盟首任秘书长等社会职务。 主要研究领域为非洲国家医疗卫生政策、非洲国家医疗服务体系和产业发展、国际组织的非洲国家政策和项目经验、发展中国家医疗卫生服务筹资理念和实践，以及中国与发展中国家合作的政企合作模式。

2008 年以来，鲁新与来自中国和非洲的卫生部门领导人、国际组织、学术机构和医疗产业企业共同创办了"中非卫生合作国际研讨会"系列。 到目前为止共举办了五届系列研讨会，在和与会专家深入讨论互动的基础上，定期提交的中非医疗卫生政策建议一直受到我国政府部门的高度重视并被采纳。

主编简介

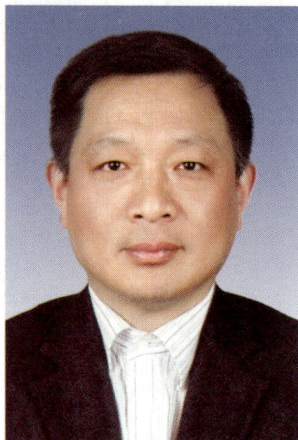

方鹏骞

华中科技大学同济医学院二级教授，博士研究生导师。华中科技大学健康政策与管理研究院院长，教育部哲学社会科学重大攻关项目首席专家，国家自然科学基金重点项目负责人，国家社会科学基金重大项目首席专家。国家卫生计生委公立医院改革试点评估专家组成员，国家联系试点城市公立医院改革协作组指导专家，国务院医改办县级公立医院改革评估与督导专家。中国卫生政策与管理教学研究会副会长，中国系统工程学会医药系统工程分会常务理事，中华预防医学会湖北分会副会长，中华预防医学会湖北省卫生事业管理分会副会长，中国医院协会临床应用技术评估委员会理事，湖北省医院协会理事，湖北省医药保险研究会常务理事，武汉市卫生事业管理学会会长，美国圣路易斯大学公共卫生学院特聘导师。华中学者，湖北省医学领军人才，教育部新世纪优秀人才。

主要研究方向为社会医学与卫生事业管理、医院管理、卫生政策评价。获全国高等学校科学研究科技进步奖、中华医学科技奖卫生管理奖（2010 年、2014 年）、省部级以上科研奖 9 项（均排名第一）。在 SCI/SSCI 发表论文 15 篇，在国内相关领域权威期刊发表论文 200 余篇，出版学术专著 6 部，主编国家规划教材 4 部。

副主编简介

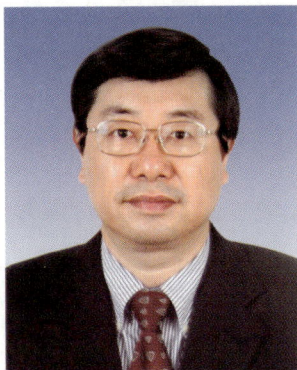

曾　渝

　　博士，教授，硕士生导师。 现任海南医学院副院长兼管理学院院长，四川大学、重庆医科大学等兼职教授、硕士生导师。 中国药学会第二十三届理事会名誉理事、中国健康管理协会常务理事、中国执业药师协会第二届理事会理事、海南省南药黎药产业技术创新战略联盟理事长、中国药学会药事管理专业委员会委员、中国药学会药物经济学专业委员会委员、海南省健康管理协会名誉会长、《中国药物经济学》杂志社专家和编委会委员、《中国药房》杂志常务编委、《亚太热带医药杂志（英文版）》编委会主任等。

　　主要从事药事管理、健康服务与管理、药物经济等学科领域的教研工作。 近年发表学术论文 30 余篇，出版《生态药业》专著 1 部，主编《健康管理学》等教材 5 部，主译《药物经济与政策》专著 1 部。 曾获得海南省科技进步奖二等奖 1 项、省部级软科学项目一等奖 1 项。

副主编简介

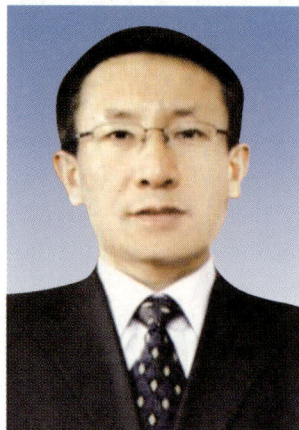

周　令

　　大连医科大学公共卫生学院教授，硕士生导师。 中国卫生经济学会公共卫生、农村卫生专业委员会委员，辽宁省健康教育协会常务理事，辽宁省食品安全事故预防和处置专家委员会委员，省医疗保险协会理事，大连市政府健康城市建设专家委员会委员，大连市社区卫生研究会副会长。

　　从事卫生事业管理学、卫生监督学、卫生政策学、社会医学、健康教育学等学科的教研工作 29 年。 主要研究领域为卫生政策与应急管理、健康管理与治理等。 2001 年至今主持并参与50 余项科研项目，发表学术论文 80 余篇，主编、参编教材 27部。 荣获辽宁省政府哲学社会科学奖二等奖 1 项，大连市政府社会科学进步奖一、二等奖各 1 项，大连市政府科学技术奖励三等奖 1 项。

副主编简介

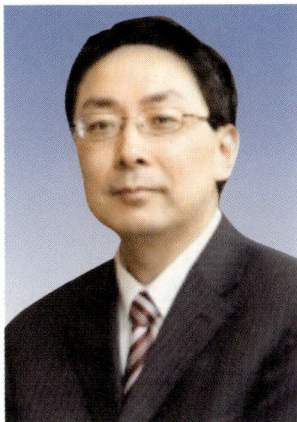

黄严忠

教授。 美国对外关系委员会（Council on Foreign Relations）全球健康高级研究员，主持"全球健康治理圆桌论坛"。美国西东大学外交与国际关系学院终身教授暨全球卫生问题研究中心主任。 曾在纽约巴纳德学院和哥伦比亚大学任教，曾任美国亚洲研究项目资深研究员、新加坡国立大学资深访问研究员、美中关系全国委员会公知学人，以及美国战略与国际研究中心访问研究员。 担任《全球健康治理：新公共卫生安全范式》英文学术期刊主编、多家英文学术刊物编委，并在非政府组织和智库担任顾问和专家委员会成员。

出版英文专著《中国当代公共卫生治理》并参编了多部教材和专著。 撰写出版了大量报告、期刊文章，发表在《外交事务》《生存》《健康政治、政策、法律》《柳叶刀》等诸多期刊，并在《纽约时报》《国际先驱论坛报》《南华早报》上发表评论文章。 2012年3月，被Inside Jersey杂志列为"新泽西州20位正在改变世界的杰出知识分子"。

前　言

全球健康学正逐渐发展为一门新兴学科，作为该学科核心内容之一的全球健康治理，国际上的参考资料主要以专著、论文集、报告等为主，教材编写内容和安排还处于探索和争鸣阶段。　在这种背景下，根据 2014 年 4 月全国高等学校全球健康学专业规划教材主编人会议精神，我们组织编写了第 1 版《全球健康治理》教材。

本教材力求结合实际，充分考虑全球健康治理跨国界、跨部门、跨学科的特点，从全球健康治理的关联因素、参与机构、治理工具等方面展开。　开篇第一章为绪论，对全球健康治理的背景、相关概念及核心要素进行简要介绍，统领随后各章；第二章通过阐释安全、发展及社会文化等方面与全球健康治理的关系，帮助读者更好地理解全球健康治理的外延；第三章至第四章详细介绍国家行为体对全球健康治理的影响；第五章至第八章内容为非国家行为体对全球健康治理的影响；第九章至第十章介绍了全球健康治理的工具；第十一章详细介绍了中国参与全球健康治理的主要内容及与国际组织的合作现状；第十二章对全球健康治理的挑战和趋势进行总结，并进行了相关展望。

本教材的应用范围广泛，不仅可供全球健康专业本科生作为必修课使用，还可以供预防医学、卫生事业管理学、公共管理学、外交学等专业的本科生选修课使用。　为了提高教学效果，教师可以根据授课对象和教学实际情况，自行进行相关教案准备。

参加本教材编写的老师具有不同的学科背景，既有资深教授的参与，又有青年新秀的加入，他们均为本教材的编写做出了巨大努力。　编写过程中，分别在大连、海口召开了两次编委会，并在武汉召开了统稿会，对稿件进行了多次互审和互校，在此向所有编委表示衷心的感谢。　由于编写时间紧张，加之编写水平有限，大部分内容可参考的资料较少，书中难免存在不足，请广大读者批评指正，以使本教材进一步完善。

鲁新

2016 年 2 月

目　录

第一章 绪论

🌐 **学习目标**

通过本章的学习,你应该能够:

掌握　全球健康治理的概念及核心要素。

熟悉　全球化对人类健康的影响及全球健康治理的发展历程。

了解　全球健康治理的背景及相关学科。

20 世纪后期以来,随着全球化在世界范围内的不断纵深发展以及人员、物资的流动日益频繁,传染性疾病的传播速度大大加快,影响也更为深远。信息流通也推动了与有害产品消费和不良生活方式相关的疾病在全球范围的扩散。健康问题日益全球化已成为必然,这一趋势使得原有的治理方式和体系难以应对,因此出现了对"全球健康治理"(global health governance)的倡导和推动。

第一节　全球健康治理的背景

一、全球化的发展

(一)概念

全球化(globalization)是一种人类社会发展的现象过程,它指全球联系不断增强,人类生活在全球规模基础上的发展及全球意识的崛起。其基本特征就是在经济一体化的基础上,世界范围内产生一种内在的、不可分离的和日益加强的相互联系。

国与国之间在政治、经济贸易上互相依存,即视全球为一个整体。尤其是第二次世界大战后,随着世界经济的快速发展和技术的飞速进步,资源和生产要素需要在全球范围内合理配置,资本和产品需要在全球范围内流动,科技需要在全球范围内扩张和传播,因此,全球化成为一种必然趋势。目前,全球化的浪潮席卷世界各个角落。世界经济全球化、生产力全球化已经普及到 93.7%。全球化作为一种客观存在,已经成为人类社会的发展趋势。

在卫生领域,国际卫生体系多侧重于传染病的应对,习惯以国境为界来处理卫生问题;主要依赖卫生部门的行动,非卫生部门参与较少;同时以民族国家为主体,非国家行为体在其中的作用较为有限。全球卫生是指穿越国家边界和政府的、需要采取行动影响那些对健康起决定作用的全球各种力量来解决的卫生问题。

(二)全球化的历史演进

1. **早期国际化**　古时人们就曾因为贸易交往而诞生早期的国际化概念。在中古世纪的中国就曾经有与西方通商贸易的概念,通过输出丝绸和茶叶来赚取大量外汇。18 世纪的德国学者因此将这条道路取名为"丝路"。后来奥斯曼土耳其帝国崛起,通商贸易受阻,为了能够不假于土耳其人之手,西欧国家纷纷海上探险寻找新"丝路",史称地理大发现,尤其是从 1492 年哥伦布发现新大陆开始,通过哥伦布远航美洲,使东、西半球的居民互相知道彼此的存在。此后,人类各领域的交往越来越频繁,联系越来越密切,其中也包括激烈的冲突甚至战争,以及世界市场的逐步形成。可谓早期全球化的开始。

2. **加速发展的全球化**　20 世纪 90 年代以来,全球化进程呈现出明显加速的发展势头。世界各国在经济、政治、文化等层面的联系也更加紧密,国际经济、政治的格局发生急剧的变化。其中标志性的事件为前苏联的解体——市场经济最终在全球一统天下。世界各国按照市场经济原则行事,使得在单一逻辑之上运行的全球经济更加"完善"和协调,其经济关系在全球也迅速扩张,各类生产要素跨国流动达到了新的高度。无论以世界贸易量在世界总产值中的比重衡量,还是从资本在单位时间内国际流动的数额来看,都反映出经济全球化进程大大加速。贸易和资本把世界各国的经济更密切地联系起来,全球市场上的微小变化能立刻传播到更多的国家,进而影响各国的经济形势。全球化几乎在社会生活的所有领域都打上了烙印。

二、全球化对人类健康的影响

20 世纪末以来,经济全球化对人类健康的影响日益显著。首先,随着国际贸易规模的扩大和旅游业的繁荣,人员和货物在国家间的流转以前所未有的强度提高,传染性疾病在世界范围内的传播速度因而快得惊人,例如 2003 年发生的严重急性呼吸综合征(severe acute respiratory syndrome, SARS)和目前仍在蔓延的艾滋病(acquired immune deficiency syndrome, AIDS)。其次,在国际文化交流日趋频繁和信息传播日趋便捷的情况下,一些与生活方式和个人行为相关的非传染性慢性病也在世界范围内成为常见病和多发病,例如心脑血管疾病。再次,与生物技术、基因技术和高新技术革命相联系的健康产业创新层出不穷。

(一)重大突发传染性疾病威胁全球健康

人类历史上曾出现天花、鼠疫、黑死病、霍乱等重大传染性疾病的暴发,导致世界范围内人口数量骤减,成为威胁人类生存和发展的重要死因。伴随着全球化的发展,人类社会的互动关系越来越密切,人口、商品、劳务在全球范围内的流动越来越普遍,使原来仅限于一地的疾病能够迅速传播与蔓延,Berlingue 将这一现象称为"微生物的世界一体化"。全球化为传染性疾病的流行提供了一定的社会条件。以艾滋病为例,1981 年美国发现首例艾滋病病例后,艾滋病疫情迅速蔓延至全球。2013 年联合国艾滋病规划署(Joint United Nations Programme on HIV/AIDS, UNAIDS)发布的《全球艾滋病流行形势和数据》显示,截至 2012 年 12 月 31 日,全球共有 3530 万艾滋病病毒(human immunodeficiency virus, HIV)感染者及艾滋病病人,2012 年全世界新增感染者 230 万人,160 万人死于与艾滋病相关的疾病。2002—2003 年的严重急性呼吸综合征(SARS)从亚洲向北美的快速传播说明,当今联系紧密的世界在对付新型致命性疾病时显得脆弱不堪。2005 年,亚洲的禽流感传播至欧洲,一年内口蹄疫在欧洲的门户——土耳其致人死亡。这些都证明了全球性传染性疾病对全球健康的巨大威胁。各种新发、再发传染病等健康问题在全球范围内快速扩散不但会引起社会恐慌,而且会导致经济衰退、政治动荡。只有把传染病问题提升到全球问题的高度,才能构建有效的传染病防控体系,才能不断加强各国与国际组织间及各国间的合作。

(二)慢性非传染病成为全球范围的常见病和多发病

癌症、肥胖、心血管疾病等慢性疾病占了全球疾病负担的主要份额,它们曾经被认为是"富贵病",但随着全球范围内的经济发展以及国际文化交流日趋频繁、信息传播日趋便捷,发达国家流行的生活方式在发展中国家起到了广泛的示范作用。越来越多的证据表明高收入国家的饮食、生活方式等同样具有"传染性"。例如,与吸烟有关的疾病最初发生在北半球,如今南半球也呈现与北半球相似的发病情况。目前这些与老龄化人口一同增加的慢性非传染病,在世界范围内已成为常见病和多发病。例如,在中国 20% 的男性患有高血压;到 2030 年印度预计有 8000 万人患糖尿病。心脏病、脑卒中、癌症、慢性呼吸系统疾病和糖尿病等慢性病迄今已成为世界上最主要的死因,占所有死亡的 63%。2005 年世界卫生组织(World Health Organization, WHO)发表了一个全球性报告,题为《预防慢性病:一项至关重要的投资》,报告指出,每年约有 1700 万人因慢性病的全球流行过早死亡。且慢性病的影响正在不断增大,受慢性病威胁的人数、家庭和社区在逐渐增多。以肥胖为例,全球目前约有 10 亿人超重或肥胖,如不立即采取行动,到 2015 年这一人数将上升至 15 亿以上。慢性病日益增长将进一步妨碍经济发展。

(三)环境日益成为影响全人类健康的重要因素

人类在发展过程中,自身健康与自然环境之间形成了相互依赖、难以分割的因果关系网。目前由大量人类活动引起的空前的全球环境变化正在威胁着全人类的健康。据 1997 年 WHO 报道,世界上的疾病负担约 25% 可以归因于生态环境因素。自然资源的退化和过度使用首先对妇女和儿童的基本健康产生重大影响。全球气候的变化将导致许多传染病在世界范围内流行。由于许多传染性疾病都属于温度敏感型,全球气候变暖能使传染性疾病的流行范围扩大,更严重的还会导致某些传染性疾病的传播和复苏。如气候变暖将引起昆虫传播媒介的地域分布扩大,增加了全球许多地方的昆虫传播性疾病的潜在危险;气候变暖与环境变化还可能导致传染病的病原体存活变异,危害期延长,传染病区扩大。瑞典由扁虱引发的脑炎、孟加拉国的霍乱、东部非洲部分高地的疟疾暴发等正是由于环境变化造成的。同时全球环境的改变还可能使水质恶化或引起洪水泛滥,进而引发一些疾病的发生与传播。水源原因的感染性疾病每年夺取 30 万生命,占全球年死亡总人数的 6%,损失达 7500 万美元。世界上许多地方极端天气事件引发的流行性疾病和精神损伤的增加也成为环境影响人类健康的证据。尤其在非洲大陆,环境与健康已处于一个恶性循环的状态中,环境恶化和疾病流行的因果关系变得更加突出。

第二节　全球健康治理的相关概念

一、治理

(一)治理的内涵

"治理"一词源于 20 世纪 90 年代,自从 1989 年世界银行(World Bank,WB)首次使用"治理危机"(crisis governance)来概述非洲的发展问题后,治理(governance)开始被广泛用于公共事务领域相关的管理和经济活动之中。

关于治理的表述,治理理论的主要创始人之一詹姆斯·N·罗西瑙(James N. Rosenau)在其代表作《没有政府的治理》一书中,把治理定义为:一系列活动领域的管理机制,它们虽未得到正式授权,却能有效发挥作用。治理是由共同的目标所支持的,这个目标未必出自合法的以及正式规定的职责,而且它也不一定需要依靠强制力量克服挑战而使别人服从。治理既包括政府机制,同时也包含非正式、非政府的机制。治理是这样一种规则体系,它依赖主体间重要性的程度不亚于对正式颁布的宪法和宪章的依赖,而且它是只有被多数人接受(或者至少被它所影响的那些最有权势的人接受)才会生效的规则体系。

1995 年全球治理委员会发表的一份题为《我们的全球伙伴关系》(*Our Global Neighbourhood*)的研究报告为治理给出了较权威的界定:治理是各种公共的或私人的个人和机构管理其共同事务的诸多方式的总和。它是使相互冲突的或不同的利益得以调和并且采取联合行动的持续的过程。这既包括有权迫使人们服从的正式制度和规则,也包括各种人们同意或以为符合其利益的非正式的制度安排。该定义强调在市场机制和政府管理机制缺失或失灵的情况下,由非政府组织(non-governmental organization,NGO)、社会运动力量、各种专业性团体等公民社会性力量自发形成的管理模式。这一界定明确了治理内涵的基本特征,即治理是一个过程,而不是一套规则或活动;治理过程的基础是协调,而不是控制;治理不仅涉及公共部门也涉及私人部门;治理是持续的互动,而不是一种正式的制度。

治理理论打破了社会科学中长期存在的两分法传统思维方式,即市场与计划、公共部门与私人部门、政治国家与公民社会、民族国家与国际社会等。它把有效的管理看作是两者的合作过程;它力图发展起一套管理公共事务的全新技术;它强调管理就是合作;它认为政府不是合法权力的唯一源泉,公民社会也同样是合法权力的来源;它把治理看作是当代民主的一种新的现实形式等。

治理可以弥补国家和市场在调控和协调过程中的某些不足,但治理也不可能是万能的,它本身存在着许多局限,它不能代替国家而享有政治强制力,它也不可能代替市场而自发地对大多数资源进行有效的配置。事实上,有效的治理必须建立在国家和市场的基础之上,它是国家和市场手段的补充。在社会资源配置中不仅存在国家的失效和市场的失效的可能,也存在着治理失效的可能。由于存在着治理失效的可能性,"健全的治理""有效的治理"和"善治"等概念被提出,其中"善治"最有影响。

善治(good governance)是以提高社会治理总体性绩效为目标,通过政府与民众间互动和协商,借助公共部门与私人部门之间的合作管理和伙伴关系,达到公共利益最大化的社会管理过程。其本质特征在于善治是政府与公民对公共生活的合作管理,是政治国家与公民社会的一种新颖关系,是两者的最佳状态。善治实际上是国家权力向社会的回归,善治有赖于公民自愿的合作和对权威的自觉认同,公民社会是善治的现实基础。

善治的兴起发展,现实原因之一是公民社会或民间社会的日益壮大。公民社会是国家和市场之外所有民间组织和民间关系的总和,其组成要素是各种非国家或非政府所属的公民组织,包括非政府组织(NGO)、公民的志愿性社团、协会、社区组织、利益团体和公民自发组织起来的运动等,它们又被称做"第三部门"。没有一个健全和发达的民间社会,就不可能有真正的善治。善治是政府与公民之间的积极而有效的合作。这种合作成功与否的关键是参与政治管理的权利。公民必须具有足够的政治权利参与选举、决策、管理和监督,才能促使政府并与政府一道共同形成公共权威和公共秩序。显而易见,保证公民享有充分自由和平等的政治权利的现实机制只能是民主政治。

(二)治理与统治和管理的概念辨析

治理、统治和管理都有控制的含义,都是为实现既定的目的开展的一系列活动。但三者之间的内涵又有区别。

统治(government)是在民族、国家层次上运作以维系公共秩序、便利集体行动的正式而制度化的过程。与统治不同,治理所偏重的统治机制并不依靠政府的权威和制裁。

科学管理之父泰勒指出,管理是"确切地知道你要别人去干什么,并使他用最好的方法去干。"管理的内涵强调自上而下的管理路径和上级的行政权威。与管理不同,治理强调自上而下的管理和自下而上的参与相结合;强调管理主体的多元化。全球健康治理意味着,政府不再只是治理的主体,而且也是被治理的对象;社会不再只是被治理的对象,也是治理的主体。全球健康治理要更重视发挥 NGO 的协调作用。

二、全球治理

(一)概念内涵

全球治理(global governance)最初由社会党国际前主席、国际发展委员会主席勃兰特于 1990 年在德国提出。1992 年,28 位国际知名人士发起成立了"全球治理委员会"(Commission on Global Governance)。该委员会于 1995 年发表了《天涯成比邻》(*Our Global Neighborhood*)的研究报告,较为系统地阐述了全球治理的概念、价值以及全球治理同全球安全、经济全球化、改革联合国和加强全世界法治的关系。

全球治理是指通过具有约束力的国际规制(regimes)和有效的国际合作,解决全球性的政治、经济、生态和安全问题,以维持正常的国际政治经济秩序。全球治理是国家层面的治理在国际层面上的延伸和扩展,它主张各国政府、国际组织、各国公民为最大限度地增加共同利益而进行的民主协商与合作,其核心内容应当是健全和发展一整套维护全人类安全、和平、发展、福利、平等和人权的新的国际政治经济秩序,包括处理国际政治经济问题的全球规则和制度。全球治理是在缺乏全局状态的情况下为了管理相互依赖的状况而进行的有目的的行动。这意味着会有一套由规则、流程和组织所构成的系统,在全球层面上进行运作,并提供一个供参与者互动和决策的框架。

全球治理的兴起,既表明人类对自己在全球化时代所面临的共同问题和共同命运的觉醒,也表明人类为追求全球安全和普遍繁荣所做的努力。全球化将各民族国家的命运前所未有地联结在一起,只有依靠全球治理,才能有效解决人类所面临的许多全球性问题,确立真正的全球秩序。

(二)全球治理的核心要素

全球治理是顺应世界多极化趋势而提出的,旨在对全球政治事务进行共同管理。其核心要素包括五个方面:一是全球治理的价值,即在全球范围内所要达到的理想目标,应当是超越国家、种族、宗教、意识形态、经济发展水平之上的全人类的普世价值。二是全球治理的规制,即维护国际社会正常秩序,实现人类普世价值的规则体系,包括用以调节国际关系和规范国际秩序的所有跨国性的原则、规范、标准、政策、协议、程序等。三是全球治理的主体,即制定和实施全球规制的组织机构,主要包括各国政府、政府部门及亚国家的政府当局;正式的国际组织,如联合国、世界银行、世界贸易组织、国际货币基金组织等;非正式的组织如全球公民社会组织。四是全球治理的客体,指已经影响或者将要影响全人类的、很难依靠单个国家得以解决的跨国性问题,主要包括全球安全、生态环境、国际经济、跨国犯罪、基本人权等。五是全球治理的效果,涉及对全球治理绩效的评估,集中体现为国际规制的有效性,具体包括国际规制的透明度、完善性、适应性、政府能力、权力分配、相互依存和知识基础等。

三、全球健康

(一)全球健康概念的演进

1. 公共卫生(public health)　早在公元前 400 年,医学之父希波克拉底(Hippocrates)在《论空气、水和土地》中就提出了此理念。他认为公共卫生在很大程度上取决于环境是否健康。19 世纪中期,具有现代意义的"公共卫生"在欧洲大陆和美国出现。此时期的"公共卫生"理念作为社会改革以及生物和医学知识的增长(尤其是感染性疾病的病因及管理)。法尔(Farr)、查德威克(Chadwick)、魏尔啸(Virchow)、科赫(Koch)、巴斯德(Pasteu)和沙特克(Shattuck)等人提出了公共卫生的原则,此原则基于以下四点:①决策要基于证据(如关键的统计、监管、调查研究、实验室研究);②关注群体而非个人;③以社会正义和公平为目标;④强调预防而非治疗。温斯洛(Winslow)在 90 年前给出了较被认可的有关"公共卫生"的定义,即公共卫生是预防疾病、延长生命、促进身体健康的一项科学和艺术。其目标的实现,需要动员全社会致力于改善环境,控制传染性疾病,加强个人卫生教育,建立早诊断、早预防的组织,发展能确保个体拥有维持健康的生活条件的社会机制。通过这些措施实现每个公民的生存权和健康权。

美国医学研究院(The US Institute of Medicine, IOM)在 1988 年"未来公共卫生报告"中描述了公共卫生的使命,即创造能维护人们健康的社会条件。2001 年的《流行病学词典》中对"公共卫生"给出了最新的定义:保护、促进和恢复人的健康的各种措施。它是科学、技术和信仰的结合。

2. 国际卫生(international health)　数十年来,"国际卫生"一词被广泛用于关注发展中国家的卫生议题。这些议题包括感染性疾病和热带疾病、用水及卫生设施、营养不良、妇幼卫生等。许多研究机构和组织也使用该词,但涉及的范围更广,如慢性疾病、伤害以及卫生系统。全球卫生教育联盟将"国际卫生"划为二级学科,该专业涉及医疗实践、政策和卫生系统……更关注国家间的差异而非共同点。有一些研究组织将"国际卫生"用于专指发展中国家的疾病。但也有许多组织将其用于当今的全球化卫生实践。Merson 等人定义"国际卫生"为运用公共卫生的原理运用于中、低收入国家所面临的各种问题和挑战以及全球或当地对其有影响的因素。

3. 全球健康(global health)　20 世纪 90 年代开始,全球健康概念悄然兴起,并有逐步取代"国际健康"的趋势。1999 年,美国加州大学旧金山分校设立了第一所以全球健康为名的教学机构——全球健康研究所(Institute for Global Health);10 年之后,世界上以全球卫生为名的教学机构已逾 50 所。不仅如此,不少研究和教学机构还将原有的国际卫生更名为全球健康,如美国的乔治·华盛顿大学 1992 年即成立国际健康中心(Center for International Health),2002 年将其改名为全球健康中心(Center for Global Health);同样,美国凯斯西储大学也将成立于 1987 年的国际健康中心改名为全球健康与疾病中心(Center for Global Health and Diseases)。

全球健康与公共卫生、国际卫生有相似之处:三者都优先关注基于人群的和预防的健康议题;都专注于贫困、易感和缺医少药人群;跨学科和多学科;强调卫生是公益事业以及卫生体系和结构的重要性;多方利益相关者参与;都认为健康不仅仅是没有疾病,而是包括身体、心理和社会的良好的状态。但三者也有区别,三者比较见表 1-1。尤其是"国际卫生"到"全球健康"的演变,更体现了当今卫生策略的改变。

表1-1 全球健康与公共卫生、国际卫生的区别

区别	公共卫生	国际卫生	全球健康
地域范围	关注基于特定社区或国家人口的影响健康的问题	关注以国界为划分的国际健康问题,尤其是中、低收入国家(非自己国家)	关注直接或间接影响健康的跨国界的问题
活动主体	政府	政府	政府和非政府组织
关注范围	特定社区或国家	发展中国家	全球化问题
合作机制	通常不需要全球的合作	通常需要国与国之间的合作	通常需要全球各种力量的参与和合作
群体或个人	主要关注群体的预防	包括群体的预防和个人的治疗	包括群体的预防和个人的治疗
实现健康的途径	一个国家或社区内的健康公平是最主要的目标	寻求帮助他国人民的途径	国家间及全人类的健康公平是最主要的目标
学科范围	健康及社会学领域跨学科	包含多个学科	高度跨学科、多学科

对于从"国际卫生"到"全球健康"的演变,最根本原因是自由市场理念的全球化。早在1998年,Yach等曾指出,全球化是一个随着资本、货物、人员、观念、思想和价值观念超国界传播,经济、政治和社会互相依存加深、全球一体化加速的进程。全球化的这些特征也影响到卫生领域。首先,全球化使得穿越国界的健康风险剧增,这些风险包括新发和重发的传染病、与有害产品消费和不良生活方式相关的疾病的全球扩散、环境污染、气候变化对人类健康的影响等。其次,很多健康的社会决定因素也越来越全球化,而处理这些决定因素,离不开非卫生部门的联合行动。在新的环境下,卫生已不再限于其本身,而是涉及外交政策、经济贸易、科技进步与社会发展等多个方面,需要多部门协同努力,国际卫生中主要依靠卫生部门的应对方式已不能适应形势需要。再者,冷战的结束和全球化的纵深发展,为非国家行为体参与全球卫生行动提供了更多的政治空间和物质条件,这包括大量的非政府组织、基金会以及公私合作伙伴型的机构等。但以民族国家为主体的国际卫生体系在对待这些新兴行为体上缺乏经验,且没有设置将其纳入进来的机制,因此在重要国际卫生事务的决策上,很少让新兴行为体参与其中。随着这些行为体在国际卫生上的作用日益重要,其加入国际卫生事务决策的渴求也更为强烈,改革现有体系势在必行。

(二)各国参与全球健康的策略

随着各国对全球健康认识的不断加深,以及全球健康在国家事务中所发挥的日益重要的作用,一些国家开始着手制定全球健康国家策略,其中英国、瑞士等国起步较早,已经正式发布了相关文件。而美国、欧盟及以巴西为代表的发展中国家也加快了脚步,在继续加大对全球卫生投入的同时,也积极拓展各种新的途径,如构建区域性健康合作组织、参与全球卫生谈判等。

国家层面参与全球健康的方式包括如下几种方式:①援助,主要是一些经济较发达国家为中、低收入国家提供健康相关的发展援助,包括资金援助和技术援助。②参与国际卫生机构的管理,多为联合国下属机构,以世界卫生组织为主;目前世界卫生组织共拥有193个成员国,这些成员国通过世界卫生大会等机制参与管理,共同协商全球健康政策。此外,联合国儿童基金会(United Nations International Children's Emergency Fund, UNICEF)、UNAIDS等也是重要的平台。一些国家还通过世界银行、世界贸易组织等参与全球健康。③发展全球卫生外交,构建全球卫生伙伴关系。一些国家通过谈判与协商等与其他国家或组织机构建立双边或多边全球卫生策略,如挪威、法国等七国外交官员联合成立的外交政策与全球健康计划(Foreign Policy and Global Health, FPGH),南美的一些区域性卫生合作组织等。

四、全球健康治理

(一)全球健康治理的发展历程

"人类的历史就是和疾病做斗争的历史。"迄今为止,人类为更有效地应对疾病的挑战经历了国家

卫生治理、国际卫生治理和全球健康治理三个发展阶段,现在正朝着为全人类健康服务的目标迈进。

1. **国家卫生治理** 国家卫生治理阶段从人类农耕文明时代直至 18 世纪末。这一阶段中人类面对传染病的肆虐往往无能为力。历史上的第一次瘟疫几乎摧毁了整个雅典。1918 年席卷全球的流感在短短的几个月内造成了 2000 万～5000 万人死亡。随着人类对疾病认识的加深,不断积累应对传染病的成功经验,逐步建立起以实施海港检疫措施、设置国内公共卫生机构、建立公共卫生制度以及建设公共卫生设施来解决国内公共卫生问题的国家卫生治理机制。此期最值一提的是欧洲对抗黑死病和鼠疫流行的措施。14 世纪中期黑死病大流行给欧洲带来很大冲击,整个欧洲的社会、经济、农业和文化根基都遭到了摧毁性的破坏。为控制这一传染病,意大利的一些港口城市,以威尼斯为首,开始对外来船只进行长达 40 天的禁运,并于 1377 年建立了隔离检疫制度(quarantine,意大利语,意为 40 天)。该制度在一定程度上控制了疾病的传播,但却不利于当时以海运为主要贸易方式的欧洲经济的发展。同时,由于缺乏统一标准,容易造成禁运混乱。另一多次肆虐欧洲的烈性传染病为鼠疫。鼠疫大流行之后,欧洲人口锐减,社会结构发生改变,并导致了一场深刻的医学革命——现代医学实验开始萌芽。在与鼠疫的斗争中,欧洲各国当局运用行政手段,在历次抗击鼠疫的斗争中发挥了重大作用,积累了大量治理传染病的有益经验。这些经验具体包括建立隔离检疫制度、设立专门卫生机构、颁布公共卫生法规和进行第一次卫生革命等。19 世纪以前,尽管传染病已经给人类社会带来了严重的威胁和危害,但尚不存在国际合作机制来应对传染病,国家是在没有国际合作的前提下通过制定国内卫生政策来消减传染病的威胁。

2. **国际卫生治理** 这一阶段从 19 世纪初至 20 世纪 80 年代。农耕时代,由于人员与货物流动有限,传染病的传播往往限制在狭闭范围内,故其防控多限于一定的区域,基本上在国内范围就能得到治理。而 19 世纪开始,国际贸易与国际航运日益发达,这为传染病的快速传播创造了可能。19 世纪 80 年代,医学知识革命使人们对传染病的了解越来越多,更清楚认识到单凭一国之力已不能有效控制各种传染病,必须通过加强国际间的合作来降低疾病暴发的可能性。这一时期又可细分为 3 个阶段:第一个阶段是 19 世纪前半期,主要在欧洲通过建立停船检疫监督体制开启了国际卫生合作的开端;第二阶段从 1851 年第一次国际卫生会议的召开到第二次世界大战结束,建立了以国际卫生会议和条例为主要形式的传统国际卫生治理体制;第三阶段是第二次世界大战后到 20 世纪 80 年代末,建立了以世界卫生组织为核心的多边健康合作体制。

(1)国际卫生合作的开端:19 世纪初,国际贸易与国际航运日益发达。在货物与人员频繁流动的同时,霍乱等传染病被带到了世界的每一个角落。面对日益严重的传染病威胁,各国强化了检疫措施。但是,港口当局强加的各种检疫措施收效甚微;相反,互不一致的检疫制度给贸易和旅行带来极大不便,停船检疫措施的有效性被广泛质疑。此后各国开始了协调停船检疫规则的努力,主要目标是建立一个国际监督体制,确保各国适当、合理地运用停船检疫措施。遗憾的是,由于贸易利益的冲突和各国政府的消极态度,此方面的国际卫生合作并没有取得实质性的进展。尽管如此,该监督体制是国际社会为抗击传染病而进行国际卫生合作的初次尝试,为后来的传统国际传染病控制体制的建立奠定了基础。

(2)早期国际卫生治理体制:由于停船检疫监督体制未能发挥重大作用,霍乱随着轮船、火车在全球范围内反复流行。这一阶段中,国家间为了达成控制疾病跨国传播的协议而频频召开国际会议并进行艰难谈判。1851 年,12 个欧洲国家在巴黎举行了第一届国际卫生大会(the International Sanitary Conference,ISC),这一事件成为国际卫生治理体制建立及制度化进程的起始点。本次大会最重要的一项成果即在 1903 年形成了被各国接受的《国际卫生条例》(International Sanitary Regulations,ISR)。第一次国际卫生会议在人类抗击传染病的历史上具有非常重大的意义。它意味着国际社会对传染病的治理第一次超越了主权国家,正式开始进入国际卫生治理阶段,传统的国际卫生治理体制初步形成。

从此以后直到第二次世界大战结束,主权国家频繁召开国际卫生会议,签署了大量的《国际卫生条例》(International Health Regulations,IHR,这是《国际公共卫生条例》后来的名称),其内容集中体现在三个方面:协调各国的隔离立法与实践,创设国际性的监控体制和建立常设性国际卫生组织。国际卫生署(International Sanitary Bureau,ISB,泛美卫生组织 PAHO 的前身)、国际公共卫生局(Office International

Hygiene Publique,OIHP)和健康组织国际联盟(Health Organization of the League of Nations,HOLN)的常设卫生组织先后于1902年、1907年和1923年设立。三大常设组织互不隶属,主要履行四方面的职责:检疫协调;主持有关国际卫生条约的缔结、修订和实施;充当非正式的有关国际卫生争端的调停者和监测者。后者进行了许多开拓性的公共卫生政策合作,比如定期发布关于传染病病情的报告,在成员国之间定期通过电报交流信息,改善有关传染病的统计方法和数据搜集,在各国开展对多种传染病的调查和人口统计等。

从19世纪中叶开始延续了将近一个世纪的以国际卫生会议和条例为主要形式,以传染病控制为主要内容的国际卫生治理机制表现出以下几个特点:其一,参与国越来越多;其二,合作的步伐不断加快,产生了大量关于传染病控制的国际条约;其三,国际社会越来越注重利用国际组织和国际法来强化国际公共卫生合作。但是早期的国际卫生合作机制并不完善。由于贸易利益的冲突和各国政府对于主权的考虑,众多国际卫生公约频繁被签署,亦频繁被更替,经历了"缔约—失效—修订—失效—修订"的循环,被人们称为"国际条约的飓风",制定出的国际卫生条例也未得到各国的遵守。而且这一时期成立的国际卫生组织之间(如美洲的ISB,欧洲的OIHP)缺少合作和共享,它们的主要任务是保护其所在地域国家的主权而非更广泛的全球合作以实施对传染病的控制。所以这一时期的国际谈判及卫生治理措施在防止传染病的全球传播上影响力比较微弱。

(3)现代多边健康合作体制:第二次世界大战以后到20世纪80年代,国际卫生治理机制得到深化。这一阶段标志性事件是WHO的成立。1946年联合国成立了WHO,1948年原有的三大国际性卫生组织合并入WHO。WHO的成立结束了第二次世界大战前多个国际卫生组织并存的局面,国际卫生合作开始出现统一的趋势。以WHO为核心,1951年制定了《国际卫生条例》,从而在传染病控制的国际立法上迈出了最具决定性的一步。同时,第二次世界大战后发起的一种控制疾病的多边财政援助项目是国际卫生合作的进一步创新。从此,多边健康合作的现代国际卫生治理体制建立。在其后的60多年的行程中,WHO关注的焦点从最初对传染病的控制扩大到公共健康领域,并积极运用科技发展的最新成果,不断在控制传染病、制定药物标准、安全饮用水和环境卫生、协助成员方建立卫生体系、消灭天花、扩大免疫规划、推动人人享有卫生保健战略实施以及提高人类生活质量等方面取得巨大的成就。

然而,这一时期的多边健康合作体制也暴露出许多问题:WHO的政策决策和基金积累基本有赖于发达国家的协调合作,而并非集体决策以及集体收集资金,因此资金非常有限。这一时期的卫生治理工作虽已开始认识到公共健康的重要性,但焦点仍集中在传染性疾病的控制上,如20世纪60年代WHO所发起的消灭天花运动等。同时,由于各成员国间存在巨大分歧,各国均倾向于忽略IHR,WHO的疾病控制策略也难以实施。例如疾病监测的失败源于发展中国家惧怕报告疾病暴发带来的惩罚。对港口和机场疾病跨国传播的控制收效甚微是因为发达国家可以凭借自身力量对从国外受到传染的公民进行救治,且盲目乐观地认为能够轻松遏制传染病的暴发。而发展中国家又想避免别国反对其自行制订的IHR附加措施。而且,对IHR展开的国际讨论则主要集中于发达国家对各国自行制订附加措施的担心,而对阻止疾病传播的措施却少有讨论。因此,与同期的医疗科学的长足进步相比,国际卫生合作明显不足。

国际卫生治理侧重于传染病的应对,习惯以国境为界来处理卫生问题;主要依赖卫生部门的行动,非卫生部门参与较少;同时以民族国家为主体,非国家行为体在其中的作用较为有限。

国际卫生体系在其形成后的几十年间对世界范围内卫生问题的解决发挥了重要作用,但在20世纪90年代后,全球化进程的加速给这一体系带来极大挑战。首先,全球化使得健康风险穿越国界的速度不断加快,覆盖面大为增加,模糊了国境的界限;同时,健康的决定因素也在全球化,而处理这些决定因素,越来越需要非卫生部门的参与,模糊了卫生与非卫生的界限;此外,以非政府组织、基金会及公私伙伴关系为代表的非国家行为体大量增加,模糊了国家和非国家行为体作用的界限。

3. 全球健康治理 这一阶段从20世纪90年代延续至今。前期的国际卫生合作体制所存在的深刻缺陷开始显示其越来越不适应疾病全球化的发展。主要表现为WHO疾病监测网络的范围很窄,仅包括霍乱等三种疾病;监测信息的来源有限,主要依赖各国的官方通报;缺乏遏制疾病国际传播的正式国际协调机制,无法保障各国确实履行在传染病控制方面的国际法义务。同时由 WHO 倡导的消灭单独一种传染病的运动也显露其局限性。而且 20 世纪 80 年代后随着全球化的进一步深化,艾滋病、SARS、甲型 H1N1 流感以及"超级细菌"等新型传染病伴随着日益频繁的国际贸易和国际旅游,先后在全球范围内广泛传播,引发一波又一波的全球性恐慌。新型全球传染性疾病的出现、发展中国家对疾病负面影响更广泛的认识、有关疾病暴发信息透明度的提高(尤其是受到信息技术发展的影响)、致力于改善发展中国家社会经济状况的非政府组织的不断增多以及国际制度的改善等,促使健康治理活动逐渐将重点放在全面促进全球公共健康的合作方面,从全球治理的视角,从保护全人类公共健康的高度,逐渐形成了全球健康治理的理论和实践,全球健康合作也得以快速蓬勃发展。这一时期全球健康治理机制的主要转变包括:

(1)WHO 成为统管全球健康的卫生部门:以往世界卫生大会以及 WHO 临时专家组只允许一些有关控制传染病暴发的建议。但从 21 世纪开始,WHO 更加重视对非遗传病和人为因素导致的疾病之预防,更多关注弱势群体(妇女儿童)和特定群体(非洲人民和 HIV 感染者)的健康,更加致力于改善发展中国家的医疗卫生条件和卫生不公平。与此同时,在不断应对全球化时代的公共卫生危机的实践中,WHO 的职权也在不断得到扩张,这对于进一步加强公共卫生的全球合作起到了积极作用,也牢固树立了 WHO 在全球化时代应对全球公共卫生危机中的领导地位。其参与全球健康治理的模式详见本书第五章。

(2)协调贸易与健康之间矛盾的国际协商机制发挥作用:最近几年来,艾滋病等公共健康危机将公共健康推到贸易问题的中心位置。国际贸易与公共健康的矛盾日益突出,最明显就体现在与挽救生命药物相关的贸易领域,即药品的专利保护方面。一方面,发达国家强调对药品进行专利保护而导致大量用于挽救传染病患者生命的新药价格高居不下;另一方面,在药物领域生产能力不足或没有生产能力的较贫穷国家,因为没有金钱购买高价药品而导致大量传染病患者面临死亡。

在发展中国家的努力下,2001 年底的多哈会议上通过了《TRIPS 协定与公共健康的多哈宣言》(简称为《多哈健康宣言》)。根据上述宣言,经过 1 年零 8 个月的艰苦谈判,2003 年 8 月 WTO 总理事会最后一致通过了解决"公共健康"问题有关实施专利药品强制许可制度的最后文件,这标志着 WTO 全体成员终于在解决公共健康问题上取得最后的共识。该宣言确定了公共健康权优先于私人财产权,确认了 WTO 成员强制实施专利药品强制许可和平行进口等措施的权利,并从政治上和法律上增强了发展中国家获得药物的能力,对于公共健康与知识产权之间的冲突具有积极作用。

(3)修订并增强《国际卫生条例》的约束力:随着贸易全球化、人员流动急剧增加和生活模式的变化,新的传染病不断出现、旧传染病死灰复燃,原《国际卫生条例》(简称旧条例)已不能适应全球公共卫生的需要和防控疫病的跨境传播,发达国家(尤其是美国)希望最大范围地对抗这些疾病,于是呼吁修订旧条例的国际声音日益高涨。经过多次讨论与磋商,2005 年 5 月,第 58 届世界卫生大会审议通过了对旧条例的修订,定名为《国际卫生条例(2005)》。《国际卫生条例(2005)》是获得全球共识的产物,是世界公共卫生治理史上的一个里程碑。新条例扩大了疾病的范围,覆盖现有、新出现和再现的传染性疾病,甚至包括由非传染病因素引起的突发公共卫生事件;对各成员国国家级、地方各级包括基层的突发公共卫生事件监测和应对能力,以及机场、港口和陆路口岸的相关能力的建设提出了明确要求;规定了可能构成国际关注的突发公共卫生事件的评估和通报程序;扩展了 WHO 的职权等。《国家卫生条例》的具体内容详见本书第九章。

(4)多边援助体制发展:20 世纪 90 年代以来,全球健康治理最大的变化之一就是多边援助体制的发展。这一体制包括了政府、国际机构以及非政府民间组织(包括基金会)。"协作"成为当今全球健康治理的关键词汇。例如 20 世纪 90 年代中期开始,世界银行已成为所有国际机构中最大的捐赠者。捐赠者施加给受赠政府很大的压力,使他们能够与所有捐赠者以及国内机构合作以使这种援助更有效。另外,还出现了大量活跃在健康协助领域的非政府组织。这些组织形成了诸如无国界医生组织(MSF)和乐施会(Oxfam)等机构,以及一些基金会,如比尔和梅琳达·盖茨基金会和联合国基金会等,详见本书第五章和第六章。而像 Merck 和 Roche 这样的跨国医药公司很明显地感受到:如果不为发展中国家控制传染病做出重要贡献将导致名誉受损。其中公私合作伙伴关系成为健康援助领域的主导。健康援助领域内公私合作伙伴的范例很多,最出名的是全球抗击艾滋病、结核和疟疾基金(the Global Fund to Fight AIDS,Tuberculosis and Malaria,简称"全球基金")。具体案例详见本书第七章。

(5)健康与外交的关系更为密切:长期以来,公共卫生一直处于外交政策的较低层次,其在国际关系中的作用不被重视(图1-1)。近年来,随着全球化的不断深入,公共卫生被更多地赋予了"全球"的特性,人们也逐渐意识到公共卫生与外交政策中较高层次(如经济发展和国家安全等)的交互关系,卫生在外交中的作用日益凸显;而卫生问题的解决,尤其是涉及各国的全球卫生问题,也需要外交中谈判、协商等手段的介入。这种卫生与外交的融合不仅有利于主权国家解决波及自身的全球卫生问题,同时在世界范围内也产生了两大成果,即2003年通过的《烟草控制框架公约》(Framework Convention on Tobacco Control,FCTC)和2005年修订的IHR,这些依靠国际谈判与协商所达成的具有约束力的工具,在应对全球健康问题上发挥了重要作用。外交与全球健康治理的相互关系详见本书第十章。

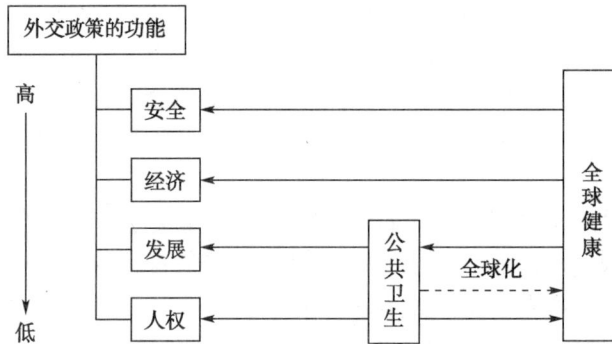

图1-1 全球卫生在外交中的地位示意图

(二)全球健康治理的内涵

2008年,德国汉堡大学全球与地区研究中心学者沃尔夫冈(Wolfgang)教授首先对全球健康治理的概念进行了分析。他把全球健康治理定义为"国际社会为了应对公共卫生领域的国际和跨国相互依赖问题而制定的集体规制的总和"。

"全球贸易发展中心"(Global Trade Development Center)的戴尔瑞·贝克福德(Delroy S. Beckford)认为,全球健康治理是指为了治理健康保护而在诸多方面订立的规则和行为规范,它也包括国家和非国家行为体在这些规则的制定和实施方面所发挥的作用。

大卫·费德勒(David Fidler)2010年对全球健康治理给出简洁的定义,即"国家、跨国组织和非国家行为体利用正式和非正式的机构、规制和过程应对健康挑战,它需要跨国合作行动去有效处理。"这一定义强调了全球健康治理与以往跨国界卫生合作的两大重要区别。第一,它明确指出全球健康治理中,国家并不是应对健康问题的唯一的行为体。国际组织、社会团体以及私人慈善机构能也正在制定全球健康议程、调动资源和提供服务方面发挥着重要的作用。第二,它认为全球健康治理中不存在唯一的等级制度和唯一的解决全球健康问题的方法。

这些定义均揭示了全球健康治理的目的及策略。综合各位学者对全球健康治理的界定,本书对全球健康治理进行如下定义,即通过建立多边合作体制,促使多元主体以多种方式在全球健康领域协作,并以全球治理视角共同制定并有效实施具有约束力的国际规制,以便更好应对全球健康危机,不断促进健康公平,最终实现全球范围健康的综合治理过程。

体现全球健康治理的4个关键属性能使全球健康治理更有效。第一,关注跨国界的因素,忽略地理上的国界。全球化使得健康和疾病得到越来越多的国际关注。更加容易和快速的跨国界人员和货物的流动极大地扩大了传染性疾病的波及范围。因此,公共卫生系统和监管机构需要时刻待命,以便及时发现问题并积极应对以阻止疾病扩散。在资源配置、确定优先解决的问题以及动员各行为体参与时,全球健康治理系统必须平衡国家、地区、国际间和全球的需要。第二,通过多部门和多学科更有效实施干预措施。应对健康问题不能仅仅依靠省的公共卫生系统。传染性疾病的蔓延与政治、文化、社会阶层以及经济有密切关联。为了有效应对每一个特定的跨国界的健康问题,全球健康治理策略将必须在更大的领域利用各种资源和知识,更充分、更全面的理解健康,而非仅仅认为健康就是没有疾病,必须与更多的部门和更多的行为体合作以取得更有效的回应。第三,有效的全球健康治理需要给更大范围的行为体话语权。国家卫生部门的行政人员没有也不能解决所有的健康问题。他们必须依靠工作在各级政府的人们。超越政府结构,将更大范围的与之有关联的群体和有价值的信息资源包含进来。这一策略不仅可以增加有效实施全球健康治理的可能性,还将鼓励人们接受全球健康治理项目,并帮助人们更好开展项目。当人们意识到他们的关注在应对中发挥作用,他们将更可能接受这种应对。第四,全球健康治理需要依靠透明的和可负责任的系统。广泛的监督对于建立全球健康治理系统的权威性和合法性很重要。不透明或者不可预测的实践会产生怀疑,并逐渐损害健康干预的效力。特别是当系统依赖于不同国家的人们和面临不同健康问题时,透明性和责任制度就显得尤为重要。

(三)全球健康治理的相关学科

全球健康治理作为全球治理理论在卫生与健康领域的衍生发展,具有高度国际化和跨学科的特点。相互渗透和相互交叉是一门新兴学科的重要特征,对与全球健康治理相关的学科进行梳理,其呈现出与外交学、法学、社会学、管理学、经济学、医学等多学科的必然联系。

1. 外交学 外交学是研究主权国家外交政策的制定和外交行为的实施及其规律的学科。其主要研究对象是国家对外行使主权的外交行为和国家实施对外政策的外交实践经验。卫生和外交本来是属于两个不同的领域。然而随着全球健康危机的发展和全球健康治理的兴起,健康有关议题也逐渐进入外交政策领域。正如大卫·费德勒(David Fidler)所言,"卫生关切、利益和承诺已深嵌于外交政策努力之中,全球健康不可能在世界事务中回归到'低政治'的外层边缘。"多国开始以各种方式和行为参与到全球健康的治理中。拥有在全球卫生与健康领域的话语权越来越重要。通过健康治理提高国家的"软实力",同时对国家政治经济"硬实力"产生显著的影响。全球健康外交成为现代政治外交发展与公共卫生全球化的结合点,也是现代政治与外交发展的新领域,卫生政策的制定在全球化的趋势下势必要打破传统的行为模式,健康外交也必将成为各国政治外交行为决策亟待关注的领域。具体各国的全球健康外交战略详见本书第十章和第十一章。

2. 法学 法学是以法律、法律现象以及其规律性为研究内容的科学。它是研究与法相关问题的专门学问。在全球健康治理的核心要素中,国际卫生法作为其规制,应充分发挥其国际法的效力,强化全球健康治理的法律约束机制,从而更多地利用法律手段进行全球健康治理,采取强制措施更有效地解决全球健康领域的有关争端。国际法与全球健康治理详见本书第九章。

3. 社会学 社会学通过实证调查和批判分析,以寻求或改善社会福利为目标,其研究范围从微观层级的社会行动(agency)与人际互动,到宏观层级的社会系统或结构。社会学在与健康相关的领域和医学以及其他学科渗透交叉衍生出一些与健康治理密切相关的新兴学科,如社会医学、医学社会学、医学心理学、社区医学等。例如社会医学通过研究社会卫生状况来探讨社会因素与健康之间的关系,以及社会因素对个体和群体健康、疾病的作用及其规律。了解社会因素对人体健康的影响,尽可能地减少社会学因素导致的社会病对社会经济发展和人们生活的影响,是全球健康治理近年较为关注的内容。

4. 管理学 管理学是系统研究管理活动的基本规律和一般方法的科学。其目的是如何通过合理的组织和配置人、财、物等因素,提高生产力。治理理论的出现正是管理学发展的成果之一。而全球健康治理更需要在全球范围内合理运用各种资源,实现健康的最大产出。充分利用公共管理学、卫生管理学等的最新研究成果,有利于完善全球健康治理的组织管理,探索更有效的合作模式等。例如,全球健康治理的公私伙伴关系正是把公共管理学中有关公共产品和服务领域的这种新的管理模式运用于解决全球健康问题的实践。具体内容详见本书第七章。

5. 其他 全球健康治理还与经济学、医学相关学科等有着密切的联系。例如,运用经济学的有关理论和方法能更客观的分析全球健康治理的各种资源投入和产出是否合理,有助于分析目前全球健康治理模式中存在的问题,并探讨改进的策略。而医学中的预防医学、临床医学等学科能帮助人们更深入地了解疾病发生及传播的原因、条件等,为更好阻断疾病的蔓延、有效干预并实现全球健康治理目标提供了必要的知识和技术支撑。

（四）全球健康治理的研究方法

全球健康治理研究作为一个新兴学科，其研究范式应充分借鉴相关学科比较成熟的研究范式。如公共卫生研究范式，当今全球经济、社会环境、个人生活方式正在经历深刻变革，人群健康状态与主要健康危险因素也正在发生深刻变化，期望寿命不断延长，人群疾病谱、死亡谱不断向现代西方国家靠拢，全球又因自然、经济发展水平、社会治理方式各异，公共卫生政策的范式转换体现在现代公共卫生体系的建设由公共卫生向大众健康政策范式的转变；如卫生事业管理学组织结构范式，组织结构范式优点是可以保证组织的稳定性、行动的可预见性以及组织结构和功能之间的吻合；如卫生经济学范式，在国家卫生系统绩效、卫生筹资、医疗保障制度设计与评价、卫生服务体系效率、卫生资源配置优化等方面研究是不可替代的有效工具；医学社会学研究范式，其功能主义、冲突理论、结构理论、互动理论、批判理论等均具有重要借鉴意义，它能深度探索人群健康、卫生制度、卫生组织背后的社会影响因素及对系统整体的影响。全球健康治理研究必须结合其使命定位、目标任务，结合研究特点、难点及规律，充分借鉴相关成熟研究范式来形成系统研究方法体系。

全球健康治理研究过程主要分为选题阶段、准备阶段、实施阶段、总结阶段。充分理解选题的意义，遵循社会价值与经济价值，力求创新性。遵循研究的科学规律，注重可行性。从实践中寻找问题，从理论研究特别是实践与理论的矛盾中寻找问题，注意从学科交叉中寻找问题与解决方法。作好能力与条件准备，认真查阅文献、撰写综述，将研究课题具体化。认真求实地实施调查或实验研究，细致作好研究资料的整理与分析，善于找寻研究中的亮点，撰写研究报告，积极参与学术交流与讨论。如果有条件应积极努力实现研究成果的转化。

研究课题的选择可以结合实际工作观察与感悟、文献数据资料的阅读与启发或者各种国际卫生组织、国家地区的卫生研究项目招标，依据重要性、创新性、可行性等原则，力求探索、解释或者描述某一研究问题或现象。同时研究中应注重研究伦理问题，如知情同意、自愿参与、研究对象的隐私与保密、匿名原则。

全球健康治理研究方法包括定性研究和定量研究两大类。定性研究作为社会科学主要研究方法之一，同样也是全球健康治理研究首先应该掌握的研究方法。定性研究是指在自然环境下，使用实地体验、开放型访谈、参与型和非参与型观察、文献分析、个案调查等方法对社会现象进行深入细致的长期研究，其分析方式以归纳为主，研究者在当时当地收集第一手资料，从当事人的视角理解他们行为的意义和他们对事物的看法，然后在此基础上建立假设和理论，通过证伪法和相关检验方法对研究结果进行检验。定性研究优点是易于获得较深层次信息，利于创建理论，有利于获得真实详尽的信息，成本相对较低；缺点是研究结果容易出现偏倚和非客观性，研究结论普适性较低，资料分析整理比较困难。常用的定性研究方法有观察法、访谈法、德尔菲法、头脑风暴法等。定量研究是一种对事物可以量化的部分进行测量和分析，以检验研究者自己对于该事物的某些理论假设的研究方法。定量研究设计的主要方法有调查法、相关法和实验法。调查法是指为了达到设想的目的，制订某一计划，利用量表、调查表等工具全部或比较全面地收集研究对象某一方面情况的各种材料，并作出分析、综合从而得到某一结论的研究方法。相关法是指经由使用相关系数而探求变量间关系的研究法。实验法是指操纵一个或一个以上的变量，并且控制研究环境，借此衡量自变量与因变量间因果关系的研究方法。实验设计必须包含三个基本要素，即实验对象、实验因素及实验效应。实验设计必须遵循随机化、对照、盲法、重复四项原则。常用的实验设计类型有完全随机设计、配对设计、配伍组设计、拉丁方设计、析因设计、正交设计等。

第三节 全球健康治理的核心要素

一、全球健康治理的价值

人类的历史在某种程度上就是和疾病做斗争的历史，而今的全球化更加剧了这种斗争。在这样一个背景下,全球健康治理就具有重要的价值,它有利于解决全球公共卫生问题,延缓或阻止传染病的进一步扩散,也有助于贫困国家和地区应对公共卫生危机。

(一)阻止传染病的进一步扩散,防患于未然

全球化的进程加速了人员的流动和经济贸易的往来,带来的副效应之一就是有利于传染病的快速扩散。而全球健康治理的价值之一,就是通过全球公共卫生的监测系统和体系快速知晓某个国家或地区的传染病的具体情况,并通知相应的国家和地区使其尽早地了解传染病情况,以及采取相应的措施及早地防范传染病。2005 年 WHO 颁布的《国际卫生条例》规定成员国有责任通报那些可能引起国际关注的突发公共卫生事件,其中第六条要求缔约国向 WHO 通报在其领土上发生的任何有可能构成国际关注的突发公共卫生事件。以 H1N1 流感为例:2009 年 3 月底,墨西哥暴发 H1N1 流感疫情;4 月 24 日,WHO 着手在其网站上公布全球监测数据;4 月 28 日 WHO 公布实验室诊断方案;4 月 29 日 WHO 宣布警戒级别升至 5 级……正是由于墨西哥的及时通报以及世界相关组织的及时预警和全面监控,才尽早地控制了 H1N1 流感,防止疫情出现一发而不可收拾的局面。

(二)有助于贫困国家或地区应对突发公共卫生问题

全球健康治理是在一系列组织、机制、体制下,全球相应的国家和地区对全球某一公共卫生问题进行处理。这一处理集中了全球相对几乎最优秀的人才以及充裕的资金,对于解决贫困地区的突发公共卫生问题起到了至关重要的作用。因为,贫困的国家或地区不仅缺乏应对突发公共卫生问题的资金,也没有解决这一问题的优秀人才和专业技术。2003 年,美国总统小布什宣布了"总统防治艾滋病紧急援助计划",用以帮助非洲和加勒比国家研制抗击艾滋病或向艾滋病病毒感染者提供抗逆转录病毒药品。

(三)有助于维护全球安全

传统意义上的安全更多的只是国防安全、领土安全,防止来自国外或某一地区的军事威胁。但是纵观历史长河,因为传染病等公共卫生危机死亡的人数远远超过了因为战争而死亡的人数。1995 年发生在日本的"奥姆真理教"事件和 2001 年发生在美国的炭疽恐怖袭击事件,加剧了世界各国对公共卫生安全危机的担心。全球健康治理的一项重要内容就是应对全球公共卫生事件,以促进全球的安全。

(四)有利于最终实现人人享有健康

尽管"人人享有卫生保健"和健康公平等理念已成为国际社会普遍信守的核心价值,但当涉及解决贫困国家的健康问题时,其他国家应承担哪些义务,应如何履行这些责任,目前尚无共识。全球健康治理的根本价值之一,就是让全球健康合作就相关的价值观念和原则达成一致,从而促使各行为体超越国界进行更有效的合作,提高全球范围内的健康水平,最终实现"人人享有健康"的全球健康战略。

二、全球健康治理的规制

随着全球化步伐的进展,各个国家在文化交流、经济贸易和健康治理的合作日益加深,在对全球健康治理的过程中,更多依赖于国与国之间建立的全球健康治理规制。所谓的国际规制主要是指在国际关系一个既定的领域内,由行为体预期所聚合的一套原则、规范、规则以及决策程序。其中原则是对事实、因果关系和诚实的信仰;规范是指以权利和义务方式确立的行为标准;规则是指对行动的专门固定和禁止;决策程序是指流行的决定和执行集体选择的习惯。规制是全球健康治理的重要保障。它能有效促进全球健康问题方面的国际合作,并为全球健康治理提供共同的价值规范。实践证明,在众多行为体参与的全球健康治理行动中,完全依赖自觉自愿,很难达到预期效果,有时还会事与愿违。全球健康治理就是要通过制定各种规则,影响和规范各行为体的行动。

在各种规制中,国际法应成为推动全球健康治理走向"善治"的重要规制。全球健康治理也是依托卫生领域相关国际法的原则与强行法的约束而进行。与国内法不同的是,国际法是取得国家同意之法,有其根本的传统原则。一国只受其同意的国际法律约束。但同意原则之外,是国际法基本原则与国际强行法。国际法基本原则是指被所有或绝大多数国家公认的、具有普遍意义的、适用于国际法一切效力范围的、构成国际法基础的法律原则。而国际强行法是一个与国际法基本原则既有联系又有区别的概念,它从第二次世界大战后才逐步发展起来,现已成为维护世界秩序的一种法律准则。国际强行法具体是指得到了国际社会全体接受并公认为不能违背,且以后只有通过具有同等性质的国际法规则才能变更的规则。

如今,国际法的基本原则与国际强行法,已成为维持人类社会"共存"与"发展"的基本准则,是构建与维持现代国际社会基本秩序的基石。此外,除了通过缔结或加入国际条约或国际公约的硬法形式,还可以通过发布宣言、指南、倡议、建议、标准或劝导性意见等软法形式来进行治理。宣言、倡议等软法虽然没有直接的法律约束力,但在实践中也具有重要的影响力与实际效力。如 WHO 就历来重视"软法",制定了大量的决议、建议、指南和标准,对全球的公共卫生事务进行指引、指导、规范与协调。卫生领域的国际法包括国际卫生法、国际人权法、国际环境法等健康治理的国际法律工具。

三、全球健康治理的主体

全球健康治理的主体包括国家、国际组织、非政府组织以及跨国公司等。

(一)国家和政府

国家是国际社会的基本组成元素,全球健康治理需要各国参与其中。因此国家和政府成为全球健康治理不可或缺的主体。从全球层次上说,治理基本上是指政府间的关系。虽然全球化让几乎所有国家的公共政策都要受到国际因素的制约,减少了政府作为特定政策工具的影响力,但是在全球治理的主体中,国家仍然是所有其他主体的基础。无论是国际组织或其他行为体,无不产生于国家,而且在卫生领域,全球健康治理的效果最终也要通过各个国家内部民众的健康受益程度来体现。所以,在全球健康治理的所有主体中,各国政府仍然是最为核心和关键的因素。事实也证明,世界多国都在尽力用自身的力量积极参与全球健康治理规则的制定,国际交往的背后是各国实力的较量,这既要求政府不断提高自身的健康治理能力,同时,也要不断加强与政府间国际组织和非政府间国际组织以及跨国公司等多种行为主体的相互协作。政府可以通过多种途径来参与和实施全球健康治理,可以利用法律等手段,在国际法层面上积极参与全球健康治理规则的制定,在国内法层面上积极强化相关卫生立法、司法和执法,以此履行全球健康治理的义务。

各国内部所进行的健康治理主要包括:颁布有关健康治理的相关法律和法规、制定健康治理的相关目标;建立和完善医疗卫生服务体系等。各主权国家间进行的健康治理主要包括加强健康治理的合作和国际援助。但目前在全球健康治理实践中,由于各主权国家健康治理目标的不一致和主权国家各自追逐利益最大化等原因,在一定程度上阻碍了国家这一最重要的主体实现其价值。

全球健康治理对政府产生了巨大影响,治理的效果如何最终需要靠政府及相关行为体的治理质量来体现。应该看到政府在全球健康治理中的积极意义,也需要政府积极地参与全球的健康治理;同时也应警惕在治理的行径中隐藏着不断削弱国家主权和政府在国内和国际健康治理中的作用的危险性。因为卫生领域的全球治理在客观上有可能成为强国和跨国公司干涉内政、推行国际霸权政策的理论依据。所以,政府在积极参与全球健康治理的同时,必须合理规避其中的危害,必须以客观和理性的态度应对全球健康治理带来的机遇和挑战。

(二)国际组织

国际组织是为了适应国家之间的交往日益频繁,交往的领域和地区不断扩大而产生和发展起来的。全球治理自 20 世纪 90 年代以来,逐渐呈现出治理行为主体多元化的特点。在健康治理中,国家也不再作为唯一的行为体。公共卫生问题对政治、经济以及社会等多领域的涉及使得更多的国际组织投入到卫生合作领域,包括联合国人口基金会(United Nations Population Fund,UNFPA)、世界卫生组织、世界贸易组织、世界银行等,这些国际组织在全球健康治理中发挥了重要作用。这些积极作用包括:为全球健康治理提供法律支持和保障;为成员国开展各层次有关全球健康治理的对话与合作提供场所;组织国际社会全球健康治理的各项活动;有利于提供权威知识与技术支持等作用。

国际组织已经成为全球健康治理结构中的一支重要力量。如 WHO 在 2000 年 4 月建立了"重大疫情全球警报系统"(the Global Outbreak Alert and Response Network,GOARN)。该系统将世界各个机构和网络的人力、技术资源相整合,通过制度进行协调与合作,对世界突发疾病、传染病进行快速确认与反应。此系统提供了一种协作性框架,向全世界提供卫生专业技术的支持,对各种突发健康威胁做出警惕并积极应对。目标是面向全球健康安全;对抗全球性疾病暴发、传播;对受疾病影响的国家提供特别技术援助;建立对传染病的长期警惕状态并积极投入应急能力建设。通过创立这样的机制,WHO 有效地对全球公共卫生问题进行了相关治理。WHO 对全球健康治理的意义详见本书第五章。

(三) 非政府组织

非政府组织(NGO)是在地方、国家或国际级别上组织起来的非营利性的、志愿性的公民组织。非政府组织面向任务,由兴趣相同的人们推动。它们提供各种各样的服务和发挥人道主义的作用,向政府反映公民关心的问题(如健康相关问题),监督政策和鼓励在社区水平上的政治参与;它们提供分析和专门知识,充当早期预警机制,帮助监督和执行国际协议。20 世纪以来,越来越多的非政府组织参与到全球公共卫生的治理活动中来,在全球健康治理中发挥着日益重要的作用,成为推动全球卫生与健康合作不可或缺的力量。此外,由于国际非政府组织没有政治约束,比国际组织具有更多的灵活性,在一些领域更容易实现与现有各种国际条约之间的相互协调;又由于其资金来源相对独立,加之拥有丰富的专业技术与人才资源,视野开阔、触角广泛,效果明显,在公共卫生的治理中颇有独特的优势,往往更能涉足并弥补政府公共卫生中的一些被长期忽视的领域。

在全球健康治理中,慈善机构及基金会、红十字会、无国界医生组织、智库等形式的非政府组织已发挥了积极的作用。这些作用包括:从事健康治理的咨询和信息活动;对政府和政府间国际组织健康治理的行为进行监督;参与执行国际组织的项目,协助政府间国际组织进行健康治理;影响政府间国际组织的有关健康治理的决策过程;在不同的利益角色之间促成协调和妥协等。

(四) 跨国公司

跨国公司主要是指以本国为基地,通过对外直接投资,在世界各地设立分支机构或子公司,从事国际化生产和经营活动的大型企业。例如 Merck、Roche、Pfizer 等跨国医药公司在援助发展中国家有效控制传染病、促进公益事业等方面做出了重要贡献。这些跨国公司参与全球健康治理,并发挥了积极作用,包括:促进被投资国家健康相关领域的发展;促进被投资国人民的健康水平;对被投资国健康公益事业的支持等。

四、全球健康治理的客体

全球健康治理的客体是指已经影响或者将要影响全人类的、很难依靠单个国家得以解决的跨国性健康问题,主要包括全球范围内的公共卫生问题、突发公共卫生事件、环境污染以及心理健康问题等。近几十年,随着全球化步伐的加快,客体所造成的影响越来越大,某一地区暴发的疫情,很快就会传到世界的其他角落。

全球健康治理的客体有以下几个特点:首先,全球健康治理的客体具有全球性。这一客体并不局限于全球的某一国家或区域,而是在某一国家或地区发生后,会波及其他足够大范围的国家或地区,引起全球公共卫生事件危机。其次,全球健康治理的客体具有普适性。也就是说这一客体并非只是某一国内或一地区所特有的问题,而是普遍存在的。最后,全球健康治理的客体造成了全球一定范围内的严重损失,引发全球公共卫生危机。

(一) 全球公共卫生问题

公共卫生是关系到全世界人民健康的公共事业。公共卫生的具体内容包括对重大疾病尤其是传染病(如结核、艾滋病、SARS 等)的预防、监控和医治;对食品、药品、公共环境卫生的监督管制,以及相关的卫生宣传、健康教育、免疫接种等。

(二) 全球突发公共卫生事件

突发公共卫生事件是指已经发生或者可能发生的、对公众健康造成或者可能造成重大损失的传染病疫情、不明原因的群体性疫病、重大食物中毒、职业中毒,以及其他危害公共健康的突发公共事件等。全球突发公共卫生事件更是关乎全世界公众健康的重大事件。

全球突发公共卫生事件具有以下特点:成因的多样性,比如,各种烈性传染病;分布的差异性;传播的广泛性;危害的复杂性,重大的卫生事件不但是对人的健康有影响,而且对环境、经济乃至政治都有很大影响;种类的多样性,引起公共卫生事件的因素多种多样,比如生物因素、自然灾害、食品药品安全事件、各种事故灾难。

(三)全球环境问题

环境问题是指由于人类活动作用于周围环境所引起的环境质量变化,以及这种变化对人类的生产、生活和健康造成的直接的和间接的影响。归纳起来全球环境问题有两大类:一类是自然演变和自然灾害引起的原生环境问题,也叫第一环境问题,如地震、洪涝、干旱、台风、崩塌、滑坡、泥石流等;另一类是人类活动引起的次生环境问题,也叫第二环境问题。次生环境问题一般又分为环境污染和生态破坏两大类,如乱砍滥伐引起的森林植被的破坏、过度放牧引起的草原退化、大面积开垦草原引起的沙漠化和土地沙化、工业生产造成大气、水环境恶化等。

到目前为止已经威胁人类生存并已被人类认识到的环境问题主要有:全球变暖、臭氧层破坏、酸雨、淡水资源危机、能源短缺、森林资源锐减、土地荒漠化、物种加速灭绝、垃圾成灾、有毒化学品污染等众多方面。

五、全球健康治理的发展规划

全球化的进程要求全球健康治理发挥越来越重要的作用,但作为全球健康治理核心的 WHO,长期以来缺乏有效的强制问题解决机制。主要表现在以下两点:一是,虽然 2005 年版《国际卫生条例》在旧版基础上,引进了仲裁方式解决成员之间的争端,但 WHO 并没有强制制裁相关争端方的权利。二是,《国际卫生条例》第六条要求缔约国向 WHO 通报在其领土上发生的任何有可能构成国际关注的突发公共卫生事件,但是,一些国家或地区出于自身经济、政治等利益的考虑,可能迟报疫情或弱化疫情。针对这种情况,WHO 也没有未经有关国家请求,便可以派遣工作人员进入该国调查疫情的权利。全球健康治理的日益重要性和相关机制不健全的矛盾越发突出,从而要求对全球健康治理进行有效的规划,完善全球健康治理的相关理论、健全全球健康治理的相关组织和机制、强化全球健康治理的法律约束机制。

(一)完善全球健康治理的相关理论

长期以来,猛于虎的突发公共卫生问题一直被认为属于医学的领域,是纯生物学的技术范畴、是流行病学家的领地。一个国家或地区内的公共卫生问题也被认为是其国内或区域内的事情,别的国家或地区无权干涉。但随着人类文化的相互交流以及不断加速的全球化进程,发生在一个国家或地区的传染病会被迅速带到其他很多国家和地区,造成全球性的公共卫生危机。因此全球健康治理变得迫切重要,全球健康治理的理论也越发的缺乏,需要不断探索和完善关于全球健康治理的相关理论,更好地为进行全球健康治理指明方向。

(二)健全全球健康治理的相关组织和机制

目前,全球健康治理所依托的核心机构就是 WHO。WHO 是建立在非政治领域,即技术领域合作的基础上,避开那些充满争议和冲突的政治领域,专门解决卫生等方面的问题,最终达到降低冲突和维护世界健康的目的。但是,没有各国政治承诺和参与,WHO 很难强制解决争端,也就达不到理想的效果。而且由于 WHO 强制机制的缺位,导致 WHO 在进行全球健康治理时陷入一种尴尬的境地。以卫生发展援助为例,全球健康援助呈现一种"无序的多元化"状态,各行为体各自为政、互相竞争、行动重复或缺位的问题已引起国际社会的关注。因此应该加强全球健康治理组织的政治性,在各国的政治参与下,建立强力的解决机制,以更有效的应对全球的突发公共卫生事件,维护全球健康。

(三)强化全球健康治理的法律约束机制

由于目前全球健康治理的机构是非政治领域的不具有强制力的组织,WHO 在涉及某一成员国的主权问题时顾虑重重,缺乏像国际原子能机构那样的核查机制。当某一国不通报或不及时通过疫情时,WHO 并没有强制采取措施的权利。为了更快、更全面地应对全球突发公共卫生问题,进行全球健康治理的组织机构应该加强对国际法律的重视,强化法律约束机制。自从全球健康治理的核心组织——WHO 建立伊始,就把国际法放在了不能触及的禁区,不能利用国际法律机制或条约来实行它的全球公共卫生管辖权。进行全球健康治理应该强化相关组织机构的法律约束机制,更多地利用法律进行全球健康治理,采取强制措施解决相关争端。

(方鹏骞 张霄艳 刘向莉)

💬 关键术语

全球化(globalization)

国际化(internationalization)

治理(governance)

善治(good governance)

全球治理(global governance)

公共健康(public health)

国际健康(international health)

全球健康(global health)

全球健康治理(global health governance)

👁 思考题

1. 全球健康治理与国际卫生治理的区别有哪些?

2. 全球健康治理的主体有哪些?常见的各行为主体间的合作方式有哪些?

3. 全球健康治理目前存在的突出问题有哪些?

参 考 文 献

1. 王红漫. 全球健康国际卫生攻略. 北京:北京大学出版社,2010.

2. 陈坤. 公共卫生安全. 杭州:浙江大学出版社,2007.

3. 陈颖健. 公共健康全球合作的国际法律制度研究. 上海:上海社会科学院出版社,2010.

4. 勒夫贝尔. 创新卫生伙伴关系:多元化的外交. 郭岩,译. 北京:北京大学医学出版社,2014.

5. Keefe TJ,Zacher MW. The politics of global health governance. Palgrave Macmillan,2008.

6. Youde J. Global health governance. Malden,MA:Polity Press,2012.

7. Kissinger H. Diplomacy. New York:Simon and Schuster,2012.

8. Dodgson R,Lee K,Drager N. Global health governance:a conceptual review. London/Geneva,2002.

9. Cooper AF,Kirton JJ,Schrecker T. Governing global health:challenge,response,innovation. Ashgate,2007.

10. Fidler D. Health as a foreign policy:harnessing globalization for health. Health Promotion International,2006,21(S1):51-58.

第二章　全球健康治理的关联因素

通过本章的学习,你应该能够:

掌握　国家安全、人类安全、环境安全的概念以及安全、发展、社会文化领域中的健康治理。

熟悉　与健康相关的国家安全、人类安全、环境安全全球合作;新贸易规则下健康领域的全球合作;文化差异和宗教对全球健康治理的影响。

了解　国家安全、和平、贫困和文化对健康的影响。

国家安全是国家的基本利益,是一个国家处于没有危险的客观状态,也就是国家没有外部的威胁和侵害,也没有内部的混乱和疾患的客观状态。国家安全是国家生存的保障,由于国家安全的最大利益在于求生存,因此求生存是国家安全最核心的价值体现。国家安全的目的在于抗拒来自内外的威胁,维护人民、财产的安全,以求国家的生存发展。

第一节　安全与全球健康治理

全球化使得"非典""禽流感"等传染病随着便捷的交通迅速向世界各地传播,微生物不需要护照,也无需跨越主权国家的地缘政治边界便足以削弱单个主权国家对公共卫生的控制能力;另一方面,全球化使得一个国家内部的个人和公共卫生事务越来越成为全球的公共性事务,加剧了国际社会在生物安全方面存有的脆弱性。

一、国家安全与全球健康治理

(一)国家安全的概念

国家安全的"安全"(security),一方面是指安全的状态,即免于危险,没有恐惧;另一方面是指对安全的维护,指安全措施和安全机构。安全具有相对性,不同对应着不同对象:普遍意义上,最基本、最低的一层是个人安全;而从国家层面来看,最根本的则是国家安全(national security)。国家安全的概念最早由沃尔特·李普曼(Walter Lippmann)于1943年提出,早期学术界普遍把国家安全定义为国家主权和领土完整不受外来威胁。国家安全是国家对威胁做出的一种自卫本能的反应,国家安全几乎等同于军事安全。

冷战结束后,国家之间的直接冲突明显减少,但是国家内部的"种族冲突"和"部落冲突"却导致上百万人口的伤亡。因此,国家安全还包括来自内部的危险。当代国家安全包括10个方面的基本内容,即国民安全、领土安全、主权安全、政治安全、军事安全、经济安全、文化安全、科技安全、生态安全、信息安全,其中最基本、最核心的是国民安全。国家安全可以分为传统国家安全和非传统国家安全(表2-1)。

传统国家安全(traditional national security)是指军事、政治、外交等方面的安全,主要涉及一个国家领土和主权完整的问题。传统国家安全的基本理论是以军事安全为核心,以国家政治安全、国家意识形态为主要内容,强调军事实力是衡量一个国家实力强弱最重要的标准。在传统国家安全观指导下,各国均把国家军事力量视为维护国家安全的基石。

非传统国家安全(non-traditional national security)是指除军事、政治和外交冲突以外的其他对主权国家及人类整体生存与发展构成威胁的因素,主要指的是保障资源供给与维护生存环境即维护人的生存权和发展权。"人"的安全成为非传统安全问题中最为突出的因素。非传统国家安全问题是一种非直观的、潜移默化的侵略方式,是"没有硝烟的战争",主要包括恐怖主义、武器扩散、生态环境安全、经济危机、资源短缺、疾病蔓延、食品安全、信息安全、科技安全、非法移民、走私贩毒、有组织犯罪、海盗、洗钱等方面。

表2-1　传统国家安全与非传统国家安全的区别

区别	传统国家安全	非传统国家安全
安全主体	国家	国家、人和人类整体
安全手段	军事手段	非军事手段
核心	军事安全	"人"的安全
威胁来源	可能来自于外部敌人	外部敌人和本国自身问题

国家安全是一个复杂的、开放的社会大系统,无论是国家安全本身,还是影响国家安全的因素、危害国家安全的因素,抑或国家安全保障问题,都是一个系统性问题。从大的方面说,影响国家安全的外在因素可以分为外部因素和内部因素。危害国家安全的外部因素,主要有军事入侵、政治颠覆、文化侵略、间谍情报活动以及在当代国际社会蔓延的各种形式的国际恐怖主义。危害国家安全的内部因素可分为自然因素("天灾")和人为因素("人祸")两个方面。危害国家安全的自然因素既可能因纯粹的自然原因而形成,也可能因无意或有意的人为社会活动而产生。在科学技术高度发展的时代,自然环境和某些自然事件或现象不仅可能在无意之中被人们改变,甚至还可以因为这种改变而威胁或危害到国家安全。除了那些纯自然的天灾,还有一些由于人类不适当的活动所造成的天灾也威胁和危害着国家安全,即所谓的"生态灾害"。当然,更为严重的是内战、内乱、分裂、破坏等活动,以及各种形式的极端主义和国内恐怖主义,这些也都属于人为因素。

（二）国家安全与健康

国家安全是国家健康与稳定发展的基础。健康问题与环境、能源、气候变化等问题一样与国家安全息息相关。例如,2003年"非典"以及之后的H5N1禽流感、甲型H1N1流感、2014年在西非国家流行的埃博拉病毒感染等传染性疾病的防控等,作为一种新的、致死性以及起初知之甚少的疾病,引发的一定程度的公共焦虑、恐慌事实上造成了向疫区的交通终止,而且在整个区域内造成了数十亿美元的经济损失。这些均为"非传统安全问题"。

当今的世界是一个快速流动的、相互依赖和相互关联的世界,这为传染病的快速传播、核辐射以及有毒物质的威胁创造了无数机会。目前,传染病从地理学角度上讲比历史上任何一个时间段的传播速度都要快。据估计每年有20多亿人次的航空旅客,大大增加了传染因子及其传病媒介在国际上迅速传播的机会,所以世界上任何一个地方一旦发生疾病暴发或流行,那么仅仅几小时后就会使其他地区大难临头。自20世纪70年代开始,新出现的传染病就以空前的、每年新增一种或多种的速度被发现。全球健康的安全与否,可能对经济或政治稳定、贸易、旅游、商品和服务可及性等产生影响;这种影响如果频繁出现,人口结构稳定性就会受到冲击。这些不安全因素包括从国际舞台到个人家庭的各种各样复杂和棘手的问题,如贫困对健康的影响,以及战争和冲突、气候变化、自然灾害和人为灾难对健康的影响等。

健康、环境与气候变化等非传统国家安全问题是影响人类健康的重要因素之一。如何减少与环境相关性疾病的发生,有效控制传染病的流行与蔓延成为各国乃至国际、全球社会需要长期研究与合作的重要课题。

（三）与健康相关的国家安全全球合作

由于世界各国在安全上的相互依赖性,国际社会越来越认识到健康治理领域需要各方通力合作,特别是国家之间通力合作的重要。事实证明,全球健康治理问题已不仅仅是一个技术问题,更是一个关乎全球的多层面的战略问题。传统的基于功能主义之上的国际健康合作在治理方面受到了诸多因素的制约,一种基于建构主义之上的更为开放、更具合作性的国际健康合作方式正在被创造出来。因此,从国际政治的视角来探讨全球健康治理问题具有更深刻的必要性——全球健康治理首先需要各国的政治承诺。

"公共卫生是所有其他安全形式的基本信条"。近年来频发的公共卫生危机以及"9·11"事件后发生的炭疽生物恐怖袭击使得健康问题愈发具有威胁安全的含义——对人的安全、国家安全乃至国际安全都构成了某种程度上的挑战。1994 年,联合国发展计划署(the United Nations Development Programme,UNDP)发布的《人类发展报告》(*Human Development Report*)首次系统引入并阐述了"人的安全"概念。而一项健康问题,将诸多安全要素与安全领域都涉及其中,这是首次。

美国学者安德鲁·普里斯·史密斯(Andrew T. Price-Smith)直接把健康治理能力视为国家能力要素之一,他认为,衡量国家能力的一个重要标准就是看这个国家是否具有应对传染病暴发的能力。由于大规模传染病的暴发和潜在的生物恐怖可以极大地削弱一个国家的国家能力,而当国家能力削弱到政府无法向其民众提供有效的公共产品时,便会降低国家执政者合法性,进而引起社会动荡和国家失败,甚至是动乱。

疾病问题是人类生存的一部分。14 世纪的"黑死病"几乎夺去了三分之一欧洲人的生命。2003年的"非典"使人们感受到了公共卫生危机的严重性。H5N1 或其他禽流感病毒可能引起的大流行威胁持续存在。美国兰德公司卫生安全专家罗斯·安东尼(C. Ross Anthony)认为,在全球化的环境下某些流行性疾病的蔓延,会造成社会恐慌及巨大的经济损失和人员伤亡,从而对国家安全和国际安全构成严重威胁。公共卫生危机不再单单是一个医学问题,更是一个全球健康问题。对公共卫生安全的全球公共产品性质进行分析能够提升其在全球议程中的地位,从而促进更加有效的全球健康治理行动。

二、人类安全与全球健康治理

(一) 人类安全的概念

人类安全(human security)也称为人的安全。1994 年,UNDP 在其《人类发展报告》中正式提出这个概念。该报告指出,以人为中心的世界秩序需要包括"新的人类安全观"在内的五大新的支柱,安全不仅仅是针对国家,而且必须强调针对人类自身。人类安全的主要特性在于影响的普遍性、构成的相互依存性、实现的早期预防性以及以人为中心。旧有的安全观必须在以下三个方面发生转变:从完全强调国家安全到更多地重视人的安全;从经由武力实现安全到通过人类发展达到安全;从关注领土安全到关切粮食、就业及环境的安全。UNDP 报告阐述了一个更广的人类安全定义,其中有七项核心价值,即经济安全、食品安全、卫生安全、环境安全、人身安全(免于暴力、犯罪和毒品)、社群安全(自由参加家庭活动和文化活动)及政治安全(自由行使基本人权)。这一概念的提出意味着安全的基点从国家的安全转向人的安全,安全的重点从军事安全转向可持续发展的人类社会安全。

(二) 人类安全与健康

当今,在全球金融危机的形势下,非传统安全问题日益凸显,人类的安全观念和实践也处于史无前例的变革之中,新的安全理念也不断涌现。其中,由 UNDP 所倡导的有别于传统国家安全观的新理念——"人类安全"尤为引人瞩目。人类安全包括健康权和发展权两个重要内容。1994 年《人类发展报告》将健康安全(相对于免于疾病和感染)列为人类安全的七大要素之一。

2003 年"非典"的流行是对人类安全与健康关系的最好佐证之一。在此之前,许多国家包括中国在内虽然已经开始强调综合安全,提高了非传统安全因素在安全领域的重要性,但重心仍然在以国家为中心的安全事务上。由于"非典"等大规模传染性疾病的暴发往往具有突发性和不可预见性,当政府缺乏应对非传统安全问题的经验以及预警准备机制时,就容易导致"非典"等类似疾病的肆虐,进而极大地威胁着人类安全。基于"非典"的经验和教训,之后的禽流感、2009 年的全球甲型 H1N1 流感和 2014 年西非的埃博拉病毒中,各国政府都表现出了良好的处理经验和应对能力。随着人类安全领域各类问题的暴发特别是以 2003 年"非典"为标志,WHO 联合相关国际组织和国家在疾病流行、环境问题、食品安全等相关问题方面维护人类安全上表现出了前所未有的关注和努力。

(三)与健康相关的人类安全全球合作

WHO 总干事陈冯富珍指出,金融、经济、贸易和外交政策对健康造成巨大影响,而健康反过来又与生产率和成本等密切相关。各项政策的边界日趋模糊,对一个部门看起来不错的政策却有可能给健康带来意想不到的副作用。WHO 估计,每年全球有近 1 亿人由于高昂的医疗卫生支出而导致贫困。现今许多最严重、需花费最多资源来解决的健康问题,往往是由卫生以外部门的政策造成的,因此,预防或减少这些非卫生因素正成为最重要的应对全球化战略之一。外交官和贸易谈判代表们应预见并避免对健康的负面影响。WHO 赞赏中国将非洲援助、投资、贸易与技术相结合的独特发展模式,并希望中国在健康外交方面发挥领导作用。

在联合国框架内提供 13 亿美元设立"全球基金",以对抗艾滋病、疟疾和肺结核等传染病;为非洲拟定详细可行的发展规划;继续减免贫穷国家的巨额债务;尽快采取行动减少温室气体的排放量等。其中一个推动力是暴力冲突类型的改变,国内的、种族的和宗教的军事化冲突更加显著。此外,过去 20 年间,人类共同体所面临的日趋明显的威胁还包括:由气候变化和人类直接作用引起的环境破坏、强迫性迁徙、包括艾滋病在内的传染病流行及其他问题。

三、环境安全与全球健康治理

(一)环境安全概述

环境安全(environmental security)是安全研究中一个相对较新的概念。环境安全概念的提出始于 20 世纪 70 年代,美国环境专家莱斯特·布朗(Lester Brown)最早提出环境问题会对国家安全造成影响,并在《重新定义国家安全》的报告中指出应该将环境问题纳入国家安全考虑。但直至冷战结束以后,这一概念才真正引起人们的关注与重视,日益成为安全研究中一个引人瞩目的新领域。1987 年,世界环境与发展委员会(World Commission on Environment and Development)发表的《我们共同的未来》(Our Common Future)报告中有专门的"和平、安全、发展和环境"章节,以阐述安全与环境的相互关系,并首次提出了"环境安全"的概念。1991 年,美国《国家安全战略报告》将环境安全当作国家利益的组成部分;此后,其他发达国家也纷纷将环境安全作为国家安全战略的目标,环境威胁被视为一种新的安全威胁。

广义的环境安全是指人类赖以生存发展的环境处于一种不受污染和破坏的安全状态,或者说人类和世界处于一种不受环境污染和环境破坏带来的危害的良好状态,它表示自然生态环境和人类生态意义上的生存和发展的风险大小;环境安全可分为生产技术性的环境安全和社会政治性的环境安全两类。

环境安全是一种集体性的安全,具有影响广泛性的特征,这是由环境问题的弥散性和复杂性决定的。主要表现为两个方面:一是环境安全具有跨国性的特征;二是造成威胁的多样性。再者,很多环境问题的后果对其安全的影响具有间接性和不确定性。与此同时,与传统安全不同的是,环境问题的产生和影响都是一个相对较长的时期,现在所面临的环境问题有可能对未来产生长期、不可逆的影响,并且环境问题还具有隐蔽性,不易被觉察,常被人们所忽略且环境问题的治理也非朝夕之功。例如在过去 50 年间,人类活动——尤其是燃烧矿物燃料,释放了大量二氧化碳及其他温室气体,足以影响全球环境。大气层的二氧化碳浓度比工业时代之前增加了 30% 以上,使更多的热量停留在大气下层。其所造成的全球气候变化带来一系列健康风险,包括从极度高温造成死亡到传染病规律改变。从中可见,环境安全从本质上是人类社会的"共同安全",有可能产生"一损俱损"的后果,因此环境安全的维护应超越狭隘的国家利益,强调共同利益,采取国际、全球合作的方式,才能实现环境的改善和可持续发展的目标。

(二)环境安全与人类健康

环境是人类赖以生存的基本物质条件和空间场所的提供者,是人类生存的必要条件,保护环境的目的在于保证人类的生存繁衍,建立人与自然的和谐共处。环境是人的首要权利(保护环境就是保护人类自己的生存权利），它是人类基本生存的保障。无论地域、贫富、种族、身份、地位、文化的差异，人人都拥有平等的发展权和环境受益权，都拥有不可剥夺的、保障生存、健康和发展的环境人权。环境安全可以提高人的尊严，保护隐私，提高便利性和社会状况。人类身心健康状况与环境资源质量息息相关，环境污染和破坏对于人体健康的危害是一个渐进的、长期积累的过程，因此，环境安全是人类的"第一安全"。

人们的健康与环境的适宜是人类生活幸福、社会持续发展的重要条件，环境与健康成为人类追求全面发展的永恒话题。《人类环境宣言》指出："在地球上许多地区，我们可以看到周围有越来越多的人为损害环境的迹象；在水、空气、土壤以及生物中污染达到危险的程度；生物界的生态平衡受到严重和不适当的扰乱；一些无法取代的资源受到破坏或陷于枯竭；在人为的环境，特别是生活和工作环境里存在着有害于人类身体、精神（心理）和社会健康的严重缺陷。"18 世纪以来，技术进步对人类社会的发展起了巨大的推动作用，也促成了人类对技术的盲目崇拜，工业化和城市化在造福世界的同时，也加速了资源的消耗和环境的污染。当淡水危机、土地退化、气候变暖、大气污染等环境因素超出了生态和机体所承受的限度时，从某种程度来说，是国家安全受到威胁，而这种威胁在很大程度上直接影响着人类的健康。据 WHO 估计，2012 年，城市和农村地区的环境（室外）空气污染导致全世界 370 万人过早死亡，每年 660 万 5 岁以下儿童死亡中有近三分之一是由不安全水和空气污染等环境因素造成的。空气污染水平越低，人群的心血管和呼吸系统健康就越好，无论长期还是短期都是如此。通过改善人类生存的环境，全世界每年可预防 1300 万人死亡，每年可拯救 400 万 5 岁以下儿童的生命；改进水供应、环境卫生和个人卫生，可降低全球疾病负担的 4%。

（三）与健康相关的环境安全全球合作

国际环境安全合作兴起于 20 世纪 70 年代。自冷战结束后，一方面，全球范围内传统的军事安全因素下降，和平与发展成为世界各国面临的共同课题与目标；另一方面，伴随着全球化和工业化带来的环境恶化日益威胁到人类的生活与安全，而且由于环境问题的跨国界性，一国或一个地区的环境问题很容易扩散到别国，有时候甚至引起国家之家的紧张关系或冲突。环境安全已成为影响国家关系的重要因素之一。在这种背景下，全球环境健康意识形成并成为国际环境安全合作的思想和实践基础。

1972 年，首次人类环境会议在瑞典首都斯德哥尔摩举行，大会通过的《人类环境宣言》指出："保护和改善人类环境，维护环境安全是关系到全世界各国人民的幸福和经济发展的重要问题，也是全世界各国人民的迫切希望和各国政府的责任。"人类环境会议阐明了所取得的七点共同看法和二十六项原则，对环境健康具有意义深远的影响，它极大地促进了国际社会对于人类环境的觉醒，从而为各国共同解决环境健康问题奠定了基础。

1972 年 12 月 15 日，联合国大会作出成立环境规划署的决议。1973 年 1 月，作为联合国统筹全世界环保工作的组织，联合国环境规划署（United Nations Environment Programme，UNEP）正式成立。UNEP 的成立对于国际环境保护发挥了巨大的促进作用，许多国际环境合作都是在环境规划署的召集、协调下实现的。许多国际条约，如《保护臭氧维也纳公约》《水俣公约》《全面禁止核试验条约》等与人类健康息息相关的条约都是在 UNEP 的主持下签署的。

2000 年 9 月，在世纪交替、新千年即将到来之际，联合国在纽约总部举行千年首脑会议，邀请各国领导人共同制定面向新世纪的发展战略，会议的主题是"21 世纪联合国的作用"。189 个国家的代表出席了会议，在这次首脑会议上，与会的各国领导人通过了《联合国千年宣言》，各国承诺将建立新的全球合作伙伴关系以降低极端贫困（联合国标准，日平均 1.25 美元以下）人口比例（2012 年中国为 16%），并设立了一系列以 2015 年为最后期限的目标，即"千年发展目标"（the Millennium Development Goals）。在千年发展目标中，把环境安全纳入到八项千年发展目标的第七项，即确保环境的可持续能力。

2004 年，联合国威胁、挑战和改革问题高级别小组在《一个更安全的世界：我们的共同责任》报告指出：现在和未来几十年所面临的最大的安全威胁已经绝不仅仅是国家发动的侵略战争了。这些威胁扩大到贫穷、传染病和环境退化，贫穷、传染病、环境退化和战争相互助长，形成了一个极为可怕的循环。贫穷与内战的爆发密切相关。疟疾和艾滋病等疾病继续造成大量死亡，使贫穷更加严重。而疾病和贫穷又与环境退化相关,气候变化使诸如疟疾和登革热等传染病的发病率进一步升高。人口众多而又缺乏土地和其他自然资源,造成环境恶劣,这又可能促成民间暴力。

2008 年以来,以 WHO 为首的国际健康相关组织,在与健康相关的环境安全全球合作中表现出领导力。WHO 提出了以下 5 条建议:①人类生命是需要保护免受气候风险影响的"底线"。基础设施可以重建,经济可以复苏,但人的生命只有一次,不可替代,如果人们了解到天气、气候和卫生之间的诸多联系,他们都会把保护健康置于气候变化关切的首位。②持续发生的气候变化是全球健康无法接受的风险。气候变化已经每年导致 14 万人死亡,即使社会经济继续发展,医学继续进步,该负担也会在未来几十年逐步增加。③全世界在卫生方面已取得巨大进展。卫生界是最早与环境机构确定政治协议的,以便就《联合国气候变化框架公约》下的国家适应计划提供部门指导,并确定在应对气候风险时需要加强的重点卫生系统职能。④卫生"协同效应"可以促进减缓行动。长期全球气候变化与人们的日常重点联系起来的挑战巨大,例如,最近的研究表明,家庭空气污染和室外空气污染使空气污染成为最大的全球健康风险,其造成的死亡数与吸烟差不多。如果同时应对空气质量、能源安全和气候变化挑战,则产生性价比更高、社会效益更好、得到更广泛支持的政策的机会更大。⑤卫生部门需要与其他部门合作。卫生工作者往往被描述为战斗在保护人类生命的前线,但也是最后一道防线。

第二节　发展与全球健康治理

一、和平与全球健康治理

(一)概述

和平与发展是建立持久、共同繁荣的和谐世界的根本前提条件,是时代发展的必然结果。17 世纪欧洲发生了两件对世界历史影响深远的大事。一是 1640 年英国爆发的资产阶级革命,使资本主义生产力的发展开始摆脱旧势力的束缚。二是 1648 年签订的《威斯特伐利亚和约》,该和约塑造了威斯特伐利亚体系,确立了民族国家在现代国际关系中的行为主体地位,实践际上肯定了国家主权原则,从而使国家主权平等原则成为国际关系基本准则。这使欧洲中世纪的以罗马教皇为中心的神权政治体制让位于由主权平等和独立的民族国家组成的国际社会。至 19 世纪末 20 世纪初,资本主义发展到帝国主义阶段。在世界范围内,殖民地已经瓜分完毕。为了夺取商品市场、原料产地和投资场所,帝国主义国家之间展开激烈争夺,发起了两次世界大战。这两次世界大战也引起了一些国家的无产阶级革命和广大殖民地、半殖民地人民争取民族解放的斗争。因此 20 世纪前半期的主题是"战争与革命"。在这一时期,大国通过或企图通过武力和战争崛起的特点发展到了极致。至 20 世纪 60 年代末,绝大多数殖民地、半殖民地人民通过民族解放斗争获得了民族独立。同时,世界上和平力量的增长超过了战争力量的增长,避免了新的世界大战爆发。这些标志着"战争与革命时代"基本结束,时代的主题开始转换。

20 世纪 70 年代后,时代主题向"和平与发展"转变。至冷战结束,这一时代主题完全确立,更加彰显。在这一时代,首次出现了建设持久和平、共同繁荣的和谐世界的现实可能性。当前中国的和平兴起正是在和平与发展为主题的时代背景下进行的。和平问题带有战略性和全局性,是因为它直接关系到人类的生存和世界的安全。20 世纪前半叶,人类遭受了两次世界大战的巨大浩劫。第一次世界大战席卷 30 多个国家,卷入的人口超过 15 亿,造成 2000 多万人死亡、2000 多万人伤残。第二次世界大战规模更大,造成的损失更惨重。共有 60 多个国家、20 多亿人口卷入战争。仅中国和前苏联损失的人口就约达 6000 多万人,物质财富的破坏更是无法估量。第二次世界大战结束不久,人类社会又陷入了长达 40 多年的东西方冷战时期。在此期间,美国和前苏联两个超级大国展开了激烈的军备竞赛,特别是核军备竞赛。它们建立了各自庞大的核武库和常规武库。其中,双方投入了数千亿美元的资金,发展了从地面到海洋、从空中到空间的庞大的核武器系统,其核弹头总数达到 5 万余枚,足以毁灭人类好几次,成为悬在人类头上的"达摩克利斯剑",是对世界和平与安全的最大威胁。

到 20 世纪 80 年代末,全世界各国现役部队人数约 2900 万人,占全球人口总数的 0.58%。军费开支总额每年高达1.1万亿美元,约占全世界年生产总值的4.5%。这种激烈的军备竞赛不仅严重威胁世界的和平与人类的生存,也给国际社会的发展和人类的环境安全带来极为不利的影响。同时,美苏激烈争霸造成国际局势紧张动荡,导致局部战争和武装冲突不断。冷战时期,共有2000多万人在各种局部战争和武装冲突中死亡。

冷战结束后,尽管世界上有利于和平与发展的因素在上升,但国际关系中多种矛盾交织,国际形势复杂多变,这决定了当今时代和平与发展的潮流是曲折前行的。国际政治经济秩序还有许多不公正、不合理之处。影响和平与发展的不确定因素在增加。世界还很不安宁,人类面临着许多严峻挑战,世界安全形势更加复杂。发展问题不仅是战略性,更是全局性问题,因为它不仅与发展中国家人民的进步事业密切相关,而且关系到整个世界的发展和繁荣。如果发展中国家的经济不能持续发展,贫困问题不能克服,发达国家的经济就会受到负面影响,更谈不上整个世界的繁荣。面对着严峻的挑战,中国走和平发展道路的意义更加深远。

(二)和平对健康的影响

人类的和平与安全是国际社会的一个中心问题,也是国际法中的一项基本制度。在人类生活中,"安全"始终是人们的基本需要之一。从古到今,人们一直在克服来自自然界和人类社会自身的各种挑战而寻求一种安全的社会和生活。在当代社会,尽管物质财富极大丰富,但安全问题仍然没有完全解决,甚至在局部地区和一些时期安全问题还相当严峻。

和平对健康的影响主要在于处在一个和平环境下的国家的社会经济的稳定发展,并通过经济的发展而影响人群的健康,如经济发展为人们提供了基本的衣、食、住、行等保障,促进膳食结构的改变和提供足够的营养,保障基本药品和安全饮用水的供应;也可以通过经济的增长为卫生系统筹集更多的资金,促进卫生事业的发展,为疾病的预防、治疗和康复提供更好的物质条件和技术水平;也可以通过影响人群的受教育水平进而提升人群的健康意识,促进健康行为的产生。

战争对健康的负面影响主要体现在以下几个方面:

一是战争直接的后果,即战争所带来的双方人员的伤亡,包括平民的伤亡。无论是世界大战还是局部的武装冲突,均可导致大量的人员伤亡。如第二次世界大战的死亡人数在5000万~7000万;2012年,冲突是叙利亚人最主要的死亡原因,导致5.9万人死亡,占全部死亡人数的43.7%;2013年叙利亚5岁以下死亡儿童中,有10%是由伤害所致。而战争导致的个体生命的死亡将产生重大的经济损失,以抗美援朝为例,中国人民志愿军因战争减员导致的人力资本损失占中国1953年GDP的1.94%~3.88%。同时大量的伤员进入医院,对本来就已脆弱的卫生系统带来更大的压力。

二是战争对卫生设施的直接破坏。战争不仅对军事设施带来巨大的破坏,也对基础设施产生巨大的影响,如公共交通、水、电,甚至对卫生设施产生巨大的破坏,如医院建筑和医疗设备的损毁,进而导致卫生服务供给能力不足、卫生服务可及性下降。以伊拉克为例,从20世纪80年代的两伊战争、海湾战争到2003年的伊拉克战争,大量的卫生基础设施遭到严重破坏。据伊拉克战争后联合国的有关统计,战争本身及其带来的社会骚乱摧毁了伊拉克30%的医疗设施,而伊拉克也成为中东贫困国家中健康状况最差的地区之一。2015年10月的也门战争中,也门北部萨达省的医院受到轰炸,据无国界医生组织估计,有20万人无法获得可挽救生命的医疗保健。

三是战争所带来的卫生人员的短缺。一是暴力和不安全因素造成卫生人员难以进入冲突地区;二是战争和冲突本身对医务人员的伤害。自2012年1月至2014年12月,红十字国际委员会通过"战地救护面临危险"项目收集了11个国家的资料,资料显示,共有2398起针对医务人员和医疗设施与车辆的袭击。2015年,叙利亚、也门、阿富汗等地区发生多起针对医务人员的袭击事件。

四是战争对卫生系统功能产生的影响。由于卫生系统功能下降,传染病、精神疾病和营养失调等诸多问题开始显现。在叙利亚冲突发生前,叙利亚的免疫率是东地中海区域最高的,超过90%的叙利亚儿童接种了麻疹和脊髓灰质炎疫苗,从20世纪90年代起,当地就没有发生过一起由脊髓灰质炎病毒造成的小儿麻痹症,但2013年,脊髓灰质炎病毒在叙利亚造成了35例小儿麻痹症并传播到伊拉克,2014年,麻疹和百日咳又在叙利亚卷土重来。

除此之外,战争与冲突导致个人经济收入的下降和国家经济发展能力的下降、环境污染、饥荒和流离失所等,将引发其他一些列问题,进而在健康领域表现为以人均期望寿命为核心指标的健康水平的下降。如持续的叙利亚冲突,对健康产生了极大的影响,叙利亚的人均期望寿命从 2000 年的 73 岁降低到 2012 年的 68 岁,减少了 5 岁,而同期中东地区人均期望寿命增加了 3 岁。

(三)和平条件下的全球健康合作

在冷战时期,两大集团的军事对峙给人类安全带来很大的挑战,但同时也逐渐发展起来了具有军事意义的国家和全球安全保障机制。冷战的结束降低了国家集团之间发生战争的可能性,减少了国家来自境外的安全威胁;但同时伴随全球化的进程,也产生和暴露了诸多国家内部和全球性的安全威胁,如环境恶化、人口增长、贫富差距扩大、移民问题、毒品走私及国际恐怖主义等。在这些威胁国家与个人安全的问题面前,以军事和国家安全为核心的传统安全观来处理问题已然不合时宜。因此,安全关注的焦点逐渐从国家和军事转向了人类自身——包括个人的生命、健康与尊严。

随着国际交流的频繁,传染病在国家之间传播的危险性也越来越强,各国政府意识到加强国际健康领域合作具有相当的必要性。1945 年世界卫生组织成立,1951 年世界卫生组织颁布了《国际公共卫生规章》(International Sanitary Regulations),并针对霍乱、鼠疫、天花、伤寒和黄热病五种传染病提出了国际检疫的建议,此后,世界卫生组织多次就《国际公共卫生规章》的相关条款进行修改,并于 1969 年更名为《国际卫生条例》,以不断增强国际间传染病防治的合作。此外,就健康相关领域的议题,成立了相关的国际组织,并推出了一定数量的国际机制。除世界卫生组织外,联合国、世界银行、国际红十字会等国际组织及其下属委员会,甚至越来越多的非政府组织均参与全球健康合作,合作的领域从传染病的防控扩大到营养、药品、慢性病控制、烟草控制、酒精控制、卫生贸易、卫生资金,甚至卫生系统建设等方面。欧美国家甚至将全球健康合作作为扩大大国影响力的工具,并在全球健康合作中输出其价值观。

在改革开放的 30 多年中,中国在国际舞台,尤其是经济舞台上展现出了强大自信的合作伙伴形象。尽管中国的人口已超过世界的五分之一,但是中国在全球健康中的重要性还没有得到国际健康界的足够重视。不过,这种观念正在发生迅速的改变,尤其是在 2008 年 8 月北京奥运会之后,中国在多个领域,包括医疗卫生与健康,在全球都具有重要影响。在全球健康问题上中国的地位与作用日渐增强。

二、贸易规则与全球健康治理

(一)贸易规则概述

世界贸易组织(WTO)的前身可以追溯到 1946 年拟议的国际贸易组织。根据当时布雷顿森林会议的设想,它的目的是和国际金融体系的重组(国际货币基金组织和世界银行)一起担当治理战后国际经济秩序。由于美国国会拒绝了《哈瓦那宪章》,建立国际性贸易组织的目标失败,"临时性的"《关税及贸易总协定》(GATT 1947)长期成为世界贸易的基本规则,直至 1995 年 WTO 成立。WTO 的成立不是简单地对《关税及贸易总协定》适用的替代,更重要的是它对国际经济问题的治理,乃至全球问题的治理发挥了革命性的创新作用。

世界贸易组织的核心任务,是开放贸易并维护和进一步发展遵循规则的国际贸易体制。国际贸易和贸易规则在很多领域以多种方式与公共卫生目标相融合。最直接的是融入世界经济之中,能更多地获得保持健康的最基本条件,比如安全供应食品、获得保健产品和服务。间接地,贸易为经济增长创造机会,因此能够减缓贫穷和不健康。

近年来,全球商品、服务、人员和思想的跨境交易交流出现显著增长。1800 年,国际贸易额仅占世界经济总产出的 2%。该比例在第二次世界大战刚结束后仍然很低,并且到 1960 年也只有不到 25%。但到了 2011 年,国际贸易额已经占到世界经济总产出的近 60%。并且贸易额增加的国家分布很广,在过去 20 年间,贸易总额占国内生产总值的比重增加的发展中国家至少有 89 个。目前,由于贸易壁垒的减少和运输成本的降低,跨境生产的现象越来越普遍,许多国家均在从事中间产品的贸易。同时,信息技术的发展令越来越多的区域贸易服务变得顺畅。其结果是行业内部和公司内部贸易的显著增长。

(二)健康相关领域的贸易规则

健康服务贸易能否发生,首先取决于一国政府是否对外开放其健康服务市场,因此政府在《服务贸易总协定》(General Agreement on Trade in Services,GATS)中的承诺对健康服务贸易具有举足轻重的影响。

在传统的 GATT 1947 体系下,国际经济规则的运行和争端的解决主要依赖于外交谈判和政治的较量,法律裁决本身就表现了一种令人难以琢磨的暧昧的外交语言。虽然当时的关税及贸易总协定也制定了解决争端的规则和程序,但常常由于强权国家的阻挠而使裁决不能获得有效执行。WTO 体制的规则导向,一方面贯彻了主权国家独立平等的原则,国家不分大小及经济力量的强弱均拥有同等的投票权和否决权。在决策方式上遵循了协商一致的原则,除非另有规定,若无法协商一致,则通过投票决定,一票一权。在争端解决制度上,各成员间根据不同协议产生的争端适用统一争端解决制度;任何成员均可以对其他成员侵害其有关协议项下的权利或利益以及利益丧失向争端解决机构提起申诉,其申诉权是广泛的、绝对的,不受限制。WTO 的管辖权是强制的,任何国家没有例外;并且在被诉方没有或不能执行裁决或建议时,申诉方可以采取"报复措施"。与国际法院及其他国际司法机构相比,WTO 争端解决机制武装上了"牙齿"。

另一方面,WTO 规定,每个成员应当保证其法律、法规和行政程序与 WTO 规定的义务一致,不允许成员方以国内法为由背离 WTO 规则,与《关税及贸易总协定临时适用议定书》规定的相关条款(即缔约方在不违反现有国内法的情况下最大限度地适用关税及贸易总协定)形成了鲜明的对比。WTO 确立的贸易政策审查机制,从制度上确保了各成员方遵守 WTO 的规则,督促其调整国内经济政策和立法,从而实现 WTO 的宗旨,真正实现其治理世界经济的目的。WTO 推动了世界经济治理的"法制化"进程。

国际贸易规则是建立在世界贸易组织框架内的多边体制。世界贸易组织的基石之一是国际贸易关系中的非歧视原则,并通过国民待遇原则和最惠国待遇原则(MFN)实施。这些原则体现在《关税及贸易总协定》(GATT)中有关货物贸易的部分、《服务贸易总协定》(GATS)中有关服务贸易的部分,以及《与贸易有关的知识产权协定》(TRIPS 协定)中有关知识产权的部分。最惠国待遇禁止歧视来自不同国家的产品,而国民待遇原则禁止在国内生产的产品与进口产品之间构成歧视。

但在健康领域有例外的情形,适用特殊和差别待遇以有利于发展中国家。即在 GATT 1994 第 20 条第 2 款、《技术性贸易壁垒协定》(TBT 协定)、《实施卫生与植物卫生措施协定》(SPS 协定)、《与贸易有关的知识产权协定》(TRIPS 协定)和《服务贸易总协定》(GATS),明确承认各国政府有权制定贸易限制措施,只要其对保护人类生命和健康而言有必要。详细内容请参见本书第九章第四节。

(三)新贸易规则下健康领域的全球合作

所有国家都在不同程度上依赖进口,以解决本国群众的健康保健需求。在大多数国家,尤其是在较小的发展中国家,在医疗技术领域很少或没有本地生产能力,卫生系统更加依赖于进口,各国也越来越多地进行卫生保健服务的贸易。据统计,1995—2010 年间,六类健康相关产品(配方、医疗设备、医院投入、一般投入、具体投入、原料药)的国际贸易发展迅速,从 920 亿美元增长到 5000 亿美元,年增长率近 12%,几乎是总商品贸易平均增长率的两倍。贸易政策将影响如何开放医疗技术市场中与进口的商品和服务的竞争。

根据 WTO 的标准,国际贸易有 12 类 160 多项,其中与健康相关的项目有商业服务、健康及社会服务两大类,卫生服务分别划入商业服务、健康与社会服务两大类中,包括:①医院服务;②其他人类健康服务;③社会服务;④医疗及牙科服务;⑤助产士、护士、理疗师和护理人员提供的服务。

卫生服务贸易是服务贸易的一种,根据《服务贸易总协定》(GATS)的规则可有四种模式类型,即跨境交付、跨境消费、商业存在和自然人流动。在这些形式中,自然人流动的限制最大,而跨境交付的开放度最高。

1. 跨境交付　跨境交付(cross-border supply)是从一成员境内向任何其他成员提供服务,这种服务不构成人员、物质或资金的流动,而是通过电讯、邮电、计算机网络实现的服务,如视听、金融信息等。在卫生领域,跨境交付主要是远程医疗(telemedicine)或医疗服务外包(offshoring of health services),如试验样本、诊断建议、临床诊断等方面的远程数据传输、远程咨询、远程医疗会诊等。目前的主要跨境交付形式有医疗文书抄录,处理各种专业的医疗服务收费,解读 MRI、CT、X 线影像、心电图,诊断各种病理组织切片、远程手术、远程病房监护。例如美国法律要求患者所有的医疗记录都必须电子化,因此美国具有较大的医疗抄录市场,据估计大约10%的医疗抄录业务发包到了海外,如菲律宾。欧盟在2004年通过的"E-Health"计划为跨境交付提供了较好的网络环境。

2. 跨境消费　跨境消费(consumption abroad)在健康领域是指消费者到提供健康服务的国家接受诊断和治疗服务。既往在这一模式下,通常是发展中国家的患者到发达国家寻求优质的治疗和帮助,最近几年来在中国比较热门的医疗旅游和健康旅游就属于这种类型,例如许多中国人在韩国旅游,在旅游期间到韩国的美容机构进行整形手术。随着发展中国家医疗技术水平的不断提升,加之发展中国家与发达国家相比以非常优惠的价格提供医疗服务,20世纪90年代以来,越来越多的发达国家患者开始向发展中国家流动,如东盟的一些国家是典型的健康服务出口国,主要有马来西亚、新加坡、泰国和菲律宾。

3. 商业存在　商业存在(commercial presence)在健康领域主要表现为一国通过投资和参股的方式在别国建立医院、诊断中心等医疗卫生服务设施,是服务供给者以法人或公司的形式到消费者所在国,以所建设施为基础向当地居民提供卫生服务。有些国家对外资介入医疗领域有不同程度的限制,如中国只允许北京、上海、福建等7个省(直辖市)可以设立外资独资医院,其余省(自治区、直辖市)只能以合资医院的形式存在;而有些国家如老挝,几乎没有限制。

4. 自然人流动　自然人流动(movement of personnel)在健康领域是指由医疗专业人员流动而形成的卫生服务交流,分为长期和短期两种。主要形式包括允许外国人行医、向国外输出卫生人员,如派遣医疗队。健康领域的自然人流动往往不是单向的,而是多向的。1963年中国开始向阿尔及利亚派遣援外医疗队,至今一直坚持向更多的发展中国家派遣医疗队。在过去50多年里,曾经向66个国家和地区,涉及亚、非、拉、欧和大洋洲派遣2.3万名医务人员。特别是2014年西非国家埃博拉病毒流行期间,中国向疫区国家派出医务人员和公共卫生专家累计近800人。中国承诺允许持有本国颁发的专业证书的外国医生,在获得相应卫生部门的许可后,在中国提供短期医疗服务,服务期限为6个月,并可延长至1年。随着我国与国外健康服务领域交流日益频繁,多元化医疗卫生服务需求逐渐增加,因此,近年来外国医师来华行医的人数也逐渐增加。

三、减贫与全球健康治理

(一) 贫困对健康的影响

一般来说,健康具有不可再生性,是人力资本的重要组成部分。健康存量(health stock)决定着劳动者可以花费在所有市场活动和非市场活动上的全部时间。健康不仅影响劳动者未来收益,也影响其当前收益。健康的体魄不仅可以使劳动者的体力充足,精力充沛、动作灵活、反应敏捷,还可以在单位劳动时间内生产出更多优质的劳动产品,从而提高劳动的成果和效率。与此相反,身体健康状况较差的劳动者可承受的劳动强度相对较低,劳动效率大打折扣,劳动力参与率下降,有效劳动时间减少,就业机会及工资也随之减少,并且增加了其维护成本,使劳动者承受双重的经济损失,从而对其生活产生较严重的影响。

不良的健康状况和贫困同时存在且相互作用,容易陷入恶性循环:"生病—医疗支出增加—收入减少—生活困难—贫困—生活支出减少—营养不良—再生病",并使劳动者陷入贫困泥塘甚至失去劳动能力。近年来大量的研究明确指出,心理疾患和精神疾病具有同样的特点,也是导致劳动力伤残、死亡和致贫的重要危险因素。一方面,疾病将对健康产生巨大的损失;另一方面,由于疾病带来的经济负担会对家庭造成破坏。如果个人在接受卫生服务时需要现金支出,会造成家庭支出结构的变化。当个人现金支付超过一定程度,影响到家庭的其他必要支出甚至影响正常生活时,则成为家庭灾难性卫生支出(catastrophic health expenditure)。WHO认为个人现金卫生支出大于或等于扣除基本生活费之后家庭剩余收入的40%,则称为家庭灾难性卫生支出。当出现灾难性卫生支出时,就会发生"因病致贫"或"因病返贫"。WHO和WB的调查表明,最贫困的20%和40%人口享有针对因病致贫支出的财务保障较少。WB也指出:无力应对健康打击经常是导致家庭陷于贫困的一个重要因素,而有限的人力资本往往使许多家庭无法抓住经济增长提供的机会来摆脱贫困,健康冲击、医疗费用负担和收入损失是导致家庭陷入贫困的最常见原因之一。

贫困是"无声的危机",贫困不仅严重阻碍社会经济发展,也是当前地区冲突、恐怖主义蔓延和环境恶化等问题的重要根源,消除贫困和饥饿是全世界的首要目标之一。贫困人口遭受的痛苦不仅仅是收入不足。贫困还会在许多方面给他们造成影响。20 世纪全球最突出的健康问题依然是落后地区人口的传染病、营养不良和妇幼卫生问题。某些传染病完全可以采用适宜而有效的技术加以预防。发展中国家的贫困人口仍处在疾病谱转变的早期阶段,因此,传染病仍是主要死亡原因。虽然 20 世纪人类的健康状况已得到巨大的改善,但是在人类进入 21 世纪之前,仍然有 10 亿以上的人口处于贫困状态及疾病的困扰之中。20 世纪存在两种类型疾病的负担,即一是非传染性疾病和损伤的流行;二是发展中国家的传染病和妇幼卫生问题。对于两者采取的对策明显不同。对于少数贫困人口的疾病负担,可以采取预防措施和适宜技术得以控制。

2011 年 9 月 19 日至 20 日,被誉为"防控慢性疾病的里程碑"的第 66 届联合国大会预防和控制非传染性疾病(chronic non-communicable disease,NCD,又称慢性非传染性疾病)的高级别会议在纽约召开。国家元首和政府首脑聚首讨论健康问题,这是联合国有史以来的第二次。联合国秘书长潘基文说,"全球每五个人中就有一人死于包括糖尿病、心脑血管病和癌症在内的 NCD,NCD 正在袭击发展中国家,但发展中国家还没有准备好,有超过四分之一死于该病的人还处于壮年,这些人大部分在发展中国家。"欧洲慢性病联盟(European Chronic Disease Alliance,ECDA)迅速发表声明,声称"在公共卫生史上,今天值得纪念。把 NCD 放到联合国的桌面上,这是向全人类释放的一个积极的信号。"即 21 世纪人类面临的主要健康问题——NCD,目前已成为全球死亡、致残的主要原因,疾病负担日益加重也是造成贫困的主要原因,特别是在发展中国家。

(二) 全球减贫的主要措施

在 20 世纪早期和中期,许多欧洲国家消除贫困的手段不仅包括增加收入,还包括提供如医疗卫生和教育等公共服务。此外,当考虑到相对贫困水平时,还应考虑社会和政治方面的因素。能否成功地将收入转化为体面的生活标准取决于一系列条件和能力。这些问题都需要通过促进民众在卫生、教育、公共安全和个人安全方面的权利来加以解决,而政府则在这些方面具有重要作用。

2000 年,联合国在千年峰会上承诺,要在 2015 年前实现在 1990 年基础上全球贫困人口比例减半。2015 年 7 月,联合国发布了《千年发展目标 2015 年报告》。该报告指出,生活在极端贫困中的人数从1990 年的 19 亿下降到 2015 年的 8.36 亿,其中大多数进展是在 2000 年后取得的,从总体上实现了千年发展目标的减贫目标。

贫困问题的解决,一方面需要依赖国内加快经济发展、提高人口素质、完善社会保障政策、建立反贫困机制等措施,另一方面也需要国际间的广泛合作。随着经济全球化和全球信息化等世界经济社会形势的发展,贫困问题及由此引发的减贫困境越来越难以仅仅由某个发展中国家依靠自身的力量得以解决,建立全球性的贫困治理合作机制是世界减贫事业的主要途径。

1. 直接经济援助　直接经济援助包括无偿援助、低息贷款和优惠贷款,含资金援助和物资援助。如近 20 年来,无偿援助在拉美地区援助总额中的比重超过 80%。援助的主体包括国家、联合国开发署、国际货币基金组织、世界银行、地区开发银行和其他的非政府组织。如 1996 年国际货币基金组织和世界银行推出的"重债穷国计划"(the Heavily Indebted Poor Countries,HIPC),协助世界最穷困的国家将外债降低至能够承担的水准,让这些国家的政府得以正常施政。

2. 投资　世界银行减贫的两大支柱是加强投资、就业和增长环境的建设(私人投资环境、公共部门治理)以及赋予穷人参加发展的能力并进行面向穷人的人力资源投资(包括能力提高、安全及社会覆盖、教育、健康)。在医疗和教育领域的改善可以为减贫奠定基础,投资和就业增加是减少收入贫困和提高生活水平的必要条件。

3. 贸易　自 2000 年以来,减贫领域提出"以援助换贸易"的口号,即通过支持基础设施(道路、电力和供水)和制度建设(监管和司法)来促进贸易。加纳的减贫成就得益于其可可种植带来的经济发展;

非洲的减贫得益于其棉花种植;越南的减贫得益于芬兰对其林业的援助等。因此,"以援助换贸易"能够显著地促进贫穷国家的经济增长。

4. 技术援助　援助方在援外资金项下,综合采用选派专家、技术工人或提供设备等手段帮助受援方实现某一特定技术目标的项目。技术援助是提升受援国发展能力的重要措施,使援助从"授人以鱼"变为"授人以渔"。

5. 军事援助　冲突是导致贫困和长期贫困的重要原因,也是社会进步的障碍。遭受冲突的最不发达国家的3亿总人口中,多达1亿为贫困人口。预防冲突在全球、地区和国家层面都将成为优先事项。军事援助的目的在于帮助受援国建立起和平安全的国内环境,确保社会的和谐与稳定。

6. 区域合作机制　虽然经济援助对受援国发展国民经济、改善国内贫困状况具有一定的作用,但简单的经济援助并不具备可持续的发展前景。目前许多区域合作国家在区域合作的基础上开展减贫合作,如中国目前开展的在中非合作论坛下的区域减贫机制以及东盟"10 + 3"合作机制框架下的减贫交流项目。通过学习减贫领域的先进经验与发展模式,使政府各级层面提升减贫能力。

许多期望消除贫困的传统方案虽然认识到了造成贫困的体制性原因,但却未能充分解决该问题。目前,旨在促进包容性增长的政策措施大多着眼于通过扩大和加强社会安全网以取得发展成果。尽管这些政策措施值得提倡,但对于消除贫困却是治标不治本。这些限制性政策措施能在某种程度上消除收入贫困并使人类发展有一定改善。但在许多南方国家,收入不平等现象却进一步加剧、社会差距继续拉大、社会不公现象依旧普遍,而贫困的体制性根源却纹丝不动。因此,对于任何一个旨在消除贫困的方案而言,若要令人信服,则必须改变滋生贫困的根源——不公正的体制。

(三)与健康相关的全球减贫合作

联合国指出:健康是可持续发展的先决条件,同时也是其结果和指标。贫困和疾病是一对孪生姊妹,因病致贫往往是贫困的主要原因。降低儿童死亡率,改善孕产妇保健,以及与艾滋病、疟疾和其他疾病作斗争对于减贫至关重要。很多贫穷的发展中国家常年饱受卫生问题的困扰,更亟需卫生领域的外援。以往健康领域的减贫合作,比较注重传染病尤其是艾滋病、结核病等的防控,但世界卫生组织最近提出,非传染性疾病带来的高昂费用,包括需要长期并且昂贵的治疗以及丧失了养家糊口的家庭人员,每年迫使数百万人陷入贫困,对发展造成了抑制。

在健康领域开展的全球减贫合作,主要有下列几种形式:

1. 援建卫生基础设施　包括援建成套项目或者单个项目,如综合性医院、流动医院、卫生中心、疾病预防控制中心、专科医院、制药厂/制药车间和卫生学校等。通过援建卫生基础设施,提升受援国的医疗技术水平和卫生服务的可及性。以中国为例,2010—2012年间,中国对外援建了80个医疗设施,其中包括综合性医院、流动医院、保健中心、专科诊疗中心、中医中心等,有效缓解了受援国医疗卫生设施不足的问题。

2. 派遣援外医疗队　援外医疗队是健康领域中开展减贫合作的主要形式之一。派遣援外医疗队,除了协助援助国开展医疗活动、缓解受援国医疗卫生服务的供需矛盾外,尚可以在此基础上通过观摩示范、专题讲座、技术培训和学术交流等方式积极培训当地医务人员。中国最早于1962年向刚独立的阿尔及利亚派遣医疗队,截至2013年6月,中国先后向亚、非、拉、欧和大洋洲的66个国家和地区派遣过援外医疗队,累计派出医疗队员约2.3万人次,诊治患者2.7亿人次。

3. 捐赠医疗设备和药品　政府、非政府组织和企业等均可以对受援国捐赠医疗设备和药品。最近几年来,制药企业的捐赠越来越多,制药企业捐赠的药品使世界卫生组织能够每年为8亿多人提供针对河盲症、淋巴丝虫病、血吸虫病和其他被忽视的热带病的预防性治疗。这些令人衰弱的古老疾病主要影响10亿贫困人口。通过为上亿人提供药物,世界卫生组织正在为大量人口摆脱贫困铺平道路。

4. 卫生人力资源开发　卫生人力资源开发是一种软援助(soft aid),与建医院,提供设备、药品、疫苗等"硬援助"方式相比,卫生软援助更注重卫生相关的技术援助和当地卫生能力建设,而着眼于提升受援国贫困地区人口自身能力与素质开发和建设的卫生人力资源软援助就显得尤为重要。卫生人力资源援助的效果与提供卫生物资相比,可能不会立竿见影,但其长期效果深远,更加有助于提高受援国贫困地区自身的"造血"功能。

5. 协助公共卫生体系建设 随着全球化步伐的加快,许多新发和复发传染病借助全球化的交通方式迅速传播,构成人类安全的新危机,使得世界各国在卫生领域面临共同的脆弱性;同时,传染病造成大量劳动力损失,增加了对医疗的需求,加重了家庭和国家的经济负担。据统计,疟疾降低非洲经济增长率每年达1.3%。因此,协助受援国公共卫生体系建设是健康领域减贫的重要措施。公共卫生体系建设包括提供疫苗、特定的传染病诊断和治疗药物(如青蒿素),建立公共卫生监测系统、疾病的联防联控项目和疾病预防控制中心建设项目等多种形式。例如,在中非合作方面,中国政府将中非公共卫生合作计划作为重要的项目内容,帮助非洲国家建立健全公共卫生防控体系。

卫生领域的发展援助是国际发展援助的重要组成部分,也是国家减贫合作的主要内容。多年来,仅经济合作与发展组织发展援助委员会成员国向发展中国家和国际多边组织提供的官方卫生发展援助就占到了全球卫生发展援助的60%左右,对推动世界范围内的卫生发展做出了重要的贡献,也在一定程度上为国家减贫做出了重大贡献。

第三节 社会文化与全球健康治理

一、社会差异与全球健康治理

(一) 社会差异产生的原因

人类社会自其诞生至今,尚未有过毫无社会差异的历史。社会差异可谓人类社会的伴随现象。社会差异,具体表现在生活习俗、行为习惯、伦理观念、思维特征、价值取向等多方面,这种差异来源于历史的长期积淀。这种差异起源于不同地域、不同民族的行为方式的差异性,而不同地域、不同民族的行为方式的差异性最初又是起源于地理环境的差异性和自然资源的多样性。地理环境的差异性和自然资源的多样性,导致了各地域、各民族不同类型的行为方式(包括物质生产方式和社会交往方式),进而在此基础之上形成了各地域、各民族不同类型的思维意识方式。也就是说,不同的环境造就了不同的行为,不同的行为造就了不同的思维意识,最终产生社会差异。

(二) 社会差异对健康的影响

健康既是人类发展的必要条件,也是人类发展的终极目标之一。作为人类发展的条件,健康是个人社会经济地位获得的基本保障,而且一个国家国民的整体健康状况也是经济增长和社会进步的关键性要素。人类发展的历史经验表明,国民健康状况与社会发展水平、社会结构特征密不可分,社会因素对健康的影响远远超过医学技术等因素。因此在一定意义上,健康不仅仅是一个医学问题,更是一个重要的社会问题。

20世纪80年代以来,大量公共卫生和社会流行病学的研究发现,几乎在所有的人类社会中,普遍存在关于健康状况的社会分层现象,即处在较高社会经济地位的群体,其平均健康状况往往较好;而处在较低社会经济地位的群体健康状况则较差。英国流行病学家和公共卫生专家迈克尔·马尔默特(Michael Marmot)将这一现象称为"地位综合征"(status syndrome),强调社会地位本身已经成为影响一个人健康状况、导致社会健康不平等的决定性因素。

首先,由于处于不同社会地位的群体对物质资源的占有不同,导致他们之间存在一定的健康差异。早在20世纪中期,研究发现,处在不同社会地位的群体存在着显著的健康差异,生活在社会下层的群体疾病发生率和死亡率较高、平均寿命较短。许多学者将这一现象归因于物质资源占有差异所导致的社会底层的贫困问题,即位于社会阶层底端的群体由于缺乏充足的物质资源,生活条件恶劣,极有可能面临食不果腹、居住拥挤不堪、卫生条件差等状况,这些都是导致各种传染性疾病和慢性病的重要根源。其次,社会分层中的等级体系会通过社会心理因素影响社会成员的健康状况。这种影响机制是由于社会分层必然导致社会成员彼此之间相对位置的不同,因此,即便在最富有的社会中,只要社会分层现象存在,处在社会下层的群体就会生活在一种"相对剥夺"的状态中。在社会分化严重、贫富差距相对悬殊的社会中,这种相对剥夺感往往更为强烈,社会下层群体容易产生无能感、沮丧、焦虑、紧张、压抑等负面情绪,这些负面情绪导致的长期应激积累会对个体的身心健康产生严重的损害。

二、文化差异与全球健康治理

（一）文化及文化对健康的影响

文化(culture)有广义与狭义之分。广义的文化是指人类创造的社会物质财富与社会精神财富的总和,特指精神财富;从狭义来说,文化是指社会的意识形态以及与之相适应的制度和组织机构。文化是一种历史现象,每一个社会都有与其相适应的文化,并随着社会物质生产的发展而发展。作为意识形态的文化,是一定社会的政治和经济的反映,又给予巨大影响和作用于一定社会的政治和经济。讨论文化对健康的影响,一般是从狭义的文化概念出发。

文化因素与健康密切相关,它对健康的作用具有广泛性和持久性,贯穿人的整个生命过程,乃至几代人或更久远。而且随着社会的进步,文化对健康的效应日益凸显,对健康的影响不仅限于个人,而是整个人群,而且它的影响广度和深度远远大于其他因素。WHO曾经指出:"一旦人们的生活水平超过起码的需求,有条件决定生活资料的使用方式,文化因素对健康的作用就会越来越明显。"

不同类型的文化对健康影响的途径有所不同。智能文化,包括科学技术、生产生活知识等,主要通过影响人类的生活环境和劳动条件作用于人群健康;规范文化,包括社会制度、教育、法律、风俗习惯、伦理道德等,主要通过支配人类的行为生活方式来影响人群健康;思想文化,包括文学艺术、宗教信仰、思想意识等,主要通过作用于人们的心理过程和精神生活来影响人群健康。以教育为例,教育水平是反映一个国家和民族文化水平及素质的重要指标。教育对感知疾病,改变不良的传统习惯和生活方式,提高卫生服务的利用等有积极的作用。有人对不同受教育水平的国家进行比较,发现教育水平与健康水平呈现一定的正相关关系。

（二）文化交流与健康传播

文化交流一般是指具有文化差异的两个或者多个文化主体之间的交流与合作,因此文化交流更多的是以跨文化交流(cross-cultural communication)的形式存在的。由于文化具有很强的共享性,因此在文化交流与合作过程中可以起到相互借鉴、取长补短、增信释疑等作用。文化交流必须以一定的媒介为基础开展,特别是大众媒介。健康传播也必须以媒介为基础,因此在文化交流的过程中,促进健康的传播便成为顺理成章的事情。

美国传播学家洛林·杰克逊(Lorraine D. Jackson)于1992年最先提出关于健康传播的概念。他认为,健康传播就是以大众传媒为渠道来传递与健康相关的资讯以预防疾病、促进健康。在这个过程中,大众传播媒介在将医疗成果转化成大众健康知识加以传播、正确构建社会图景以帮助受众建立预防为主的健康观念等方面都发挥了积极的作用。

由此可见,不管是哪个国家的健康文化,都可以在文化交流的过程中加以扩散。目前WHO等国家组织正在努力将健康文化向各国进行普及,包括学术交流在内的多种文化交流正在促进健康知识、理念和行为的扩散。

（三）文化差异对健康治理的影响

文化差异主要是因种族、民族、社会经济地位或所受教育的不同,造成了人与人之间的距离,使得人们缺乏理解,不能分享某些意义和文化。不是所有的个体或特定文化群落的成员都会寻求与医务人员建立合作性伙伴关系,导致患者拒绝参与的文化障碍还是在一定数量上存在的。文化的力量可以加剧沉默和服从的传播行为,这对于合作性实践是不利的;同时,文化规范会影响个体判断的能力,并由此影响对传播有效性的信仰。所以不同文化群落之间的健康传播存在很多文化壁垒和文化边界的摩擦,那么在具体行为意义上的健康传播则需要注意文化敏感性和文化边界。例如,老挝的苗族人反对验血、抽脊髓、外科手术、麻醉和尸体解剖,这些现代医学的基本方法,对于他们来说则是一种禁忌。在面对这样类似的文化群落的健康传播问题时,事先了解文化敏感性和文化特殊性对于双方的健康传播及卫生保健很有必要。

人是社会动物,会不可避免地将自己广泛和多样的文化信仰带到我们关于健康和疾病以及卫生保健的谈话与传播当中。在一定程度上,为了不同文化之间进行更有意义的传播交流,就需要在个体和社会两个层面有所变动。首先在个体层面上需要改变个人的生活方式和有风险的行为方式,而这些都是深深植根于文化条件下的信仰、态度、实践、规范和人际关系模式。如饮食习惯与营养搭配、卫生保健应用和个人安全等。其次在社会层面上需要改变文化价值观、社会规范、习俗和实践、社会组织形式,以及跨文化关系,这些直接影响健康相关行为及健康状况。

三、宗教与全球健康治理

(一)宗教及其对健康的影响

宗教(religion)是统治人们的自然力量和社会力量在人们头脑中虚幻的、颠倒的反映,是由超自然实体即神灵的信仰和崇拜来支配人们命运的一种社会意识形态。宗教对健康的影响既有积极的一面,也有消极的一面。

宗教有心理调节功能,即通过特定的宗教信念把人们原来心理上的不平衡调节到相对平衡的心理状态,并由此使人们在精神上、行为上和生理上达到有益的适度状态。现代医学研究表明,信仰宗教的人普遍比其他人更健康而且长寿。信仰任何一种主流宗教(正教)的人,不论男女,其平均寿命均比其他人要长寿;他们的免疫系统功能也比其他人的好;他们的血压比其他人低;他们患脑卒中、抑郁症、心脏病和产生焦虑不安情绪的可能性也比其他人小;他们自杀的可能性更是远小于普通人。对于信徒而言,信仰是极佳的医药,信仰对一个人身体、心理、灵性的关怀有促进身心健康的作用。

(二)宗教交流与健康

过去,宗教被认为是那些受疾病和烦恼所困扰的人们的精神避难所,耶稣巡视古圣地的时候也通常首先帮助那些受到疾病折磨的人。因此精神信仰行为通过倡导健康合理的生活方式而有助于健康。虽然教派之间各不相同,但每一西方主流教派均鼓励其教徒适度地饮酒、远离毒品、戒烟、生活节制、实行一夫一妻制、结婚并维持婚姻。神学鼓励人们选择的生活方式与医生建议采取的长寿生活方式并无太大差别。当然,世俗的生命哲学体系也鼓励人们在生活中应注意节制和保持忠诚。但是,拥有数千百万教徒、仅仅信奉唯一最高权威的宗教在倡导人们过一种有节制的生活方面,可能会胜出一筹,从而使其信徒们保持相对健康的身体状况。从宗教行为与延年益寿的关系看,信者者的生活方式可能有其渊远的历史根源。比如,历史学家有足够的理由认为犹太教和伊斯兰教制定禁食猪肉的教规源于防止教徒患旋毛虫病。也许类似的自我保护意识在宗教的许多方面均有所体现。因此,那些教育其信徒有节制地生活、互相关心的宗教往往更容易蓬勃发展壮大,并将其健康观念和健康习惯一直保持到今天。

(三)宗教差异对健康治理的影响

不少西方学者把宗教的心理调节功能称为信仰治疗,对健康有利。但教徒的盲目信仰对健康也会带来危害,例如世界上曾发生过6次古典型霍乱大流行,每次都源于印度。主要原因就是印度教教徒视恒河为"圣河",认为生前能饮其水,死后能用水浴身,便能除去一切罪孽,因此恒河水终年污染严重。时至今日,印度仍是霍乱威胁世界的疫源地。此外,一些邪教组织对人们的健康和社会的稳定也造成极大的破坏。从20世纪90年代起,"全能神"这样一个带有政治色彩的邪教组织在我国河南出现,并向国内多个省区快速蔓延,但因其组织严密,行动诡秘隐藏,很少为公众所知。2014年5月28日,该组织成员在山东招远麦当劳店实施的令人发指的故意杀人案,将这一邪教组织传播迷信思想、扰乱社会秩序的巨大危害性直观地展示在大众面前。天堂之门,又称天门教,20世纪70年代由美国人马歇尔·阿普尔怀特(Marshall applewhite)创立。他宣扬全部教徒都来自外星球,人的躯体不过是其灵魂的载体,死后天外来客会驾驶飞碟或太空飞船迎接他们进入天国之门从而复活,鼓吹集体自杀身亡。1997年3月下旬,包括教主马歇尔在内的39名成员,脚穿耐克鞋、胳膊上戴着"天堂之门远征队"的臂章,在加州圣地亚哥一栋豪华别墅中集体自杀。可见,宗教理念的差异与宗教性质的不同,其对健康治理的作用有很大的不同。宗教中好的行为习惯对健康起到促进作用,有利于健康的治理;反之,宗教中落后、不科学的规条则对健康造成威胁,成为健康治理的阻碍。

(李跃平 王丽敏)

💬 关键术语

灾难性卫生支出(catastrophic health expenditure)

商业存在(commercial presence)

跨境消费(consumption abroad)

跨境交付(cross-border supply)

文化(culture)

环境安全(environmental security)

人类安全(human security)

自然人流动(movement of personnel)

国家安全(national security)

非传统国家安全(non-traditional national security)

宗教(religion)

传统国家安全(traditional national security)

👁 思考题

1. 国家安全、人类安全、环境安全的概念是什么?

2. 新贸易规则下健康领域的全球合作都有哪些?

3. 简述社会差异对健康的影响。

参 考 文 献

1. 世界银行. 从贫困地区到贫困人群:中国扶贫议程的演进 中国贫困和不平等问题评估. 世界银行,2009.

2. 世界卫生组织,世界银行集团. 在国家和全球层面上监测全民健康覆盖进展:框架、衡量指标与标的. Geneva,Switzerland:WHO Document Production Services,2014.

3. 马克·扎克,塔尼亚·科菲. 因病相连:卫生治理与全球政治. 晋继勇,译. 杭州:浙江大学出版社,2011.

4. WHO. 2007 年世界卫生报告——构建安全未来:21 世纪全球公共卫生安全. Geneva,Switzerland:WHO Press,World Health Organization,2007.

5. UNDP. 2013 年人类发展报告——南方的崛起:多元化世界中的人类进步. New York,NY:UNDP,2013.

6. 中华人民共和国国务院新闻办公室. 中国的对外援助(2014)白皮书. 国务院新闻办公室,2014.

7. 世界卫生组织,世界知识产权组织,世界贸易组织. 促进医药技术和创新的应用 公共卫生、知识产权和贸易之间的融合. 世界卫生组织,2013.

第三章 传统参与国与全球健康治理

🌐 **学习目标**

通过本章的学习,你应该能够:
掌握 传统参与国全球健康治理的特征。
熟悉 传统参与国参与全球健康治理的原则与方式。
了解 传统参与国全球健康治理的背景与目的。

随着全球化步伐的加快,致使全球性健康问题和共同危机不断涌现,难以通过单一国家解决,许多新发和复发传染病借助全球化的交通方式迅速传播,构成人类安全的新危机,必须加强国际合作和整体协调加以应对和解决。全球化使得世界各国在卫生领域面临共同的脆弱性,加强了国际社会的共同利益与共同意识,迫使各国进行国际卫生合作,开展全球卫生治理。随着共同安全和共同发展等理念越来越成为各国政治家的共识,传统参与国的全球健康治理已逐步从理念转化为实践。

全球健康治理由全球行为体的多种方式来进行。根据其兴趣、目标和权力,不同的行为体通常采取不同的治理方式和战略,以实现其预期目的;同时治理方式和战略也会随着时间和机制的变化而变化。本章将介绍几个传统参与国的全球健康治理方式与特征。

第一节 美国与全球健康治理

作为国际社会中最大的国家行为体,美国在全球健康治理中发挥了举足轻重的作用。通过将全球健康治理纳入外交战略和国家安全战略之中,美国力图将全球健康治理议题作为促进其地缘政治利益、国家安全利益和经济利益的重要手段。

一、美国健康状况与卫生系统特征

美国全称为美利坚合众国,拥有 3.18 亿人口。美国是世界上最发达的国家之一。2012 年美国人均国民收入为 52 830 美元。美国的卫生体系也是世界上最昂贵的,2012 年人均卫生费用已达到 8895 美元(表3-1)。从 20 世纪 80 年代开始,美国卫生总费用占 GDP 的比重就一直排在全世界首位。然而,与其他发达国家比较,尽管美国卫生系统的花费最多,健康状况并非是最好的。2012 年美国的平均期望寿命男性为 76 岁,女性为 81 岁;孕产妇死亡率(maternal mortality rate,MMR)和 5 岁以下儿童死亡率分别为 28/10 万和 7‰,均高于英国、日本和瑞士。

从 WHO 2000 年对各国卫生系统绩效评价结果来看,美国的健康水平与分布、卫生系统绩效和总绩效的位次也不如上述三个国家,其卫生筹资的公平性也相对居后位。总体上看,美国的卫生系统具有投入水平相对高、公平性相对差、健康状况中等的特征(表3-2)。

二、美国参与全球健康治理的历史

(一)美国全球治理及其战略
美国是当今世界的超级大国之一,也是为数不多的具有全球行动能力的国家。从第二次世界大战

表3-1　美国卫生系统基本信息与健康指标

指标	数值
人口总数(2012 年)	318 000 000
人均国民总收入(PPP 国际美元,2012 年)	52 830
男/女出生期望寿命(岁,2012 年)	76/81
孕产妇死亡率(每 10 万活产,2012 年)	28
5 岁以下儿童死亡率(每 1000 活产儿,2012 年)	7
15 岁至 60 岁男/女死亡率(每 1000 人,2012 年)	130/77
人均卫生总费用(PPP 国际美元,2012 年)	8895
卫生总费用占国内生产总值的百分比(2012 年)	17.9

摘自:WHO 网站 http://www.who.int/countries/usa/zh/

表3-2　四国卫生系统绩效比较(成员国排位)

国家	健康水平	健康分布	筹资公平	总目标实现	人均卫生费用	绩效:健康水平	卫生系统总绩效
美国	24	32	54 ~ 55	15	1	72	37
英国	14	2	8 ~ 11	9	26	24	18
日本	1	3	3 ~ 8	1	13	9	10
瑞士	8	10	38 ~ 40	2	2	26	20

摘自:WHO. The World Health Report 2000:Health system:Improving performance. Public Health Rep,2001,116(3):268-269

结束至今,美国在处理全球事务和治理全球公共问题中一直发挥着至关重要的作用。

美国的全球治理战略是其全球战略的有机组成部分,服从并服务于美国全球战略的需要。冷战结束后至今,美国的全球治理战略如同美国全球战略一样,其核心目标是维持其在国际体系中的主导地位,巩固和扩充霸权基础,塑造美国统治下的国际秩序,以便为美国的国家利益服务。

近些年来,全球经济、国际安全和气候变化等诸多领域所涌现的治理问题日益增多,尤其是在全球金融危机之后全球治理的难题日益突出,围绕美国及其主导下建立的国际制度而形成的治理体系在应对这些难题时面临的局限和困境也愈加突出。

由于美国所面临的国际和国内形势的不断变化,几届政府为实现上述全球治理领域的战略目标所采取的策略和方式也存在着较大的差异。比如,在老布什勾画的"世界新秩序"的蓝图中,将盟友支持、大国合作、依靠联合国作为重要内容。克林顿政府则重视采用多边方式处理国际事务,关注联合国和其他地区性国际组织的作用,强调协调与合作和建立新的"伙伴关系";甚至希望盟国"分担领导责任"。而奥巴马政府时期,美国提出了所谓的"巧实力"(smart power)战略,其核心是综合运用美国的软实力和硬实力,尽可能使用多边手段,联合盟友的力量以及借助国际制度的作用。

（二）美国全球健康治理的沿革及其发展

美国参与全球健康治理的历史可以追溯至 19 世纪。1881 年,美国在华盛顿主办了关于黄热病跨国控制问题的国际会议,标志着美国卫生外交活动的开端。美国卫生外交的历史分为三个阶段。

第一阶段:冷战之前(1881—1949)　1902 年,美国在华盛顿召开了国际公共卫生会议,在美国的主导下,美洲国家成立了国际卫生局(the International Sanitary Bureau)。1923 年,该组织被命名为泛美卫生局(the Pan American Sanitary Bureau),即泛美卫生组织(the Pan American Health Organization)的前身。第二次世界大战结束之后,美国支持成立 WHO,并使泛美卫生局成为 WHO 的六个地区办公室之一。美国在埃及、肯尼亚、印度尼西亚、秘鲁和泰国部署了美国海军医疗研究所的实验室。

第二阶段:冷战期间(1950—1990)　冷战期间的美国卫生外交政策的出发点是为了遏制前苏联。在此期间,通过向一些不发达国家提供卫生援助,与前苏联在第三世界展开势力争夺,是美国外交的一个重要策略。1949 年,当时的总统杜鲁门强调,跨国传染病流行问题对粮食生产影响深远,因此,他将传染病控制纳入其对外政策的"第四点计划"之中。1961 年,美国国会通过了《对外援助法案》及其修正案。其中第 104 条主要是关于卫生援助的内容,该法案从法律上确立了卫生援助在美国外交中的重要地位。20 世纪 60 年代,时任美国总统肯尼迪倡导"发展十年"计划,将美国现有的各种对外援助功能合并,组建了"美国国际发展署"(United States Agency for International Development,USAID)。USAID 主要行使支持对外卫生援助的职能,负责提供卫生服务方面的技术和经济援助。1973 年,美国国会将美国国际发展署的工作重点定位为解决最贫困国家的"人的基本需求"问题,其中包括食物和营养、卫生和教育、人力资源发展以及其他具体的问题;重点援助领域是技术援助和能力建设。之后,卡特总统创立了"国际发展合作署(the International Development Cooperation Agency)",在对外援助和协调的项目中也包括对外卫生援助项目。

第三阶段:后冷战时代(1991 年至今)　随着冷战的结束和公共卫生危机全球化的发展,特别是非典、禽流感等新发疾病和炭疽恐怖袭击事件的爆发,美国在全球卫生治理方面采取了新的战略。此期间美国出台的一系列规划和政策中,均强调和体现将全球健康治理作为优先选择事项,主张把全球健康与卫生议题整合到外交和安全政策进程之中;同时,为了应对全球性突发疾病和一些全球性健康威胁加大了财政投入。

2002 年 6 月,美国参议院全票通过了"美国领导抗击艾滋病、结核和疟疾法案"(the United States Leadership against HIV/AIDS,Tuberculosis,and Malaria Act of 2002),该法案授权向全球基金捐资 22 亿美元,这使得美国成为全球基金中最大的单一捐赠国。同年,美国国际发展署发表了《国家利益中的对外援助》报告,重申对外援助将会成为一种至关重要的外交政策工具。2003 年 1 月,小布什宣布了"总统防治艾滋病紧急援助计划",提出美国将划拨资金用于抗击艾滋病和向艾滋病病毒感染者提供抗逆转录病毒药品。2003 年 5 月,美国国会通过了《美国领导抗击艾滋病、结核和疟疾法案》,提出在 5 年内为 15 个不发达国家"抗击艾滋病的综合全球战略"拨款 150 亿美元。

2007 年,美国在《2007—2012 财政年度战略规划》中提出了对外援助的七个战略目标,其中第四个战略目标"投资人民"的首要选择即是促进全球健康。2012 年 12 月,在联合国大会通过了一个全民健康覆盖(Universal Health Coverage,UHC)决议的几天后,美国国务院建立了一个新的全球健康外交办公室,并任命了第一个全球健康大使。

从 2004 年到 2008 年,通过"总统防治艾滋病紧急援助计划"和全球基金,美国在抗击艾滋病方面的总开支高达 180 亿美元。仅 2008 年的一年中,美国政府提供的与卫生相关的对外援助资金就超过了 75 亿美元。

奥巴马政府上台之后,卫生问题仍然是其外交政策的一个重要方面,此期间的许多研究提出了奥巴马政府在全球健康方面应追求的目标。美国医学研究所 2009 年报告中建议奥巴马政府应将卫生作为外交政策的一个支柱。奥巴马在任期间,美国在本国和国际健康治理舞台上都取得了突破性的进展。奥巴马政府不但在国内成功地通过了医疗改革法案,2009 年,奥巴马颁发了被认为是美国外交政策的一个关键组成部分的《全球卫生倡议》。该倡议不仅成为美国提供对外卫生援助的主体框架,还提出制定一个一体化的全球卫生战略(表 3-3)。

表3-3　美国全球卫生倡议的预算(2009—2010,亿美元)

卫生倡议	2009年	2010年	变动
PEPFAR（全球艾滋病防治&肺结核）	64.90	66.55	+1.65
疟疾	5.61	7.62	+2.01
PEPFAR + 疟疾	70.51	74.17	+3.66
全球卫生优先项目	11.35	12.28	+0.93
总计:全球卫生倡议	81.86	86.45	+4.59

资料来源:美国白宫官方网站 https://www.whitehouse.gov/omb/budget/undefined

三、美国参与全球健康治理的方式

(一) 全球健康作为对外卫生援助的支柱和外交政策的重要工具

美国深知对外援助是主权国家实现战略目标、维护经济利益、营造道德形象的重要外交工具,在第二次世界大战结束后就已开始实施对外卫生援助政策。当时的美国总统杜鲁门强调,跨国传染病流行问题对粮食生产影响深远,粮食问题又是保证世界和平最为关键的因素。为此,他将传染病控制纳入其对外政策计划中。

1961年美国通过了作为对外援助政策的基石的《对外援助法案》及其修正案,第104条是关于卫生援助的内容,其中提出了美国对外援助中全球卫生的方向。在小布什执政早期,美国对外援助的实施主要包括三个战略支柱:经济发展、农业和贸易,全球健康,民主、冲突预防和人道主义援助。在此期间,全球健康已成为美国对外援助的三个支柱之一。

2002年,美国国际发展署发表了题为《国家利益中的对外援助》的报告。该报告将促进公共卫生发展作为美国对外援助的六个重点之一,并强调对外援助将会成为一种至关重要的外交政策工具。2007年,美国卫生与人口服务部部长利维特·莫(Leavitt MO)进一步明确指出,"卫生作为一种外交政策工具,占有特殊的地位","全球卫生问题越来越与美国的经济、外交政策和战略目标纠结在一起"。

2003年,美国总统乔治·布什(George Walker Bush)在国情咨文中宣布了"总统防治艾滋病紧急援助计划"(President's Emergency Plan for AIDS Relief, PEPFAR)(知识链接3-1),承诺在接下来的五年中,划拨150亿美元资金用来抗击艾滋病和向被感染者提供抗逆转录病毒药品。奥巴马上台后,仍将卫生问题作为其外交政策的一个重要方面,将全球卫生议题作为其发展国家安全、外交的一个核心组成部分。

美国不仅在外交政策上致力于发展一个全面的全球卫生战略的谋略;在实践中,美国也充分体现了全球健康作为对外卫生援助的重要支柱和保障国家利益的工具的行动。在对外援助中,美国对所有地区的援助均有所增加,其中对撒哈拉以南非洲援助大幅度上升了38.3%,达65亿美元,对最不发达国家援助增加了40.5%。由此到2010年,美国对撒哈拉以南非洲的援助增加一倍的承诺事项已经兑现。在发展援助委员会成员国中,就官方发展援助总额而言,美国以269亿美元巨资成为最大的捐助者。

🔗 知识链接3-1

总统防治艾滋病紧急援助计划

2003年,美国国会通过立法,建立了一个使全球健康状况发生转变的历史性计划,即总统防治艾滋病紧急救援计划。

在总统防治艾滋病紧急救援计划孕育之时,全球重大的健康和发展成果前功尽弃,这在非洲撒哈拉沙漠以南地区尤为严重。新发艾滋病病例迅速增加,而当地医院、社区和家庭因缺乏资源难以应对这一危机。2003年,尽管大多数发达国家有了拯救生命的抗逆转录病毒疗法(antiretroviral therapy, ART),但在非洲南部和其他发展中国家,艾滋病病毒诊断的通知几乎等于死刑判决,因为能够得到这种药物的人寥寥无几。

自 2003 年以来,这种状况已显著改观。非洲大部分地区人群的期望寿命直线下降的趋势已逆转,与艾滋病相关的死亡人数自 2005 年达到高峰后已经下降了 26% 以上。自总统防治艾滋病紧急救援计划实施以来,由于其在预防艾滋病病毒感染方面已取得明显的成效,使许多社区包括一些曾一度历经绝望的毁灭性灾难的国家如今又燃起了希望。2009—2011 年,全球范围新发艾滋病病毒感染病例下降了 24%。

到 2012 年 9 月,总统防治艾滋病紧急救援计划直接为 510 万人提供抗逆转录病毒疗法的援助。仅在 2012 年一年内,总统防治艾滋病紧急救援计划就利用抗逆转录病毒疗法帮助 75 万名携带艾滋病病毒的孕妇预防母婴传染,使 23 万名本来可能会受感染的新生儿在降生时没有携带艾滋病病毒。

参考资料:总统防治艾滋病紧急救援计划

http://iipdigital.usembassy.gov/st/chinese/pamphlet/2013/09/20130920283248.html#ixzz3XCD8dirJ

http://iipdigital.usembassy.gov/st/chinese/pamphlet/2013/09/20130920283248.html#axzz3DrVPTYn0

(二) 构建全球疾病监测体系并加强国际合作

所谓全球疾病监测,是指在最广泛的地理范围内发现、甄别和监控疾病的能力。全球疾病监测是一项至关重要但又复杂的国际问题。在早期的《国际公共卫生条例》中就已提及,对疾病暴发的来源、性质及严重性程度的了解对于控制疾病的传播非常重要。新发和复发致命传染病以及生物恐怖主义活动会随时随地爆发,并且鉴于现今世界各国之间的紧密联系,一种疾病在几天时间内就能蔓延至全球。

美国认识到,全球疾病监测体系的有效性取决于世界各国是否愿意共享其边界内的疾病暴发信息。只有各国共同参与的全球疾病监测网络才能对潜在的跨国传染病传播进行有效的预警和控制,否则将会造成全球防疫中的黑洞。在 1998 年的一份"减少传染病威胁"的文件中,美国国际开发署指出,"所有国家发现、预防和应对新发和复发传染病威胁的能力是全球有效应对的关键基础"。该文件认为,等待疾病暴发然后再加以应对只是最后一招,第一道防线应该是在国外暴发的传染病到达美国海岸之前就采取预防措施。这就需要对美国海外的疾病暴发信息进行及时的监测和预警。为此,美国在 WHO 框架下,注重构建全球疾病监测体系并加强国际合作,强化 WHO 在全球疾病监测方面的效率。

对于美国而言,不论是在出现自然暴发疾病或实验室事故时,还是在生物武器的使用方面,提升监测和应对能力都有助于降低生物安全威胁。美国国际开发署认为,通过建立强有力的传染病监测能力来遏制传染病传播是最好的防御。因此,美国注重加强本国的全球传染病监测体系。在 2002 年,美国国会通过了《全球疾病监测法》(the Global Pathogen Surveillance Act)。其中规定:如果根据该法案中的任何条款规定而对符合条件的发展中国家提供援助,该法以向某些发展中国家提供援助为条件,换取这些发展中国家在全球疾病监测方面与美国进行合作。

除了加强自身的全球传染病监测体系之外,美国还在疾病监测体系建构方面开展了双边和多边层面的外交合作。美国与一些国家在全球疾病监测方面开展的双边合作,一方面使那些需要技术援助的国家受益,有助于扩展公共卫生监测网络,促进全球卫生安全;另一方面,美国这种双边合作安排具有防止生物恐怖活动和传染病传播的双重作用。

(三) 通过发布全球健康倡议和援助计划的方式参与全球健康治理

2003 年美国总统乔治·布什宣布了"总统防治艾滋病紧急援助计划"(PEPFAR)。该计划是迄今为止由单个国家发起的对抗单一疾病的最大的国际卫生倡议,也是卫生领域最主要的官方双边援助之一;该计划主要针对 15 个国家,其中包括 12 个非洲国家、2 个加勒比海国家和 1 个亚洲国家,其中承诺接下来的五年中,划拨 150 亿美元资金用来抗击艾滋病和向被感染者提供抗逆转录病毒药品。作为最大的由单个国家发起的对抗单一疾病的国际卫生倡议,该计划目标主要有三个方面:第一,为 200 万艾滋病病毒感染者提供抗逆转录病毒药品;第二,为 1000 万艾滋病患者提供医疗保健,其中包括儿童和孤儿;第三,预防 700 万新感染病例的产生。

2009 年 5 月 5 日,美国颁发了《全球健康倡议》(Global Health Initiative)。该倡议倡导美国致力于发展一个全面的美国全球卫生战略,计划在 2009—2014 年的 6 年内划拨 630 亿美元;使美国全球卫生战略成为美国提供对外卫生援助的主题框架(知识链接3-2)。

🔗 知识链接 3-2

美国政府提出"全球健康倡议"

美国政府5日提出一份"全球健康倡议",打算在未来6年内斥资630亿美元,用于应对全球性疾病和热带疾病以及加强儿童健康等。

美国总统奥巴马当天发表的声明提出,人类社会进入21世纪后,疾病蔓延已经跨越了国境和海洋。最近甲型H1N1流感病毒暴发又提醒人们应对全球性疾病的紧迫性。尽管政府无法解决所有健康问题,但有责任保护人民健康、挽救生命、减少病痛。因此,他要求制定一项全面的全球健康新战略,提出国会在2010财政年度拨款86亿美元,并在未来6年内共拨款630亿美元;并提及这笔资金将用于防止艾滋病蔓延、减少产妇和5岁以下儿童死亡和治愈一些被忽视的热带疾病等。

摘自:新华网华盛顿2009年5月5日电(记者 王薇 杨晴川)

(四) 卫生援助采取双边为主、多边为辅的方式

美国提供卫生援助的路径主要有两种:多边路径和双边路径。美国健康与人类服务部的全球健康部有许多各国的双边合作伙伴,如南非、墨西哥、埃及以及多边合作伙伴。

美国提供的绝大部分对外卫生援助资金是通过双边机制来运作的。从过去十余年资助的项目和数额来看,美国通过"总统防治艾滋病紧急援助计划"提供的卫生资助的大部分(86%)是通过双边的渠道,此外奥巴马政府的全球卫生倡议等也是通过该渠道。美国采取这种做法的一个最重要原因是通过双边路径,确保所提供的卫生援助运用于符合其政策偏好的目的国家和优先卫生项目。对于构建疾病监测体系的合作,美国也更重视双边合作的方式。例如,通过其国际开发署、健康与人类服务部、国务院等机构就疾病监测项目与其他发达卫生国家达成了一系列的双边协定。

与通过双边路径提供的卫生援助相比,美国的多边援助却相形见绌。"全球抗艾、结核和疟疾基金"具有多边性质。美国通过世界卫生组织和联合国艾滋病规划署等全球卫生治理的多边机制提供了一定的资助。此外,美国还是全球基金和全球疫苗和免疫联盟(GAVI)两个组织的最大捐助国。对这些组织的捐助为美国影响力的扩张提供了有力支持。

(五) 非政府行为体在全球健康治理和援助中发挥了重要作用,并关注优先事项的抉择

美国非政府行为体在全球健康治理体系中发挥了越来越重要的作用,它们不仅在资金援助方面投入了客观的资金,同时也关注和试图影响全球健康优先事项的决定。一些享有盛誉的非政府组织对健康治理体系内的人道主义争论及药品获得问题都已产生重要影响。如比尔和梅琳达·盖茨基金会、洛克菲勒基金以及卡特中心等基金会,都是全球健康资助和对全球健康优先事项产生政治影响的主要行为体。一些私营公司(尤其是一些制药公司)也通过向发展中国家捐赠药物的慈善形式,在援助的资金和药品提供方面起到了积极的作用;并参与促进了关于药品的具有约束力的国际贸易协定的制定。

四、美国参与全球健康治理的特征

(一) 从国家安全战略上考虑,投资全球卫生以保障国民的安全和国家利益

美国政府重视全球卫生问题主要是基于国家安全战略的考虑。2008年,美国国家情报委员会发布的《全球卫生的战略涵义》提出,"慢性非传染疾病、被忽视的热带病、营养不良、饮用水的匮乏以及基本医疗保健的缺位将会对关键国家和地区的经济、政府和军队产生影响,因此也将影响到美国国家利益"。美国以双边为主、多边为辅的卫生外交战略,旨在基于地缘政治的考量来更灵活地选择其卫生合作的对象,根据自身卫生优先事项来确定卫生项目的合作范围,最终目的是为了服务于美国的国家安全利益。

2010年9月,美国国务院和"美国国际发展署"首次发布了《四年外交与发展评估报告》(*Quadren-*

nial Diplomacy and Development Review），该报告认为，全球健康是最能促进美国核心利益的六个发展领域之一。该报告将传染性疾病列为美国需要在新世纪应对的新的全球威胁之一，提出投资全球健康的目的是借以保护美国的安全，将其作为公共外交的工具。

（二）全球健康治理和行动作为"巧实力"融入外交政策

作为当前国际社会中最强大的国家，美国将全球健康治理作为"巧实力"融入外交政策中，作为其外交战略之一。其中一个突出的例子是将"全球健康倡议"作为其以"巧实力"为驱动的外交政策的核心组成部分。美国许多智库报告都把全球健康与卫生问题直接与美国的国家利益联系起来，主张把全球健康与卫生议题整合到外交和安全政策进程之中。

美国民主与全球事务助理国务卿玛丽亚·奥特罗（Maria Otero）认为，奥巴马总统已将全球健康倡议作为其以"巧实力"为驱动的外交政策的一个核心组成部分。美国国务卿希拉里·克林顿（Hillary Clinton）也提出，"全球健康倡议，将成为美国外交政策的一个关键组成部分。"

（三）在全球健康治理领域担当领导者的角色

作为国际社会中最大的国家行为体，美国在全球健康治理中发挥了举足轻重的作用。美国通过将全球健康治理融入外交战略和国家安全战略中的途径，力图将全球健康议题作为促进其地缘政治利益、国家安全利益和经济利益的重要手段。同时，美国将全球健康治理当作其发挥世界领袖作用的舞台，以赢得当今全球议程中的主流话语权。2000 年 3 月，在美国的领导下，由副总统戈尔主持，UN 保障委员会在历史上第一次争论了健康问题，主要讨论了如何应对 HIV/AIDS 的全球防治。2001 年 5 月，美国总统布什宣布将 2 亿美元作为第一笔政府对新的 HIV/AIDS、结核病和疟疾基金的贡献。2009 年 5 月《全球卫生倡议》的提出进一步表明，美国将在全球健康治理领域担当领导者的角色，在当前的全球健康治理中发挥着独特而重要的作用，并以提供卫生援助的方式来进一步改善美国与发展中国家的关系。

（四）美国全球健康治理战略的实质是维护本国利益

美国通过把全球健康治理问题纳入其外交战略和国家安全战略，将全球健康治理上升为优先解决议程，力图将健康议题作为促进其地缘政治利益、国家安全利益和经济利益的重要手段。奥巴马政府提出的《全球卫生倡议》显示了这一战略的作用。美国的这种战略有助于国际社会更好地应对公共卫生危机这一全球性挑战，从而促进全球健康治理。同时，美国还大力加强国内的生物安全防御计划。

然而，美国全球卫生治理战略的实质，并非是为了促进全球健康目标的实现，这只是美国全球卫生战略的一个副产品；其主要目的和实质是为了维护本国利益的战略选择。美国的这种战略不但弱化了其应承担的对发展中国家进行卫生援助的道义责任，还会加剧潜在的生物安全困境，为全球健康治理带来一定的负面影响。

第二节　英国与全球健康治理

英国是西方近现代文明和资本主义的发源地之一，19 世纪到 20 世纪初曾是国际体系的主导国，经历了 20 世纪的霸权衰落后，今天仍是具有重要全球和地区影响的国家之一。

一、英国健康状况与卫生体系特征

英国全称为大不列颠及北爱尔兰联合王国（the United Kingdom of Great Britain and Northern Ireland，UK），是由英格兰、苏格兰、威尔士和北爱尔兰组成的联合王国。英国位于欧洲大陆西北面，拥有 6278 万人口。英国是一个高收入国家，人均 GDP 35 238 美元（2013 年）。

英国国家卫生服务制度（National Health Service，NHS）建立于第二次世界大战后的 1948 年，是世界上最大、最早向全体国民免费提供卫生保健服务的体系。英国 NHS 奉行公平和团结一致的原则，确保质量、效率和可及性的原则，向全体国民提供免费的医疗保健服务，经费主要来源于国家税收。60 余年来，英国 NHS 仍然坚持其核心属性，坚守公平、综合型和普遍性的基本原则，以相对低的成本为本国居民提供了全民健康覆盖（表 3-4）。

表3-4　NHS 的核心属性:公平的全民健康覆盖体系

属性	描述
综合型	终生体系,覆盖有效的符合成本效果的保健、公共卫生、补充性社会保健,包括从出生前到坟墓的全面性的所有健康决定因素
普遍性	覆盖 UK 所有居民(居民、合法和非法移民)
使用者付费	在定点机构提供免费
筹资来源	累进性总税收
资源配置	依据需要、贫困和市场的中央资源分配公式
购买/委托	在服务和技术方面新投资 NICE 的机会成本
卫生保健提供机构所有权	混合的公立、私立和第三部门体系,在合同安排下提供保健,依据价格表和质量标准
私立系统的共存	小的私立市场与 NHS 共存,纳税人无自由选择

英国作为西方第一个建立国家卫生保健体系之一的国家,其 NHS 有效、公平的成功模式使英国的卫生费用在经济合作与发展组织(Organization for Economic Co- operation and Development,OECD)平均水平以下,远低于其他大多数发达国家的卫生支出,取得了与它们大致相当的卫生系统绩效和健康水平。英国男性和女性平均期望寿命分别为 79 岁和 83 岁,孕产妇死亡率为 8/10 万,5 岁以下儿童死亡率 5‰(表3-5)。在 2000 年 WHO 卫生系统绩效评价结果中,英国的健康分布在 191 个国家中高居第 2 位,卫生系统总目标实现程度位居第 9 位,卫生系统总绩效位居第 18 位。

在发达国家国际卫生系统绩效标杆中,UK 的 NHS 分数持续居于高水平,特别是公平、整合、宏观效率和成本效果均具有较好的分数。自建立以来的 60 余年中,NHS 获得了高水平的公众满意度(2010 年的 70%,2011 年的 60%)和广泛的政党支持。并且,英国的基础科学和临床研究以及进行以证据为依据的政策和实践,诸如英国国家优化健康与卫生保健研究院(National Institute for Health and Care Excellence,NICE)在国际上享有较高声誉。

表3-5　英国卫生系统基本信息与健康指标

指标	数值
人口总数(2012 年)	62 783 000
人均国民收入(PPP 国际美元,2012 年)	37 340
男/女出生期望寿命(岁,2012 年)	79/83
孕产妇死亡率(每 10 万活产,2013 年)	8
5 岁以下儿童死亡率(每 1000 活产儿,2012 年)	5
15 岁至 60 岁男/女死亡率(每 1000 人,2012 年)	90/56
人均卫生总费用(PPP 国际美元,2012 年)	3495
卫生总费用占国内生产总值的百分比(2012 年)	9.4

摘自:http://www.who.int/countries/gbr/zh/

二、英国全球健康治理的理论与原则

在参与全球健康治理过程中,英国提出了国际共同体理论。1999 年 4 月 26 日,英国首相托尼·布莱尔(Tony Blair)于北约华盛顿首脑峰会期间,发表了以"国际共同体主义"(*Doctrine of The International Community*)为题的演说,此演说被认为是国际关系中"第三条道路"理念的正式出台。实际上,早在 1997 年 5 月,刚刚就任英国外交大臣的罗宾·库克(Robin Cook)就曾提出英国要推行一项新的旨在维护所有国家的安全、繁荣、良好环境的全球外交政策。

英国国际共同体理论宣称,全球化使得世界发生了根本性的变化,而且这种变化不仅仅是经济方面的,也是政治和安全方面的变化。在全球化形势下,国内事务有"国际化"倾向,由于统一的市场机制和国家边界的淡化,使得单个国家国内事务可能会出现"溢出效应",从而波及周边国家以及与其有经济、文化往来的国家。因此,当今世界正进入一个"后现代"国家的时代,世界更加相互依存、更加透明。在这样的时代里,国家是世界主义的国家和全民的国家,国家应该以更加广阔的视野来追求自己的利益,国家利益在很大程度上是由国际合作来实现的,国家应"通过积极参与和积极合作来满足自身利益"。

英国政府制定《健康是全球的》战略报告中提出的十个原则,反映了英国全球健康治理的准则:

1. 制定可行的评价国内和国外全球健康的政策,以确保我们的意图是可实现的。

2. 基于良好证据的全球健康政策和实践,特别是公共卫生证据,并且需要与其他人共同合作共同开发目前尚不存在的证据。

3. 运用健康作为外交政策的载体,认识到改善世界人口的健康有利于改善低碳、促进全球经济的高速增长。

4. 促进全球健康的结果,支持实现"千年发展目标"(the Millennium Development Goals,MDGs)和MDGs要求的行动。

5. 通过外交政策和国内政策,促进国家内和国家间的公平性。

6. 确保全球健康的外交政策和国内政策的影响更为清晰,将其转换为不同的政策目标。

7. 通过增强和改革国际制度,对全球健康更强有力的支持和有效的领导。

8. 学习其他国家的政策和经验,为了英国人口的健康和福祉,改善提供卫生保健的方式。

9. 通过应对国界外的健康挑战,积极主动保护英国人民健康。

10. 在追求我们的目标过程中,要与其他政府、多边机构、公民社会和企业合作。

三、英国全球健康治理的方式

(一)完善卫生外交政策

国民健康一直是英国各届政府和政策关注的重点,自20世纪90年代以来,英国历任政府都十分重视国民健康和公共卫生,相继有"国民健康"(the Health of the Nation,HOTN)、"拯救生命"(Saving Lives)、"选择健康"(Choosing Health)等战略出台。

同时,英国政府认识到改善全球健康是至关重要的,有助于实现政府的国内和国际目标。健康是经济增长和社会发展的基石,是繁荣、保障和稳定的根基。相反,不良健康将危及任何国家的经济和政治可行性,也将危害所有国家的经济和政治利益。英国政府认为没有一个国家可以在全球化中独善其身,要确保英国的政治、经济、社会、环境的安全,必须要改善其他国家的情况;而要实现英国政府的内政、外交目标,必须要改进和完善全球健康工作,积极参与全球健康治理。

英国重视和完善卫生外交政策和参与全球健康治理的意义在于,全球健康治理行动可以帮助遏制传染病、加强国家的社会凝聚力、促进国家经济增长、提高国际影响力与综合实力、减缓气候变化等。全球健康行动面临的主要挑战是国家间如何形成相互依存的管理范式。

英国在全球健康方面投入的主要理由是自身利益的考虑——保护国家和国际安全和经济利益。英国对全球健康的投资也被视为主要是为了提高英国的国际声誉,关注全球健康使其他国家受益和改善全球健康的意图是次要的。

(二)积极响应国际组织全球治理倡议,主动参与全球健康治理

英国政府积极响应国际组织全球治理的倡议,主动参与全球健康治理。新近英国政府促进NHS海外的倡议包括"健康合作计划"《健康是全球的》战略报告""全球发展合作规划"和"印度与UK CEO论坛"等(表3-6)。英国国际发展部(the Department for International Development,DFID)、卫生部、UK企业以及NHS等均作为倡议者,参与了促进NHS海外发展的倡议活动。这一倡议活动的目的是为了应对目前全球化给卫生系统和全球健康带来的挑战,尤其是支持世界上最贫穷国家汲取NHS的经验,学

术和组织经验,发展其卫生服务。

表3-6 英国政府促进 NHS 海外发展的倡议

国家政策或倡议	简述和挑战	政府或其他倡议者
健康合作计划	目的旨在支持世界上最贫穷国家汲取 NHS 的经验,学术和组织经验,发展其卫生服务 在目前的环境中,主要依赖 NHS(个人的)志愿的时间/资源,可能削弱了长期可持续的合作,如撒哈拉非洲	国际发展部-DFID (NHS 组织和雇员)
健康是全球的	对于全球健康试图采取跨政府的视野通过全球健康的结果框架(2011—2015 年)来确定如何改善 UK 和海外健康 这个策略强调缺乏跨政府的协调、领导和英国机构的声援,缺乏筹资	卫生部-DH,DFID
全球发展合作规划	旨在协调 DFID 与其他政府部门,强调 DFID 参与新增能力和成为南南合作的催化剂,促进"金砖国家"公民/捐赠责任	DFID
UK 卫生保健	通过 UKTI 和 DH 共同资助,通过高度优先选择国家的项目,由 UKTI 主持出口 UK 卫生保健的知识与技能	UK 贸易和企业/BIS (DH)
NHC 全球	与以前 UK 卫生保健一样,支持 NHS 扩展国际企业	NHS(FCO;UKTI/BIS)
印度与 UK CEO 论坛	由印度和英国政府 2010 年建立此论坛 以有助于实现两国政府旨在寻求增加两国贸易和投资,健康是四个优先选择之一	印度政府、英国政府 NHS,(UKTI)
创新、健康与财富	在 NHS 中创新的 NHS 策略(2011 年 12 月),改善结果和促进增长,着手提出 NHS 组织增加集中商业收入的国家和国际活动的要求	

(三)承担道义责任,实施发展中国家技术和资金援助

英国外交政策主张要在国际事务中承担起"道义"的责任,其理想的目标是要在外交中实现"价值与利益的汇合",做国际社会的好公民。前英国首相托尼·布莱尔(Tony Blair)声称:要建立国际共同体,就不能对贫穷国家无视不管,世界上有能力的国家必须给他们以援助。处于对贫穷国家肩负的道义责任,通过援助,世界各国可以摆脱贫困,平等享受国际共同体带来的幸福和安宁。

英国重申,尽管英国处于不利的经济环境中,仍将承诺实现其发展援助占其 GDP 比例达到 0.7% 的目标。对于全球健康治理方面,英国强调,NHS 将作为在政府部门之间促进 UK 贸易、卫生外交和全球发展优先选择的载体,实施发展中国家技术和资金等方面援助。

(四)制定全球卫生战略

2007 年,英国政府在首席卫生顾问提交的全球卫生战略报告的基础上,广泛征求政府内外利益相关者的意见,于 2008 年 9 月英国卫生部发布了英国政府 2008—2013 年度《健康是全球的战略报告》(*Health is Global*,简称《健康是全球的》)。《健康是全球的》反映了英国全球健康战略,综述了英国政府与"金砖国家"(巴西、俄罗斯、印度、中国和南非)共同进行全球健康策略合作的发展战略。该报告提出了下一个五年策略,但其愿景包括对未来 10~15 年的勾画,其中强调需要国内和国际政策共同考虑全球健康和其他政策对健康的影响,努力使其具有一致性和相关性。英国许多政府部门和机构都致力于直接或间接地影响全球健康的合作,这一报告的出台为这些部门提供了一个策略上的框架,以实现共同合作把握改善健康更多机遇的目标。

2008 年在颁发《健康是全球的》的同时,英国政府倡议国家政府、国际组织应共同关注卫生政策、全球性筹资紧缩、新的疾病流行以及理解气候变化的影响;其中强调,由于全球化,影响健康的因素涉及许多国家和机构,英国政府不能独自实施相关的策略,改善全球健康需要全球共同的行动和解决途径。

英国是继瑞士之后第二个制定和实施国家全球卫生战略的国家。英国卫生部于2011年出台了《健康是全球的——2011—2015英国政府战略报告》,这一战略报告出台后被公认为是在全球健康战略方面的一个成功典范,已被欧盟等其他国家在制定其全球卫生战略时所借鉴。在继承第一阶段全球卫生战略的指导原则、重点领域和成果的基础上,英国政府颁发了《健康是全球的:2011—2015年全球健康的结果框架》,反映了英国政府在2015年前实现全球健康的努力方向。这个框架勾画了跨政府的全球健康策略,确定了12个全球健康产出,3个行动领域,包括全球健康保障、国际发展和促进健康贸易三个方面。新的战略框架更加有助于支持英国政府的外交政策、国际发展援助的承诺,实现进一步改进英国人民的健康水平并达到世界领先水平的目标。

四、英国全球健康治理的特征

(一) NHS作为贸易、外交和全球发展政策的工具

随着全球卫生健康外交政策已成为国际事务与全球卫生健康重要领域的发展趋势,在全球健康治理过程中,英国越来越多的政治家和学者认识到全球健康问题与国际关系间重要的关联性,强调卫生外交和全球健康治理是英国外交中的核心,日益重视将此作为树立英国在世界良好声誉的载体。为了实现英国政府的三个目标,即通过全民健康覆盖消除贫困和发展;全球卫生外交和建立各种联系,改善英国海外商业利益和贸易,将英国国家卫生服务(NHS)作为实现这三个目标的载体(图3-1)。

在联合国大会2012年12月通过UHC的决议,尽管英国的经济环境境况不利,但仍要实现将GDP目标的0.7%用于其发展援助的承诺。同时,英国通过协调的、策略性跨部门的长期行动计划,将NHS作为一种促进UK贸易、卫生外交和全球发展优先选择的平台。

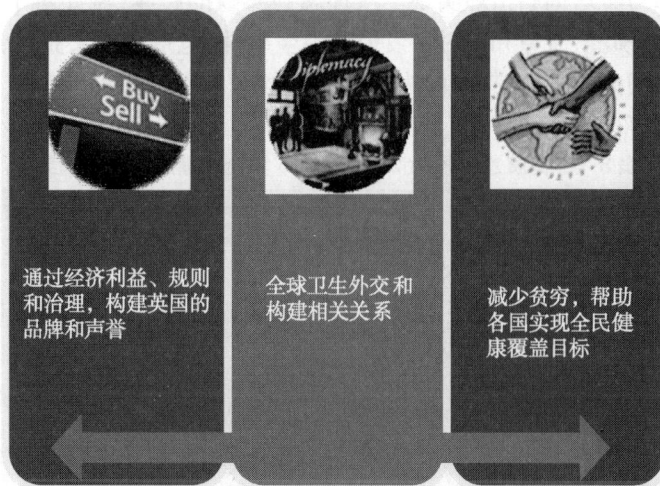

图3-1 合理平衡

(参考:Chalkidou, Vega. Sharing the British National Health Service around the world: a self-interested perspective. Globalization and Health, 2013, 9:51)

(二) 对促进发展中国家健康的援助与承诺

英国作为八国集团的成员,积极兑现对发展中国家的健康承诺。1996年以来,八国集团一直致力于把对健康不断增长的注意力变成具体的、前瞻性的、雄心勃勃的承诺,而且在峰会之前的一年时间里加大履行这些承诺的力度。自1975年的七国集团峰会到2014年,八国集团已作出了165项核心健康承诺。从1996年法国承办的里昂峰会开始,八国集团承诺的项目不断增加,每年都有多项健康承诺;进入21世纪后,每年其健康承诺的数量达到了两位数。1998—2005年,在八国集团成员国履行核心健康

承诺的记录中,英国的得分高出平均数的80%,反映出英国对非洲健康问题的重视程度。

在基金运作中,八国集团每一个成员国努力实践承诺,英国特别增加了对全球基金的捐助。自2002年起,八国集团便已显著增加了投资力度。英国在八国集团中的出资力度遥遥领先,2004年英国已达到年度应贡献份额的140%,显示了自2002年以来的大幅进步。2005年9月6日召开的募捐会议筹措的用于全球基金2006—2007年预算的37亿美元中,英国筹措的资金为3.75亿美元,在捐助国和八国集团成员中居于前位。

(三)在八国集团中发挥领导作用

在20世纪80年代,撒切尔夫人在峰会非正式的私人会谈中敦促各国首脑着手处理药物问题,从而直接引起了当时七国集团(1997年俄罗斯加入后七国集团转变为八国集团)对HIV/AIDS问题的关注。1998年当所有领导人首次齐聚峰会时,这一动议演化为规范的契约形式,并通过八国集团时任主席布莱尔的推动下由对艾滋病的关注拓展至疟疾和结核领域。

2001—2005年,均由民选产生的八国集团领袖凭借其高超的领导才能促成其余七位成员国连续五年积极参加峰会。1998年,英国首相托尼·布莱尔作为新当选的八国集团主席,将全球控制疟疾复燃的议题带到了在伯明翰举办的峰会中。2005年,布莱尔刚刚取得第三次连任,凭借以往八次峰会的经验,他引导八国集团继续将健康问题提上议事日程。1998—2005年,所有八国集团成员国履行核心健康承诺的22项承诺履行率中,英国得分较高。

(四)通过全球健康框架,强化跨部门合作的理念,明确各个参与者的责任

英国在全球健康治理政策制定和实施过程中,采取跨政府的视野,强化多角色参与全球健康的理念,并通过《健康是全球的:2011—2015年全球健康的结果框架》来实现这一治理的导向;强调改善UK和其他国家人群健康必须依据多个角色的广泛参与与合作。

在《健康是全球的:2011—2015年全球健康的结果框架》中,英国划分了每个策略的主导部门和支持部门,使跨部门合作参与全球健康治理实现了从理念到实践的跨越,例如对于应对突发事件,要实现英国及其他各国更高效地预测、避免和应对突发公共卫生事件,包括流感大流行、自然灾害、生物恐怖活动;明确了主导部门为内阁办公室,支持部门为能源与气候变化部、国际发展部、卫生部、外交与联邦事务部、食品和农村事务部等(表3-7)。

表3-7　健康是全球的:2011—2015年全球健康的结果框架

结果	主导部门	支持部门
全球卫生服务		
1. 千年发展目标——粮食和水的安全 通过国际之间协调努力,保障食品安全,并改善大多数易感人群的营养状况	国际发展部	食品和农村事务部、卫生部、外交与联邦事务部
2. 气候变化 支持中低收入国家评估和解决与气候变化相关的健康易感性	能源与气候变化部、国际发展部	卫生部、食品和农村事务部
3. 健康与冲突 不断减少的人道主义援助及冲突所致的健康影响	国防部、国际发展部	卫生部、外交与联邦事务部
4. 突发事件的应对 更高效的预测、避免和应对突发公共卫生事件,包括流感大流行、自然灾害、生物恐怖活动	内阁办公室	能源与气候变化部、国际发展部、卫生部、外交与联邦事务部、食品和农村事务部
5. 探索 针对气候的变化、水和粮食资源引起的健康问题,更科学深入地理解和诠释,运用这些理念为行动指明方向	国际发展部、能源与气候变化部、卫生部、食品和农村事务部	

结果	主导部门	支持部门
国际化发展		
6. 千年发展目标——卫生系统服务提供 HIV/AIDS、肺结核、疟疾,提高生育率、婴儿出生率、儿童健康状况,确保安全、高效、高质量的医疗卫生服务的覆盖和卫生服务的可及性	国际发展部、卫生部	内政部
7. 非传染性疾病 实施和应用更有效的综合策略及行动,应对中低收入国家一些非传染性疾病及诱发因素(如肥胖和饮食、药物滥用、酒精、抽烟、污染等)、暴力、伤害	卫生部	国际发展部、能源与气候变化部、食品和农村事务部、交通部
8. 向其他国家学习 通过学习国际经验,提高英国人口健康结果,努力获得国际最优的结果	卫生部	
9. 探索 促进英国与欧盟各国医疗卫生探索中的协调发展,有利于发展中国家的研究者和政策制定者能够通过更有效、更低成本的方式获得各种研究知识	国际发展部	卫生部
更好的健康贸易		
10. 千年发展目标——药品获得的途径 不断增加获得安全的、高质量的、可支付的起的药品途径,特别是对于世界上最贫穷的国家,通过加强市场获得药品的途径及保障提供药品的透明性	国际发展部	知识产权局、卫生部、外交与联邦事务部
11. 贸易和投资 英国生命科学和医疗最大限度地利用国际贸易机会,在一些关键的新兴市场领域,支持并帮助投资英国生命科学和医疗部门的产业发展	英国投资贸易总署	卫生部、外交与联邦事务部
12. 探索 提高创新在企业发展中的比例,探索以实证为依据的干预以实现全民覆盖	国际发展部	知识产权局

摘译自:UK Department of Health. Annex B:Responsibilities for delivering Health is Global // UK Department of Health. Health is Global:an outcomes framework for global health 2011-2015. http:// www. official-documents. gov. uk

(五) 从资金援助到技术援助

在对外援助的进程中,英国的方式不仅仅包括资金援助,还从资金援助发展到技术援助。英国的技术援助方式包括运用跨部门的方法,帮助一些国家政府确定健康的高度优先选择领域,拟定药物目录、购买、价格和补偿的决策,提高被援助国的技术水平和机构能力等。2013 年 2 月,DFID 国际中心进一步投资,为政府制定有效的税收和增长政策提供咨询,建立累进性的卫生筹资体系中心,以支持其实现 UHC 的国家。

第三节 日本全球健康治理

一、日本卫生体系与健康状况基本特征

日本位于亚欧大陆东端,陆地面积 377 880 平方公里,总人口 1.27 亿人(2012 年)。日本是亚洲重要的发达国家,是经济合作组织的高收入国家之一,也是世界经济大国之一。自 20 世纪 50 年代开始,日本的 GDP 以年均 10% 高速增长并持续了 18 年之久。2012 年日本的 GDP 增长率为 4% ,2012 年人均 GDP 为 36 300 美元,2013 年 GDP 达 4.9 万亿美元。

在近半个世纪中,日本已成功发展并保持日益公平的全民健康保险制度,实现了世界最高的期望寿命和最低婴儿死亡率的目标,成为世界上平均期望寿命最长的国家。2010 年婴儿死亡率为 2.3‰,孕产妇死亡率为 4.1/10 万,与世界其他国家相比均属于较低水平。根据日本厚生劳动省发布的统计信息,2012 年日本男性的平均期望寿命为 79.94 岁,五年连续刷新最高纪录,由 2009 年的世界第五位上升至第四位;而日本女性以平均期望寿命 87 岁连续 26 年蝉联世界之冠(表 3-8)。日本成为世界上当之无愧的长寿之国。

表 3-8 日本主要健康指标和卫生投入

指标	数值
人口总数(2012 年)	127 000 000
人均 GDP(PPP 国际美元,2012 年)	36 300
男/女期望寿命(岁,2012 年)	80/87
5 岁以下儿童死亡率(每 1000 活产儿,2012 年)	3
孕产妇死亡率(每 10 万活产,2012 年)	4.1
15 岁至 60 岁男/女死亡率(每 1000 人,2012 年)	82/43
人均卫生总费用(PPP 国际美元,2012 年)	3578
卫生总费用占国内生产总值的百分比(% ,2012 年)	10.1

摘自:Japan health profile. http://www.who.int/gho/countries/jpn.pdf? ua = 1

根据《2000 年 WHO 报告》对所有成员国的卫生系统绩效评价排名结果,日本卫生系统几个主要指标的排名分别为:健康水平第 1 位,筹资的公平性第 8 ~ 11 位,国际购买力平价衡量人均卫生费用支出第 13 位,卫生系统的总体绩效第 10 位。

总体上看,日本具有平均寿命最长、健康水平居首、良好的卫生系统绩效和比较公平的卫生筹资特征。日本卫生系统之所以取得如此好的绩效,与其卫生体制在 20 世纪 60 年代实现了所有国民参加医疗保险的"全民覆盖医保"的目标有很大的关联。日本自 1961 年在立法的基础上建立了覆盖全体国民的医疗保险制度,确保每一国民都能享受到基本的医疗保健服务;并且一直以提升国民健康为重和体现公平性作为日本卫生系统发展的目标,在医疗保险制度发展完善的过程中注重改善公平性,并为此不断加大卫生系统的投入。

二、日本全球健康治理的发展

第二次世界大战结束以来,日本成为一个超级经济大国,是战后 40 多年冷战体制的最大获益者。日本深知具有某种实力的国家拥有主导新的国际政治结构的能力,为此日本充分利用其强大的经济实力,在世界政治舞台上扮演更加重要的角色。在国际关系中取得更大的发言权是战后日本重要的外交战略。日本外交决策当局认为,冷战后的国际形势出现了一些重要的变化,传染病、毒品、国际犯罪、恐怖活动、核能安全以及难民问题等跨国问题的凸显,以及各国对这类问题关心程度的提高,为各种跨国

机构的设立或积极运作提供了条件。日本外务省也指出,在上述国际政治结构中,拥有超出某种程度实力的主要国家起着协调和领导作用,构筑并且维持着某种秩序。在全球化背景下,随着问题重要性的凸显,日本日趋积极地投身于国际合作与协调,着力在加强跨国协调、建立国际合作机制方面发挥作用。

外交战略是实现日本外交目标的基本途径和手段。日本经济大国地位的确立,日本全球观念新变化的出发点与归宿点是日本的"政治大国"战略。

20世纪80年代中期,随着经济实力的强大,日本逐步形成亚洲外交战略,凭借强大的经济实力,日本跻身于亚太地区,积极扮演区域性公共产品提供者的角色,促进东亚的区域经济合作。20世纪80年代后期,日本将其对外战略修订为以联合国安理会常任理事国为主要目标,占据政治大国的地位,维护和扩展日本在全球的政治、经济利益;同时,重视双边和地区国际关系结构。在不同阶段提供各种形态的区域性公共产品,成为日本促进东亚经济一体化和实现自身大国外交战略的核心途径之一。

20世纪90年代后,国际局势及其走向对日本全球战略产生了较大影响,日本已将经济战略转化为全球战略。作为当时本地区经济实力最强的国家,日本在战后的东亚经济合作中扮演了重要角色。在日本成为世界经济大国之后,随着经济实力的大幅度提升,为了追求新的政治目标,日本全球观念发生了新变化,将全球健康治理作为重要的外交战略。

进入21世纪之际,日本的经济、政治和外交面临变革的重大转折。世纪之交的日本外交战略是充分利用其已有的经济实力,以大国外交为基本手段,以联合国等国际组织和地区组织为对象,占据政治大国的地位;以亚太为中心,建立起地区和全球的新的安全框架,以应付国际关系格局的变化,进一步维护和扩大日本在全球的经济、政治利益。

日本成为八国集团(G8)成员国之后,积极参与全球健康治理决策和行动。其中一个突出贡献是通过承办八国集团首脑会议,为八国集团的全球健康治理体制的建立做出贡献。2000—2001年,在日本和意大利的领导下,G8成为一个永久的全球健康治理的高绩效中心。在八国集团中,日本也力求塑造大国形象,积极为援助国捐资。在冲绳八国集团会议中,日本承诺今后5年内提供150亿美元资金消除非洲国家与发达国家在信息技术上的差距,提供30亿美元的研究经费以解决疟疾、艾滋病等传染病问题。

当亚洲太平洋地区尤其是东亚地区以经济的持续繁荣成为世界经济发展的龙头时,日本领悟到亚洲经济地位的重要性,从地缘政治和亚太地区的经济潜力上,开始实施向亚太进军的战略。日本开拓亚洲外交的核心途径和基本方式是积极扮演区域性公共产品提供者的角色,有效促进东亚的区域经济合作,在区域一体化进程中发挥领导作用。日本政府积极推进区域合作的目的是在东亚地区形成区域性竞争和合作机制,加强区域内部的繁荣与稳定,防范区域性经济风险;加强区域内各个国家和地区的政策融合与功能性合作,共同应对环境保护、公共卫生、疾病防疫、能源开发、资源有效利用等经济和社会问题。

近几年来,为了与其经济和政治战略相吻合,日本将亚太地区作为其卫生外交战略实施的重点。针对许多亚洲国家匮乏控制潜在流感流行的抗病毒药物的状况,日本决定提供给东南亚国家协会(ASEAN)50万份抗流感药物,以帮助控制亚太地区的流感病毒流行所带来的危害(知识链接3-3)。在2008年峰会上,鉴于撒哈拉非洲实现MDGs目标的差距,日本开始关注撒哈拉非洲并将主要卫生援助集中在该地区。

🔗 知识链接 3-3

日本积极主动控制亚洲的流感流行

流感传播模式表明,对于消除初期流感的流行,应用地理的抗病毒预防措施是可行的方式,社会距离措施以及快速分配抗病毒药物对于有效控制流感流行至关重要。

但是,在亚洲许多国家,控制潜在流感流行的抗病毒控制药物匮乏。控制和治疗的药物储存上,印尼不到2万份,柬埔寨和老挝低于200份,缅甸几乎为零,泰国和新加坡大约为10万份和70万份。而这些药物提供的匮乏和不及时对全球流感流行的控制是非常不利的。

为了帮助这些地区降低流感病毒流行的危害,日本决定积极主动提供给东南亚国家协会(ASEAN)50 万份抗流感药物,将储存在新加坡国际机场,以使需要时可以快速获得。如果流感在某国暴发,按照 WHO 的指导原则,日本政府和 ASEAN 秘书将协调提供抗病毒药物给暴发国家最近的国际机场,理想的是在 12 小时内送到。这种方式有效地填补了 WHO 抗病毒药物短缺的空白。目前已有应对流感病毒行动计划确保当需要时快速运送。按照世界银行的报告,在北京召开的应对流感病毒出资会议中,日本仍然是三个国家中唯一承诺将流感资金用于全球的国家,累计投入达到 1.58 亿美元。

参考资料:Proactive plan to help contain pandemic influenza in Asia. Tropical Medicine and Health, Vol. 34,No. 2,2006,pp. 75-76

三、日本全球健康治理的方式

(一)承办峰会引领全球健康治理导向

作为全球体系的行为主体,国家在面对全球问题挑战的现实中如何相互协调、合作,推动全球问题的解决? 这是全球治理本身得以形成、发展的重要动力之一。日本作为世界经济大国,出于谋求世界政治大国的战略需要,具有较强影响全球治理的驱动力;注重通过举办首脑峰会和东京非洲发展国际会议(Tokyo International Conference on African Development,TICAD)等方式施加其对全球健康治理的影响。

1993 年,日本首倡 TICAD。细川首相表示,日本将在支援非洲的改革和发展方面发挥重要作用。日本对非洲的政策包括五个方面:①支援政治改革;②支援经济改革;③支援人才培养;④支援环境保护;⑤提高援助的效果和主要领域层次。这五个方面构成了对非洲政策的基本方针和主要领域。TICAD第二次会议于 1998 年召开,规模空前,共有 51 个非洲国家的代表出席。日本在会议上提出了东京行动计划,表示要致力于非洲的减贫,促进非洲与世界经济相融。

2000 年 7 月,八国集团在日本冲绳召开首脑会议。作为东道国,日本不失时机提议应加强发达国家与发展中国家的对话;并首次邀请南非、尼日利亚和阿尔及利亚三国总统到日本出席西方国家与发展中国家的对话会议。

2008 年对于全球健康的趋向是特别重要的一年,也是日本力求实现在全球健康治理中的领导作用最重要的一年。2008 年 G8 东京峰会和 TICADⅣ均为日本政府承办。在议程中集中在非洲的全球健康的强劲势头是重点发展 MDGs 目标 4、5 和 6。2013 年,日本政府举办了第五届 TICAD,作为非洲政策对话和发挥改善促进人力保障方法的引导作用的催化剂。

(二)通过官方援助方式作为实施全球健康治理的手段

日本的官方发展援助(Offcial Development Assistance,ODA)是日本外交中的一个重要组成部分,也是日本战后"经济外交"的一个重要工具。对非洲官方发展援助战略是日本对非洲外交的重要组成部分。冷战结束后,非洲在日本外交中的地位有所上升,日本调整了对非洲官方发展援助战略。

日本的援助理论强调,在国际体系中,发展中国家的稳定和繁荣是世界和平与发展不可分割的一部分,将扶贫济苦、人道援助、环境保护、自由民主、人权、良政等列为政府官方发展援助政策的理念。

🔗 知识拓展

官方发展援助

官方发展援助(Offcial Development Assistance,ODA),或称政府开发援助,是作为发达国家(经合组织国家)对发展中国家提供的赠予比率不低于所援助金额25%的大规模经济援助。

为了实现这一目的,日本的 ODA 捐助份额不断增长。日本的 ODA 一直是 ODA 的一个重要支柱。1991—2000 年,日本都是 ODA 中捐助最多的国家,2000 年捐助款占全球 ODA 的 20%。2009 年净捐赠946.8 亿美元,在 OECD-DAC 成员国中排列第五,排在美国、法国、德国和英国之后。2010 年的预算增长到 1167 亿美元。2009 年双边 ODA 在社会设施发展和相关的服务(包括健康、供水和卫生、人口、劳动力政策和人力资源开发)分配的资金占 29.25%。

进入 21 世纪后,从国家发展战略目标出发,日本对非洲政策进行了重新定位和调整,其核心主要是加强对非洲的经济援助,并以此为手段加强对非洲的影响,为日本国家利益服务。日本对非洲官方发展援助战略客观上有利于非洲的减贫、疾病防治、教育、环境和卫生状况的改善。

(三)制定全球健康战略,发挥其对全球健康治理的影响

日本全球健康战略于 2010 年出台,是亚洲首个出台全球健康战略的国家。在第 65 届联合国大会千年发展目标首脑会议讨论如何加快实现千年发展目标之际,日本重新定位其在全球健康治理中的角色和作用,增强参与全球卫生事务的能力,之后公布了《2011—2015 日本全球卫生政策》的战略报告。在这个报告中提出了日本全球健康外交政策的愿景和行动,认为全球健康方面外交政策的优先选择,是通过充分动员和宣传此方面的知识,促使实现世界上每一个人都能享受基本卫生保健服务(知识链接3-4)。

日本的全球健康战略通过卫生发展援助帮助中、低收入国家加强卫生系统的方式,实现千年发展目标中的健康相关目标;其中强调改进援助伙伴关系,提高受援国的自主性。

日本全球健康策略的三个支柱包括:母亲、新生儿和儿童健康(maternal,newborn,and child health,MNCH);主要传染病疾病;和全球公共卫生应急的贡献,诸如流感。围产儿死亡占所有 5 岁以下儿童死亡的 40%,因此全球健康战略政策聚焦在 MNCH 支持模式上,通过确保母亲和婴儿保健(Ensure Mothers and Babies Regular Access to Care,EMBRACE)的可及性作为新政策中的中心内容,以实现降低孕产妇和婴儿死亡率的目标。

🔗 知识链接3-4

日本全球健康外交政策

1. 愿景

在外交政策中的全球健康的优先选择。充分动员和宣传全球健康方面、外交政策方面的知识,以促进实现世界上每一个人都能接受基本卫生保健服务做出贡献。

促进全民卫生覆盖,努力促进其千年发展目标(MDGs)的实现。日本通过全球合作和有效的双边援助以及通过运用日本的技术,对全球健康挑战和促进世界上更好的健康做出贡献。

2. 行动

(1)坚持全民健康覆盖(UHC)。

(2)为了推进 UHC 的实现有效地实施双边援助。

(3)与全球合作者(策略性合作关系)合作。

(4)增强全球健康的人力资源投入。

摘译自 Japan's Strategy on Global Health Diplomacy,June 2013,Government of Japan

(四)以关注卫生系统增强援助为重

日本逐步认识到卫生系统增强不仅是赋予个人和社区权利的关键,也是推进人群健康保障和实现MDGs 的关键,因此以卫生系统增强作为援助的重点领域。在 2008 年的 G8 东京峰会和 TICADⅣ 会议上,均明确了将卫生系统增强作为全球卫生援助的重点。

日本全球健康战略在卫生系统增强方面关注的关键是通过卫生发展援助,帮助中、低收入国家增强卫生系统的提供能力。例如,对于实现改善母亲和婴儿保健(EMBRACE)的可及性的卫生系统增强和可持续性,提出从妊娠前的持续保健到产后保健的一揽子的保健政策,确保提供有效的、并已证明有效的孕产妇保健和新生儿保健干预措施。

2005—2009 年,日本国际合作组织(Japan International Cooperation Agency,JICA)的大部分项目优先资助卫生系统人力开发、改善治理和服务的提供。JICA 资金的大部分(87.6%)关注和支持公共卫生问题,例如改善妇幼保健、传染病的预防和治疗;对艾滋病、疟疾和结核病的预防和治疗。几乎 90% 的

JICA的技术援助直接集中在改善治理方面,作为改善实现其目标的关键途径。

(五)积极推动援助国实现全民健康覆盖目标

日本外相(即外交部长)认为,全球健康的新路径仍然处于早期,需要强大的政治层面的支持。这正是日本在2013年5月启动了全球卫生外交策略的原因;认为在全球卫生外交策略中,最重要的是整合全民健康覆盖作为2015年后发展议程的一个关键要素。在全球健康对话中,全民健康覆盖已成为一个重要的基础,因此,日本外相表示同意促进全民健康覆盖的倡议。在2013年6月举办的第五届"东京非洲发展国际会议"上,日本明确将进一步加强对发展中国家的援助,与它们共同合作实现全民健康覆盖目标。

为了实现其承诺,日本对非洲的援助政策中明确包括了对健康的援助政策和资助,在促进经济增长、促进基础设施和能力建设、农业、促进可持续发展和为发展创造包容性社会五个方面的援助中,在"促进包容性社会"方面都将健康援助作为重要部分。对健康方面的援助主要是能力建设和促进全民健康覆盖,并提出对非洲的援助旨在实现所有人都能接受基本卫生服务的目标(知识链接3-5)。

🔗 知识链接3-5

日本对非洲的援助政策和对健康的援助

基本政策

日本对非洲援助的基本政策:

- 通过贸易和私立部门投资,促进非洲经济增长。
- 通过日本的特别援助,促进"人力保障"。
- 日本对非洲经济增长、私立和公立部门的利用做出贡献,在未来5年中将捐助约3.2万亿日元(相当于320亿美元),包括ODA 1.4万亿日元(相当于140亿美元)。

健康援助

- 筹资支持5亿美元,对12万人进行能力建设。
- 促进全民健康覆盖(UHC*6),增强对改善营养状况的支持。

*6 指所有人都能接受基本卫生服务的状态

摘译自"Japan's Official Development Assistance White Paper 2010 version"

三、日本全球健康治理的特征

(一)定位中低收入国家,尤其以非洲为主要援助对象

日本的全球卫生战略目标明确帮助中、低收入国家实现千年发展目标中与卫生相关的目标。由于2007年的千年发展目标报告中揭示了撒哈拉非洲国家MDGs的进展已经远落后于MDGs的目标4、5和6,2002年6月,日本政府宣布将2003年定为"加强与非洲合作年"。同年召开的"东京非洲发展国际会议"第三次会议上,时任日本首相的小泉纯一郎宣布,在未来5年内日本政府将向非洲提供10亿美元援助,用于资助非洲国家改善医疗卫生、教育、供水以及食品安全,以改善非洲人民生活,促进健康、教育和经济增长。此次会议确定了日本对非洲援助政策目标的三个支柱,即"以人为中心的发展"(Human centered development)政策,"通过经济增长减少贫困"政策和"巩固非洲和平"政策。在"以人为中心的发展"的条款中,将HIV/AIDS作为非洲发展最严重的威胁,并要应对结核病、疟疾、脊髓灰质炎的严峻挑战,关注初级卫生保健等策略。

在2008年"东京非洲发展国际会议"第四次会议上,针对非洲要应对各种发展的严峻挑战,包括日益增加的经济差异和在推进MDGs实施进展方面的差距等,日本外相强调,日本将加强对其的援助,与它们共同合作实现UHC。在2013年6月第五届"非洲发展东京国际会议"上,日本明确要促进UHC并承诺对非洲健康的筹资援助为5亿美元,包括投入在卫生人力的能力建设方面的资金。

（二）G8 作为全球健康治理的平台

日本一直将 G8 作为全球健康治理的载体和平台,并充分利用 G8 峰会的机遇展示其在全球健康治理中的重要作用。2000—2001 年,G8 制定了非常高效的决策,并开始动员全球健康资金。在对援助国资金筹措方面,日本的援助额有所提升,其中日本对非洲官方发展援助捐助份额不断增长,为改善非洲的减贫、疾病防治和卫生状况发挥了作用。

日本认识到,作为主办国,G8 峰会是一个特殊的、影响全球健康集体行动的机会。在 2000 年日本发起的冲绳 G8 峰会(Okinawa Summit)上,日本号召多方合作以减少 AIDS,结核和疟疾的患病率,提出增强全球应对严重疾病的冲绳传染病倡议,包括 HIV/AIDS、结核病和疟疾,也包括脊髓灰质炎、寄生虫病和其他被忽略的疾病。这一倡议对建立抗击 HIV/AIDS、结核病和疟疾全球基金以及对其他单一疾病控制规划做出了贡献,对引领一个全球健康合作的新纪元做出了贡献。2008 年在冲绳举办的 G8 峰会为日本提供了另一次机会,日本政府启动了一个应对关键性传染性疾病的倡议,提出一系列特定疾病规划,作为全球健康行动的催化剂,倡导全球健康治理集中在卫生系统的集体行动。

（三）强调以人的保障为核心的援助准则

从全球化的视角探求改善健康及其应对健康社会影响因素的良策,已成为传统国的共识和行动准则。日本充分认识到,在全球化时代,健康及健康社会影响因素越发具有国际性;面对传染病的风险与生物武器的威胁,任何一个国家都不可能独善其身。日本希望在全球卫生领域有所作为,消除战败国的负面影响,树立负责任国家的形象,为在确立经济大国地位后成为政治大国奠定基础。在参与全球治理过程中,健康被视为日本发展援助的一个独立部分,日本政府采取人的保障作为外交政策基石,将日本ODA 范围扩展到人文主义的关怀方面,作为完整的促进人的保障——自由的基础。

（四）从资金援助发展到技术援助和传播健康模式

随着援助的不断发展和扩充,日本的对外援助已从资金援助发展到技术援助,尤其是逐步扩大与发展中国家的技术合作范围。日本一直在扩展这种技术援助与传播的机会,希望运用已获得的社会保障和就业方面的经验对改善全球福利做出贡献。日本期望对其他国家传播技术和社会体系,尤其是注重对发展中国家的技术传播。厚生劳动大臣的职责之一,就是负责支持发展中国家人力资源和卫生系统的发展,特别是在健康和医疗保健、社会福利、就业等方面的政策领域,包括技术合作,诸如派遣日本专家和接受来自发展中国家的被培训人员。

近年来,日本注重将日本卫生体系模式和国民健康的经验传播到援助国,包括技术的推广,如对于改善孕产妇死亡率和婴儿死亡率的成功经验,日本以其自身的经验证明 MNCH 支持模式将确保母亲和婴儿可及保健的有效性。日本 2011—2015 年全球健康政策中,即综合了日本通过战后贫穷和经济增长降低孕产妇和围产儿死亡率的经验和研究的证据。日本外相曾提出,日本的全球健康政策中的新策略强调推广高影响力的干预,创造比以前更好的结果。

日本认为,日本对全球健康中做出的贡献具有独特的地位。日本是实现了人民享有良好的健康和长寿的社会;日本保持全民健康覆盖已超过 50 年;日本在慢性非传染性疾病(non-communicable chronic disease,NCDs)的治疗和预防方面也具有许多优势。在应对全球健康挑战中,日本认为其作为世界上最好的健康结果国家的模式和全民覆盖方面的知识与经验尚未充分利用,日本应更主动参与帮助发展中的亚洲国家实现全民健康覆盖和 MDGs 目标,应该使其分享其历史的、地缘政治和经济经验。

（五）注重对援助国治理方面的援助,以改善援助国治理

日本对非洲的 TICADV 援助中包括治理的专项援助,主要是两个方面:①援助 APRM(非洲同行评议机制)[7] 和其他规划以改善 30 个国家的治理;②对 5000 个在法律、媒体、当地政府和保障部门的公务员的能力建设。其中[7]是一种评价政治、经济和公司治理以及在非洲国家内部分享经验的机制。为了增强援助国治理能力,日本对援助国的援助资金的产出类型活动中,列出治理的活动,并给予专项的援助资金。

第四节　瑞士全球健康治理

一、瑞士卫生体系及其特征

瑞士是欧洲中西部的一个内陆国,总人口 799 万。瑞士属于一个高收入国家,人均 GDP 为 65 003美元(2012 年)。发达的经济水平确保瑞士的卫生保健服务体系健康发展。瑞士多数健康指标在发达国家中居于较好位次,是具有较高期望寿命的国家之一。2012 年期望寿命男性为 81 岁,女性为 85 岁;孕产妇死亡率为 8/10 万;5 岁以下儿童死亡率为 4‰(表 3-9);瑞士卫生保健体系具有全民覆盖的公平原则,强制性的医疗保险筹资是瑞士医疗保健系统的主要资金来源(35%),家庭支付 30% 的医疗费用。

表 3-9　瑞士卫生系统和健康主要指标

指标	数值
人口总数(人,2012 年)	7 997 000
人均国民总收入(PPP 国际美元,2012 年)	55 090
男/女期望寿命(岁,2012 年)	81/85
孕产妇死亡率(1/10 万活产,2010 年)	8
5 岁以下儿童死亡率(每 1000 活产儿,2012 年)	4
15 岁至 60 岁男/女死亡率(每 1000 人,2012 年)	67/40
人均卫生总费用(PPP 国际美元,2012 年)	6062
卫生总费用占国内生产总值百分比(%,2012 年)	11.3

摘译自:WHO. Switzerland:WHO statistical profile. http://www. who. int/gho/countries/che. pdf? ua = 1

瑞士卫生系统的特点是其联邦结构和权力体系复杂性和明确的责任分工,主要由各州行使主权。据瑞士宪法,各级政府(联邦、州和社区/市)对卫生体系行使责任。尽管联邦政府对维护瑞士 800 万人健康负有责任;但基本上 26 个州作为提供卫生服务和筹资的中心,对其人口的健康负有主要责任。

在 2000 年 WHO 对 191 个成员国进行卫生系统绩效评价中,瑞士卫生系统绩效指标均居于前位,其中卫生系统目标实现指标位居第 2 位,人群健康水平和健康分布分别位于第 8 位和第 10 位。总的卫生系统绩效为第 20 位。瑞士医药卫生体制以相对较低的投入实现全民健康覆盖和高质量而著称,并有较长的期望寿命、较低的死亡率以及国民健康的公平性和卫生保健的高标准,被公认为世界上非常成功的卫生体系之一,已经成为世界各国的典范。

二、瑞士全球健康治理的方式

(一)与国际多边组织积极互动开展全球健康方面合作

由于特殊的地理位置,世界卫生组织(WHO)是瑞士最主要的全球健康及其全球健康治理合作的国际组织。2013 年,瑞士与 WHO 签署了国家合作策略议程,强调了在瑞士和 WHO 秘书处之间更强的合作的机会和挑战。在这个合作策略议程中,提出了四个方面的优先选择策略:①在非传染性疾病、营养与食品政策、精神保健信息和专业技术方面的交流;②国家卫生系统在卫生人员的增强方面的合作;③按照宪法授权,利用日内瓦可得的环境,支持 WHO 在全球健康治理中的领导作用方面的合作;④瑞士发展与合作机构(SDC)增强瑞士与 WHO 对优先选择国家的合作(表 3-10)。

表 3-10 WHO 国家合作策略议程(2013)

优先选择策略	与 WHO 主要合作领域
优先选择策略 1 在非传染性疾病、营养与食品政策、精神保健信息和专业技术交流	WHO 应支持使用预防 NCD 非传染性疾病的重要危险因素的国际标准方面达成共识,在瑞士倡导预防 NCD 的重要性 瑞士应该提供非传染性疾病、心理健康的信息和专业知识的政策和经验,并支持 WHO 对 NCD 的管理 在相关的瑞士机构扩大或启动研究和系统合作和国际研究网络,研究与开发 NCD、营养和食品,心理健康和物质使用领域
优先选择策略 2 加强卫生人员的增强国家卫生系统方面合作	WHO 应提供与 OECD(经济合作与发展组织)的合作,支持 OECD/WHO 有关瑞士卫生系统和卫生人员国际上招聘的全球规范实施报告中的建议 瑞士应通过 WHO 知识库包括 eHealth(电子健康)分享卫生系统最佳实践的经验和教训 扩大或启动与相应的瑞士机构进行研究发展加强卫生系统的合作
优先选择策略 3 按照宪法授权,利用日内瓦可得的环境,支持 WHO 在全球健康治理中的领导作用方面的合作	WHO 应支持瑞士加强全球卫生行动者之间的协同作用的目标 瑞士应该通过日内瓦有利的环境,支持 WHO 加强其在全球卫生治理中的领导作用 增强瑞士和 WHO 系统的协作,培养和加强日内瓦全球健康行动者之间的协同作用
优先选择策略 4 瑞士发展与合作机构(SDC)增强瑞士与 WHO 对优先选择国家的合作	WHO 应促进瑞士参与在 SDC 优先国家卫生政策开发与实施的对话 瑞士应支持 WHO 召集健康发展合作伙伴的作用,参与引入应用的规范和标准技术的合作与支持 扩大瑞士与 WHO 之间对于 SDC 优先国家专业知识之间的系统交流

摘译自:WHO. Switzerland;Country Cooperation Strategy. http://www. who. int/gho/countries/che. pdf? ua = 1,2013

瑞士已签署《WHO 烟草控制框架公约》。2006 年瑞士批准饮用水与健康的协议,即通过改进水的管理和控制水有关的疾病改善人群健康的国际协议。

(二)通过卫生外交政策的制定与实施参与全球健康治理

全球化进程及其影响正在改变健康和卫生在政治和外交中的地位。随着健康问题成为外交政策的中心议题,卫生外交已成为瑞士外交政策核心。瑞士主张外交政策应尽可能与全球可持续发展相一致。伴随着健康问题日益成为瑞士国际交往与合作中的重要领域,来自发达国家和中国等新兴经济体与瑞士开展双边卫生交流的需求日益增加,包括医疗保险、食品药品安全、传染病、人员培训等,这促使瑞士政府将卫生列为外交政策中的一项重要议题。瑞士采取重点更加突出和多部门参与的方式,满足双边卫生合作的需求,确保瑞士的传统核心价值,实现人权、法治和民主,并维护国内利益相关者的利益。

在全球健康治理的参与和贡献上,从全球健康治理需求的背景出发,瑞士兼顾本国卫生外交政策的利益,相继出台了一系列卫生外交政策,为本国参与全球健康治理提供发展战略思路和行动指南。2006年联邦外交部和内政部联合颁布了《卫生外交政策》,旨在为瑞士各个相关政府部门处理外交事务和卫生外交政策提供清晰的目标,促进内部的协调一致。该文件由国家最高行政权力机构批准发布,确保了各部门能以协调统一的方式和一贯的立场处理卫生相关的外交事务,增强瑞士在全球谈判中的作用和能力。

在实施两年后,瑞士对《卫生外交政策》进行了重新修订。2012 年 3 月,瑞士最高行政权力机构联邦委员会通过了由联邦外交事务部和内政部联合制订的新版《卫生外交政策》。新出台的卫生外交政策的主要内容包括要注重协调各个政府部门内部及与其他参与者的合作,深化与欧盟、世界卫生组织合作,加强医疗科研能力,巩固日内瓦作为国际卫生中心的地位,加强卫生发展援助等。

(三)发展合作伙伴关系,参与全球健康计划

瑞士对全球健康治理的贡献主要有三个方面:与国际多边组织在全球健康方面积极的互动;健康发展的双边合作;支持全球健康活动筹资贡献。

在国内,瑞士联邦委员会鼓励和支持广泛的部门参与全球健康计划,涉及的部门和机构范围广泛、包括联邦政府中的各个部门(如联邦外交事务部)、非政府组织、学术团体和公民社会。

在国际层面上,瑞士认识到,国际层面的协调必须克服全球化对全球卫生带来的诸多挑战,包括与疾病大流行奋战,预防和治疗非传染性疾病如癌症、糖尿病、心血管疾病和慢性呼吸道疾病,改善发展中国家的药品。瑞士认识到,应对这些挑战必须通过发展合作伙伴关系,共同制订全球健康研究计划和相关的议程,遵从全球健康发展目标和策略,对促进全球人类健康发挥作用。为此,瑞士参与各种全球健康计划和构建合作伙伴关系,包括:食品法典;联合国粮食及农业组织/世界卫生组织 FAO/WHO 食品标准计划(FAO/WHO Food Standards Programme);特定研究项目,人类生殖研究发展;水和健康协议;联合国欧洲经济委员会和世界卫生组织欧洲区域办事处;全球抗击艾滋病、肺结核和疟疾药物;忽略疾病与药物倡议;全球健康研究计划。

(四)应对挑战,制定全球卫生战略和可持续发展策略

瑞士是世界上首个出台全球卫生战略的国家,其全球卫生战略是在内阁中通过跨部门的方式由联邦外交部和内政部共同制定。

瑞士承诺的全球卫生策略原则主要包括三个方面:第一,瑞士联邦委员会提出的 2013—2016 年的战略目标和全球可持续发展的要点;第二,"2012—2015 年可持续发展战略"预测了瑞士可持续的总的承诺,特别是在全球可持续发展目标的制定中直接参与新千年发展目标;第三,"2012—2016 年促进人类和平与安全策略"中关于人权和建设和平的主题。

瑞士在 2015 年后可持续发展策略框架过程中充分认识到所面临的健康挑战,尤其是认识到卫生系统需要适应人口、环境、社会和经济方面的挑战,双重传染病和非传染病的负担日益增长,以及快速传播风险因素对公众健康有深远的影响。对于一些国家由于人口老龄化,公众日益上升的期望等综合因素的影响,导致卫生费用日益剧增,使得卫生系统的筹资可持续性面临危机,并导致卫生资源不公平状况进一步恶化,瑞士认识到卫生部门难以应对这些挑战,要应对这些挑战及其所需要的行动,必须采取超出卫生部门的多部门方式。

瑞士联邦委员会认为,健康是千年发展目标框架中的关键要素,在 2015 年后可持续发展策略发展框架中,健康仍是关键。一方面,需要继续推进目前未实现的 MDGs 目标的进程,要应对不断变化的全球卫生结构和全球卫生挑战的复杂性;另一方面,需要整合 2015 年后可持续发展议程与千年发展目标后的议程。并且瑞士联邦委员会认识到,2015 年后可持续发展时期不同于实施千年发展目标的 15 年,无论是在需要解决健康方面的挑战,还是其实施方式,都必须动员多方参与。在 2015 年后可持续发展议程中,瑞士提出了要参与多边机制,积极开展跨边界、多领域的公共卫生合作行动;接受"全球公共卫生产品"理念,增加经济上的投入等。确立发达国家向发展中国家提供技术与财政援助的责任与机制。

瑞士可持续发展政策包括以下指导原则:

● 根据瑞士联邦宪法,瑞士持续承诺将可持续发展作为一个关键政策领域。

● 整合可持续发展三个维度(社会,经济,环境)以及认识到和平、安全和法治应作为可持续发展的先决条件。

● 将可持续发展作为一个不断加强和改进的过程。

● 将可持续发展纳入所有政策领域。

● 改善政策领域和涉及的机构的连贯性和协调。

● 增强可持续发展的伙伴关系和培育共同的问责制。

三、瑞士全球健康治理的特征

（一）多部门合作参与全球健康治理

瑞士参与全球健康治理涉及广泛的范围和各个部门。联邦政府,特别是通过联邦外交事务部(Federal Department of Foreign Affairs,FDFA)、瑞士发展与合作机构(Swiss Agency for Development and Cooperation,SDC)以及联邦公共卫生办公室(Federal Office of Public Health)参与全球健康治理,对全球健康发挥了最重要的作用。

瑞士没有卫生部,在联邦内政部下设有联邦公共卫生局。联邦公共卫生局与健康促进基金会共同制定实施全国促进健康政策和预防战略,联邦公共卫生局主要负责诸如艾滋病、吸毒、酗酒等方面问题,健康促进基金会主要负责诸如青春期卫生和癌症防治等。瑞士各州卫生局分别制定自己的公共卫生服务政策,跨州卫生事务联合会作为州际间协调机构,协调处理各州共有的有关卫生系统的计划和管理问题。

联邦公共卫生局负责国家卫生政策、医疗保险和公共卫生事务,并在国际场合代表国家卫生相关利益,但其职责更多的是处理与发达国家和 WHO 的卫生技术合作与卫生治理问题;联邦外交部下的瑞士发展与合作署(Swiss Agency for Development and Cooperation,SDC)负责与发展中国家和多边机构进行卫生国际交往。因此,联邦外交事务部和内政部主导制定卫生战略。FDFA 协调卫生事务外交政策和国家及国际角色共同合作。其他主要参与部门包括:各个州、医院、学术界、研究机构、医疗保健机构、基金会、非政府组织、专业协会和私营部门/行业。

根据联邦委员会提出的"2012—2015 年可持续发展战略",联邦政府的所有部门应在国家和全球层面对可持续发展做出贡献。例如大宗商品对于瑞士遵从连贯性是一个重要的相关的领域。由 2013 年 3 月联邦委员会发布的部门间工作小组产生的大宗商品背景报告,涉及三个部门,内容包括调控、监控、税收、支付流程的透明度、企业社会责任与国家责任。

（二）与国际多边组织在全球健康方面积极互动与合作

瑞士认为,在全球健康治理过程中,对于不同理念和利益的跨部门之间的协调和权衡并对外呈现一贯的立场和地位是至关重要的,是全球健康治理取得好的业绩和获得成功的关键。瑞士认识到,保持接触和就健康有关事项与其他国家交流经验对于瑞士而言是至关重要的。因此,瑞士注重与其他国家的双边交流,拥有世界上最好的医疗保健系统,吸引了越来越多的国家的关注,其出口的药品占到所有商品出口额的 32%。

（三）将全球健康治理作为卫生外交的主要战略和手段

全球化对健康产生了广泛而深刻的影响,挑战了原有的国际卫生体系,推动了全球卫生概念的提出,开拓了全球卫生治理的新局面。瑞士首都日内瓦作为全球卫生的"首都",在全球卫生治理中发挥积极的领导力和影响力。

全球健康治理作为瑞士卫生外交的主要战略和手段日益得到重视。瑞士的首要战略就是加强治理,包括建立法律框架指导瑞士与欧盟的卫生和消费者保护领域的合作;加强 WHO 作为全球卫生领导者、协调者的作用;改善全球卫生治理结构的有效性、效率和连续性;将卫生纳入国家外交政策,巩固和加强日内瓦作为全球卫生"首都"的地位。瑞士全球卫生战略的制定是一个跨部门参与和协作的过程。瑞士全球卫生战略由外交部和内政部联合制定并由联邦议会发布。瑞士外交部牵头制定国家的全球健康战略,关注全球健康治理,并将健康纳入国家的总体外交战略是瑞士全球健康治理的一个显著特征。

瑞士依据在国内、国外的发展政策,协调其对全球健康和全球健康治理的影响,以其在国际机构内部发出有说服力的声音,维护国家利益。2012 由联邦议会通过的瑞士卫生外交政策主要强调三个方面:第一,将国际合作作为改善瑞士人群健康的重要策略;第二,健康作为发展合作的主要支柱;第三,总的外交政策要与此相一致,在健康领域发挥作用。

（四）强化全球健康治理对于可持续发展的重要性

在千年宣言和里约 20 会议(Rio+20)中以及随后的国际宣言中明确了全球健康治理对于可持续发

展的重要性。全球健康治理之所以对可持续发展具有重要意义在于两个方面。首先,相关的人权,如参与公共事务与表达自由的权利是可持续发展的一个非常重要的组成部分;它们构成了人类的基本需要和自己的权利,是非常重要的发展目标。因此,应将治理作为一个独立的 2015 年后的目标。其次,已有大量证据表明,良好的治理有利于实现千年发展目标(MDGs)和可持续发展的结果。

在按一套新的准则进行协调中,瑞士倡导经济和社会发展以及经济可持续发展的目标。鉴于 MDGs 的积极经验,瑞士已在促进新的目标草案以继续完成此目标。因此,作为联合国高级别小组的成员,瑞士在全球可持续发展和与里约 20 会议中,为形成可持续发展目标发挥了积极的作用。瑞士通过有效的合作努力,与发展中国家建立了良好的联系,在发展共识和构建桥梁方面发挥积极和建设性的作用,对实现新发展议程的未来可持续发展议程做出了重要的贡献。

(五) 领衔全球健康治理研究,积极传播全球健康治理理念

瑞士注重并领衔全球健康治理理论研究和实践的运用。作为 WHO 总部的所在地,卫生系统改革创新设计和全球健康理论的主要诞生地,瑞士参与全球健康治理具有得天独厚的条件。瑞士确实充分发挥了这一优势,注重并领衔全球健康治理理论研究和实践的运用。

瑞士全球合作伙伴关系包括新的角色,需要拓宽新的伙伴关系,不仅是政府部门,还应包括新兴经济体,私立部门,公民社会和科学研究团体。在科学和发展角色之间的研究对于增强可持续发展中的知识传播是至关重要的。在此方面,瑞士不仅注重加强本国全球健康治理方面的研究与实践,还积极参与其他国家的培训项目和全球方面的研究合作,组织相关的培训班和讲习班,积极传播全球健康治理的理念,与之相关的研究机构和学术团体也成为全球健康治理的参与者。

瑞士日内瓦国际关系及发展研究院"全球健康项目"负责人伊洛娜·基克布什(Ilona Kickbusch)是瑞士领衔全球健康治理理论研究和指导实践运用的代表人物,她作为全球健康治理的著名学者,参与若干国家全球健康治理的培训和研究项目,包括与北京大学全球卫生系合作,参与中国全球健康和全球健康治理的师资培训等。

(任 苒)

💬 关键术语

卫生系统绩效(health system performance)

孕产妇死亡率(maternal mortality rate,MMR)

巧实力(smart power)

全民健康覆盖(Universal Health Coverage,UHC)

英国国际发展部(the Department for International Development,DFID)

全球疾病监测法(the Global Pathogen Surveillance Act)

全球健康倡议(Global Health Initiative)

国家卫生服务制度(National Health Service,NHS)

经济合作与发展组织(Organization for Economic Co-operation and Development,OECD)

国家优化健康与卫生保健研究院(National Institute for Health and Care Excellence,NICE)

国际共同体主义(Doctrine of The International Community)

千年发展目标(the Millennium Development Goals,MDGs)

官方发展援助(Offcial Development Assistance,ODA)

日本国际合作组织(Japan International Cooperation Agency,JICA)

慢性非传染性疾病(non-communicable chronic disease,NCDs)

👁 思考题

1. 请思考传统参与国全球健康治理的方式。

2. 你认为其他国家参与全球健康治理过程中应借鉴上述四个国家中全球健康治理中的哪些特征？

3. 请思考传统参与国全球健康治理面临的挑战。

参 考 文 献

1. WHO. 美利坚合众国. http://www. who. int/countries/usa/zh/.

2. 晋继勇. 美国卫生外交：一种历史与现实的考察. 太平洋学报,2012,20(5):27-34.

3. 马克·扎克,塔尼亚·科菲. 因病相连：卫生治理与全球政治. 晋继勇,译. 杭州：浙江大学出版社,2011.

4. 臧志军. 论世纪之交的日本外交战略. 太平洋学报. 1999,(3):41-49.

5. 贺平. 日本的东亚合作战略评析——区域性公共产品的视角. 当代亚太,2009,(5):102-122.

6. 吴波. 日本对非洲官方发展援助战略. 西亚非洲,2004,(5):29-33.

7. Chalkidou K,Vega J. Sharing the British National Health Service around the world：a self-interested perspective. Globalization and Health,2013,9(1):51-60.

8. Gagnon ML,Labonté R. Understanding how and why health is integrated into foreign policy - a case study of health is global,a UK Government Strategy 2008-2013. Globalization and Health 2013,9(1):24-42.

9. UK Department of Health. Annex B：Responsibilities for delivering Health is Global//UK Department of Health. Health is Global：an outcomes framework for global health 2011-2015. http://www. official-documents. gov. uk.

10. Llano R,Kanamori S,Kuniiet O,et al. Re-invigorating Japan's commitment to global health：challenges and opportunities. ,2011,378(9798):1255-1264.

11. Kirton J,Mannell J. The G8 and global health governance. G7/g8 Scholarly Publications & Papers,2005.

12. WHO. Switzerland：Country cooperation strategy. 2013. http://www. who. int/gho/countries/che. pdf? ua=1.

第四章　新兴经济体国家与全球健康治理

🌐 **学习目标**

通过本章的学习,你应该能够:

掌握　新兴经济体国家参与全球健康治理的发展历程以及参与模式。

熟悉　新兴经济体国家参与全球健康治理对全球健康治理发展的推动作用;巴西、印度、南非和印度尼西亚等主要新兴经济体国家参与全球健康治理的历程与模式。

了解　新兴经济体的概念、特点及其社会经济与人口健康状况。

当今全球化时代,新兴经济体国家随着经济的迅速发展和经济实力的增强,参与全球健康治理的意愿和能力不断强化,影响力和话语权不断提升,扭转了过去被动受援国的地位,已经开始成为具有一定公信度与号召力的全球健康治理行为体,因而是推动全球健康治理发展的重要力量。

新兴经济体(emerging economies),是指某一国家或地区的经济蓬勃发展,成为新兴的经济实体。新兴经济体国家自然与劳动力资源丰富,经济增速和增长潜力大,具备参与全球健康治理增进影响力和话语权的意愿,以改变其被动受援国地位,提高其公信度与号召力,因而成为推动全球健康治理发展的重要力量。

🔗 **知识链接 4-1**

新兴经济体国家

英国《经济学家》将新兴经济体国家划分为两个梯队:第一梯队是"金砖国家"。2001 年,美国高盛公司的吉姆·奥尼尔首次将巴西(Brazil)、俄罗斯(Russia)、印度(India)和中国(China)称为"金砖四国"(BRIC),2010 年南非(South Africa)加入后,改称为"金砖国家"(BRICS)。此后,高盛又推出"新钻11 国"(Next-11,简称 N-11),包括巴基斯坦、埃及、印度尼西亚、伊朗、韩国、菲律宾、墨西哥、孟加拉国、尼日利亚、土耳其、越南,成为新兴经济体第二梯队。

第一节　巴西与全球健康治理

一、巴西参与全球健康治理的历史

(一) 巴西人口与社会经济概况

巴西联邦共和国(the Federative Republic of Brazil)位于南美洲东部,面积 851.49 万平方公里,仅次于俄罗斯、加拿大、中国和美国,位列世界第五,是"金砖国家"之一。

巴西 16 世纪初沦为葡萄牙殖民地,1891 年制定宪法并建立巴西合众国,1968 年 2 月改名为巴西联邦共和国,现有人口 1.99 亿(2012 年),其中白种人占 53.74%,黑白混血种人占 38.45%,黑种人占 6.21%,黄种人和印第安人等占 1.6%,葡萄牙语为国语。巴西东南地区人口最多,城市亦多集中于此,城市人口占全国人口的 87%,农村人口仅为 13%。

巴西经济实力居拉美地区首位,工业体系较为完整,农牧业也很发达。巴西经济是自由市场经济与出口导向型经济,其国内生产总值超过 1 万亿美元,为世界第 7 大经济体,美洲第 2 大经济体。2012 年,巴西 GDP 为 4.403 万亿雷亚尔(约合 2.223 万亿美元),人均 GDP 达到 22 402 雷亚尔(约合 11 313 美元),国内生产总值增长率为 0.9%。

(二)巴西居民健康状况

巴西居民健康状况接近中等发达国家水平。1980—1995 年,巴西居民平均期望寿命为 65.40 岁,1996—2011 年为 71.12 岁;1995—2011 年医疗卫生总支出占 GDP 的比重为 7.65%;2012 年,巴西男性期望寿命为 70 岁,女性期望寿命为 77 岁;5 岁以下儿童死亡率为 16‰;15～60 岁男、女死亡率分别为 205‰和 102‰;人均卫生总支出为 1109 美元,卫生总支出占国内生产总值的 9.3%。2000 年 6 月,WHO 对全球 191 个成员国卫生系统绩效评估结果显示:巴西卫生系统整体绩效排名 125 位,健康水平排名 78 位,但在筹资公平性方面排名仅为 189 位,位列倒数第三。巴西人类发展指数(human development index,HDI)世界排名第 64 位,人类绿色发展指数(human green development index,HGDI)世界排名第 18 位,生态环境良好。

21 世纪以来,巴西面临贫困人口递增、失业和半失业人口增加、国民收入分配不均和贫富差距越来越大、社会保障制度存在严重缺陷等诸多问题,加之其卫生基础设施存在巨大的城乡差异,其卫生工作面临着严峻的挑战。

(三)巴西参与全球健康治理概况

巴西参与全球健康治理的历史较为久远。早在 20 世纪初,巴西就与洛克菲勒基金会在黄热病研究上展开合作,也是泛美卫生组织前身——泛美卫生局早期成员国之一。1948 年加入 WHO,坎道博士从 1953 年至 1973 年的 20 年时间里担任 WHO 第二任总干事,对世界健康治理产生很大的影响。

20 世纪 80 年代后,巴西在接受援助的同时开始向其他发展中国家提供援助,以增强其在国际上的影响力。特别是 2003 年卢拉总统执政以来,通过制定行动指南和颁布一项名为“巴西联邦共和国的国际关系取决于其促进人类进步的合作”的指令,巴西政府逐渐明晰了其对外援助的原则,合作成为其“团结外交”的工具之一,成为南南合作的重要组成部分。巴西对外援助的管理体系主要是由 1987 年成立的巴西发展援助署(Agencia Brasileirade Cooperacao,ABC)履行。ABC 设立专门的社会发展、医疗以及专业培训协调司(CGDS)负责对外医疗卫生援助工作,援助金额和援助项目数量方面都较大,但其对外援助中的协调领导能力和相关制度建设都有待增强。以艾滋病抗逆转录病毒药物的生产为例,在撒哈拉以南非洲地区,艾滋病多在公民权益诉求较弱的穷人中暴发。如果负责非洲地区艾滋病抗逆转录病毒药物生产和分配的巴西基金会与负责执行的巴西农业发展部(Ministry of Agrarian Development,MDA)一味地将巴西国内相关经验简单套用到非洲地区,则不一定适用。

巴西积极参与全球环境与气候问题治理。1992 年 6 月,联合国在巴西里约热内卢召开联合国环境与发展会议,围绕环境与发展主题,在维护发展中国家主权和发展权、发达国家提供资金和技术等问题上进行艰苦的谈判。会议通过了《关于环境与发展的里约热内卢宣言》《21 世纪议程》和《关于森林问题的原则声明》三项文件,并对《联合国气候变化框架公约》和《联合国生物多样性公约》进行了开放签字,已有 153 个国家和欧共体正式签署。大会明确规定发达国家与发展中国家应对全球气候保护承担“共同但有区别的责任”。此次会议制定的《联合国气候变化框架公约》,旨在控制温室气体排放,以尽力延缓全球气候变暖对人口健康的不利影响。这次会议在人类环境保护与持续发展进程上迈出了重要一步,对全球健康治理具有积极影响。

1996 年,大幅延长 HIV 感染者寿命的鸡尾酒疗法问世。同年,巴西政府开始向全部需要接受治疗的 AIDS 患者提供免费抗逆转录病毒治疗,从而成为世界上第一个通过公共卫生系统免费为 HIV 携带者和 AIDS 患者提供治疗的发展中国家。2005 年 7 月,第 3 届国际艾滋病学会(IAS)HIV 发病机制和治疗年会在巴西举行,HIV 防治领域的领先科学家、公共健康专家和临床医务人员共同探讨 HIV 相关科学发展及如何将最新研究成果应用于临床,以抗击 HIV 在全球肆虐的问题。巴西作为本次 IAS 大会的东道主,曾是遭受 HIV 打击最严重的国家之列,拥有拉美国家超过 170 万 HIV 病例的 1/3。20 世纪 90 年代,世界银行估计,到 2000 年,巴西 HIV 患者人数将达 120 万。但由于巴西政府的努力,其实际 HIV 患者数量比世界银行估计的数字少了一半,成为全球健康治理的典范,其成功经验值得各国学习借鉴。WHO 总干事陈冯富珍赞扬了巴西政府在帮助发展中国家对抗黄热病、脑膜炎和 HIV 等方面的贡献。

由于对气候变化等国际问题有着相同或相似看法,加之一些实际问题需要合作应对,2003 年 6 月初,在法国埃维昂举行的八国集团首脑会议期间,印度总理瓦杰帕伊、南非总统姆贝基和巴西总统卢拉就加强三国间的合作进行了磋商,达成初步共识。随后,印度、巴西、南非三国对话论坛(IBSA Dialogue Forum)在巴西利亚成立。2010 年 4 月,三国首脑在巴西利亚参加第四次峰会,共同约定发展新项目。IBSA 有 17 个三边工作团体,合作领域涉及交通、科技、医疗和旅游等。2006 年,巴西、法国、印度尼西亚、挪威、塞内加尔、南非和泰国外交部长发起《奥斯陆部长级宣言》(Oslo Ministerial Declaration),宣布"健康作为一个外交政策问题需要在国际议程上给予更强大的战略性关注",达成的共识是:使健康成为一个出发点和透视镜,每个国家用其考察外交政策的关键要素和发展战略。这一宣言促进了健康外交的发展,对全球健康治理具有很大影响。

2007 年 8 月 20 日,巴西卫生部长若泽·滕波朗宣布,巴西政府与 WHO 和泛美卫生组织签署一项重点针对巴西的卫生战略合作协议,该协议于 2008 年生效,有效期至 2012 年。根据协议,WHO 和泛美卫生组织帮助巴西制定卫生战略,进一步推动巴西改善卫生环境。

2008 年 9 月,第 18 届国际流行病学大会在巴西召开,全球 7000 多名流行病学工作者和国际知名流行病学专家参加此次会议。会议主题是"Epidemiology in the Construction of Health for All: Tools for a Changing World"(全民健康建设的流行病学:应对变革世界的工具),内容包括流行病学方法学、重大公共卫生问题流行病学研究进展、流行病学与其他社会科学的关系、气候环境改变对公共卫生的影响、发展中国家慢性病控制等多个方面,是有助于全球健康治理发展的一次重要会议。

2010 年,巴西将健康作为公民权利和政府责任写入宪法,并提出将人口健康作为外交工作关注的中心之一。在全球《烟草控制框架公约》(Framework Convention on Tobacco Control, FCTC)的谈判中,巴西代表团介入所有工作组,对公约做出了重要贡献。政府间谈判机构于 2000 年 10 月召开会议,为全球烟草控制框架公约(FCTC)谈判选举主席,经过多方讨论,巴西常驻日内瓦联合国机构代表 Celso Amorim 大使当选为第一任主席。

巴西 17% 以上的成年人吸烟,每年约有 20 万人因使用烟草而死亡。2013 年,迪尔玛·罗塞夫(Dilma Rousseff)总统签署一项新法律,使巴西成为世界上宣布所有工作场所和市内公共场所完全无烟的最大的国家。此举为整个拉丁美洲保护公民远离烟草使用和二手烟致命危害运动增添了动力。2013 年 3 月,在听从 WHO 建议后,国际足联和巴西地方组委会宣布,2014 年世界杯赛的球迷和球员们将受益于 100% 无烟环境。这个吸烟禁令适用于举办 2014 年世界杯足球赛的巴西 12 个城市的比赛,以及于 2013 年 6 月 15 日至 30 日在巴西的 6 个城市举办的国际足联洲际国家杯比赛。国际足联秘书长杰罗姆·瓦尔克(Jérome Valcke)在宣布这一决定时指出:"让巴西 2013 年洲际国家杯和巴西 2014 年世界杯成为无烟比赛的决定,是我们国际足联的旗舰比赛活动历史上水到渠成的一步。国际足联和巴西地方组委会对于能再次遵循 WHO 在这方面的建议感到自豪。国际足联认识到,使用烟草和接触二手烟有害,并支持 WHO 以促进健康与安全的真挚之心在全球开展的工作。"

2013 年 11 月,第三届全球卫生人力资源论坛在巴西累西腓市举行。成立于 2006 年的全球卫生工作者联盟(the Global Health Workforce Alliance, GHWA),是一个旨在应对卫生人力资源领域诸多挑战的全球多边合作协调组织。该联盟组织的第一届全球卫生人力资源论坛于 2008 年在乌干达首都坎帕拉举办,第二届于 2011 年在泰国首都曼谷举行。2013 年,该联盟与 WHO、泛美卫生组织和巴西政府联合举办的第三届论坛制定并通过了《累西腓卫生人力资源政治宣言》,确认卫生人力资源在推动实现全民健康覆盖方面的核心作用。各国政府承诺创造条件,与其他利益攸关方一道,包容性地制定共同愿景,并重申了 WHO《全球卫生人员国际招聘行为守则》是加强卫生人力和卫生系统行动的指南。

总之,作为新兴经济体国家,巴西较早地积极参与到全球健康治理多种工作和活动之中,并在全球健康治理实践中发挥重要作用。

二、巴西参与全球健康治理的模式

虽然全球健康是人类的共同期盼和目标,全球健康治理是人类的共同事业,但由于不同国家在经济、政治与社会文化传统等方面的差异,各国参与全球健康治理的模式不尽相同,各具特色,大致可从各国参与的主体、途径、内容和特点等方面来认识。

(一)巴西参与全球健康治理的主体

巴西政府是其参与全球健康治理的核心主体,参与全球健康治理符合其参与国际体系和世界事务的愿景。巴西政府将健康作为一项人权在1988年宪法中予以明确,而且规定提供健康服务是政府的一项责任。另外,巴西政府将健康事业视为其工业发展的一个动力,政府官员们认为,医药工业和其他健康相关产业可以促进国内与国际经济发展。

巴西在全球健康治理的参与中,还强调多种力量参与的重要性,注重动员政府、公共卫生领域和公民社会共同参与,因而其参与主体不仅包括政府组织,也包括很多NGO,而且NGO在巴西全球健康治理中也发挥着重要作用。如20世纪60年代末和70年代,巴西医务工作者组织参与推进巴西民主进程、推翻军事独裁统治,并在规定每个公民享有健康权利的1988年宪法制定中发挥了重要作用;巴西建立了一整套由政府、大学、社区和教会参与的艾滋病治疗预防措施;2014年足球世界杯期间吸烟禁令的施行,也得益于国际足联和巴西地方组织委员会与巴西政府的共同努力。

(二)巴西参与全球健康治理的途径

巴西参与全球健康治理的主要途径包括:健康外交、法律公约、国际组织和基金会等。

1. 健康外交　健康外交(health diplomacy)是指为了保护和促进本国居民的健康与安全,政府或NGO与其他国家的政府或组织开展的双边或多边交流与合作。2006年,由巴西等国家的外交部长发起的Oslo部长宣言,是巴西参与全球健康外交的突出表现之一。

2. 法律公约　全球健康治理的核心是多层次、多主体间的合作与协调,而制定相关国际法律制度是全球健康治理得以顺利运作的重要保障。巴西参与制定的《联合国气候变化框架公约》《烟草控制框架条约》等,对全球健康治理具有重要意义。

3. 国际组织　巴西注重通过联合国和WHO等国际组织参与全球健康治理。如联合国在巴西召开的环境与发展会议等。巴西积极参与到WHO的各项活动中,在其指导与协调下,对抗艾滋病、黄热病等疾病,并注重与其他发展中国家分享相关经验。

4. 基金会　巴西注重通过全球抗艾滋病、结核病和疟疾等基金会,以及UNICEF等参与到全球健康治理事务中。

除了以上途径,还有相关学术年会、全球卫生工作者联盟、慈善机构或会议等,也为巴西参与全球健康治理提供了平台。

(三)巴西参与全球健康治理的内容

巴西参与全球健康治理的内容主要包括艾滋病的预防与控制,黄热病的预防与控制以及烟草控制等方面。

1988年,巴西制定特别法律,规定每个公民享有免费艾滋病治疗的权利,并使用公开和私营生产的最常用的各类抗艾滋病仿制药。1996年,巴西政府开始向全部需要接受治疗的艾滋病患者提供免费抗逆转录病毒治疗,成为第一个通过公共卫生系统免费为艾滋病病毒感染者和艾滋病患者提供治疗的发展中国家,其在防控艾滋病方面取得的经验为世界各国特别是发展中国家所借鉴。此举吸引了大量南美国家的艾滋病患者来巴西就医。外国人在巴西公立医院就医,不需要出示在巴西的居住证明,即使持外国身份证明也可同样接受治疗,而且巴西没有禁止艾滋病病毒感染者入境的规定,这些都为外国患者提供了方便。巴西国家性病传播控制计划成为WHO的推荐项目,该计划在全国范围内医治了众多患者,还为非洲患者提供了药品。国际艾滋病学会(IAS)HIV发病机制和治疗第3届年会在巴西召开,彰显了巴西在抗击艾滋病方面的示范作用。

巴西在黄热病防治方面既得到了国际援助,同时也为发展中国家提供了帮助。2008年,巴西暴发黄热病疫情。1月18日,巴西卫生部提出请求,希望从为控制黄热病提供疫苗的国际协调小组管理的全球应急储备中借用400万剂疫苗。由于国际协调小组与UNICEF供应司协调行动,2月初就有400万剂运抵巴西,从而使巴西黄热病疫情得到控制。WHO总干事陈冯富珍在里约热内卢发表演说时,赞扬了巴西政府在帮助发展中国家对抗黄热病方面做出的贡献。

(四)巴西参与全球健康治理的特点

巴西参与全球健康治理的特点主要表现如下。

1. 参与主体多元化　主要包括政府和NGO及企业等。NGO以及企业等行为体虽然并不直接对全球健康治理的决策等施加影响,但却代表了社会大众的力量,成为全球健康治理的重要主体。

2. 参与途径多样化　WHO成立前,巴西主要通过联合国参与到全球健康治理之中。WHO成立后,成为巴西参与全球健康治理最主要的途径。此外,许多相关学术组织和基金会也成为巴西参与全球健康治理的重要途径。

3. 参与内容独特性　巴西主要是在艾滋病和黄热病等传染病控制与防治过程中参与全球健康治理的,这是其作为新兴经济体和人口大国的国情所决定的。随着经济的发展和人民生活水平的提高,控烟、慢性病、全球气候、交通安全等也成为巴西参与全球健康治理的重要内容。

三、巴西参与全球健康治理的案例

1996年,巴西政府开始实施一项广泛的艾滋病防治方案。在给高危群体提供重要的教育方案中,预防部分成果显著,整个国家HIV呈阳性的人数在20世纪90年代后期明显减少。依据该方案,巴西政府给所有艾滋病患者提供免费的抗逆转录病毒治疗。该方案使获得抗逆转录病毒治疗的人数稳步增长。1996—1999年,与艾滋病相关的疾病死亡率下降了50%以上,为巴西节省了4.5亿美元的医疗费用。

为了提供必要的药品,使该方案顺利运行,作为制药业发达的国家,巴西对很多在其他国家仍受专利保护的昂贵药品进行仿制。根据《与贸易有关的知识产权协定》第31条,该行为并无不妥。但并非所用药品都能在国内自行生产,巴西需要进口罗氏公司(Roche)生产的奈非那韦(nelfinavir)和默克公司生产的依非韦伦(efavirenz,商品名:施多宁)。由于罗氏公司和默克公司要收取高昂的专利费用,巴西宣称要使用药品强制许可,以打破这两种药品的专利权,自行生产这些药品。这就意味着,巴西政府将命令巴西企业生产这些药品,而这又违反国外的专利法。这种威胁本身成为一种有效的谈判工具,当事的外国公司为此不得不将巴西进口的药品大幅降价。

2001年2月,美国认为,允许上述活动的巴西贸易法违反了《与贸易有关的知识产权协定》,因此要求世界贸易组织成立专门小组,对巴西政府的行为进行审议。2001年4月,联合国人权委员会通过了巴西代表团提出的一项决议,将流行病暴发时期药品的获得作为一项基本人权。至少在一定程度上讲,由于该决议所产生的宣传效果以及促成该决议形成的情感因素,美国被迫在2001年6月25日撤销了针对巴西的WTO诉讼案件。作为交换,巴西政府同意,如果有执行强制许可的计划,那么将会提前通知美国政府。巴西在艾滋病疫情防治方面的成功应对及其解决必要药品获得问题方面的政治经济策略,使其成为其他受艾滋病困扰的国家的模范和先驱。

第二节　印度与全球健康治理

一、印度参与全球健康治理的历史

(一)印度社会经济与居民健康状况

印度共和国(Republic of India)位于亚洲南部,是南亚次大陆最大的国家,国土面积约298万平方公里,居世界第7位,1947年脱离英国殖民统治获得独立,属于英联邦成员国,总人口12.15亿(2012),是仅次于我国的人口第二大国,其中男性6.237亿,女性5.865亿。印度为"金砖国家"之一。印度是世界上发展最快的国家之一,经济增长速度引人瞩目,在软件业出口方面表现突出,农业由严重缺粮到基本自给,工业形成半完整的体系,但自给能力相对较弱。印度还是非专利药品生产和出口大国,其药品占全球药品销售量的 8%,排名第 4 位,是世界第五大散装药生产国,其医药工业有 2 万个实验室,医药市场规模约为 53 亿欧元。

2008 年以来,受国际金融危机影响,印度经济增长速度放缓。根据印度中央统计局公布的数据,2012—2013 财年国内生产总值 100.3 万亿卢比(约合 1.84 万亿美元,2012 年 4 月至 2013 年 1 月平均汇率:1 美元 = 54.5 卢比);国内生产总值增长率:5%;国民总收入:827 666.5 亿卢比(约合 15 187 亿美元);人均国民收入:68 747 卢比(约合 1322 美元)。

1980—1995 年,印度居民平均期望寿命 57.66 岁,1996—2011 年为 62.84 岁;1995—2011 年医疗卫生总支出占 GDP 的比重为 4.12%;2012 年,印度男性期望寿命为 64 岁,女性期望寿命为 68 岁;5 岁以下儿童死亡率为 56‰;15 岁至 60 岁男/女死亡率分别为 242‰和 160‰;人均卫生总支出为 157 美元,医疗卫生总支出占 GDP 的比重为 4.1%,低于中低收入国家卫生开支占 GDP 的平均比例 5.6%,在世界上属卫生支出比例最低的国家之一;印度的私人医疗支出占总医疗支出的 82%,是世界上私人医疗支出最高的五个国家之一。《2012 年世界卫生统计》报告显示,孕产妇死亡人数由 1990 年的 54 万人减至 2010 年不到 29 万人——降低了 47%。在这些孕产妇死亡中,三分之一发生在两个国家——印度(占全球总数的 20%)和尼日利亚(占 14%)。印度 HDI 世界排名为第 99 位,HGDI 世界排名为第 103 位,生态环境形势较为严峻。

由上可见,印度居民健康形势不容乐观。目前对印度居民健康构成严重威胁的因素主要有饮食不健康、室内空气污染、吸烟以及恶劣的环境卫生条件。登革热、腹泻、结核、疟疾、肝炎等传染性疾病虽逐渐得到控制,但仍然相对高发。随着印度经济发展和人们生活方式的改变,心血管疾病、癌症等非传染性疾病和慢性病也日益增多。据 2010 年资料,印度居民 10 大死因中,心脏病、肺病(肺炎、哮喘)、脑卒中位居前三,之后依次为腹泻、胸腔感染、肺结核、早产并发症、自杀、道路伤害、糖尿病。另外,性别暴力对妇女健康造成的伤害日益突出,15~49 岁年轻女性自杀率由 1990 年的 5%增至 2010 年的 10%,呈直线上升的趋势。

印度居民健康状况城乡和地区之间差异极大。城乡婴儿死亡率分别为 44.0‰和 75.0‰,农村较城市高 70.5%;城乡 5 岁以下儿童死亡率分别为 63.1‰和 103.7‰,农村较城市高 64.3%。地区差异以卫生绩效较好的喀拉拉邦与较差的拉贾斯坦邦为例,前者婴儿死亡率为 14.0‰,而后者则高达 81.0‰,两者相差 4.8 倍。孕产妇死亡率则分别为 87.0/10 万和 607.0/10 万,两者相差近 6.9 倍。农村尤其是贫困偏远农村地区以及城市贫困人口的健康状况不容乐观。

(二)印度参与全球健康治理的历史

尽管受制于其人口、经济等方面压力,印度在国际事务中的影响力和主动性却不断增强。印度参与全球健康治理始于 20 世纪 90 年代。1996 年,印度为解决药物费用增长过快、患者得不到优质药物问题,在 WHO 印度基本药物合作项目协调人 Ranjit Roy Chaudhury 指导下,制定了一系列药物政策,被称为"德里模式"。WHO 将"德里模式"作为卫生保健的成功案例进行推广,其成功之处在于,从印度国情出发,药品监督机构和国家其他各部门及专家学者通力合作,创造性地达到了全球健康治理的成效。

2007 年,控制结核病伙伴关系和 Kochon 基金会宣布了 2006 年度获奖者,印度国家结核病控制规划副总干事和规划管理主任 Chauhan 博士获此殊荣。多年来,在他的监督指导下,国际建议的控制结核策略和结核病控制规划在印度迅速发展,这对一个结核病负担在世界首屈一指的国家来说,是其参与全球健康治理的一个重要表现和成就。

印度参与全球健康治理的另一个突出表现是在世界上较早发展医疗旅游。现在,印度已成为全球最受青睐的国际医疗旅游地之一。根据印度工业联合会(Confederation of Indian Industry,CII)统计,2007 年印度接受医疗旅客约 45 万人次,仅次于泰国,居世界第 2 位,并且正在以每年大约 15% 的速度递增。目前,医疗旅游已成为印度极具竞争力的新兴产业,为印度劳动力过剩减轻了一定负担。

印度也积极参与全球控烟工作治理。2009 年 3 月,WHO 在印度孟买召开第十四届世界烟草及健康会议,控烟研究人员、控烟活动家和领导人等参加了会议。会议的主题是采用多部门方式控制烟草,主要内容涉及烟草包装的健康警语、妇女与烟草、烟草与全球结核流行和实施控烟法律等方面。

印度还积极参与全球老年健康治理。2010 年 10 月,为增进老龄化对健康影响的了解,特别针对较不发达国家,WHO 开展了"全球老龄化与成人健康研究",目前在中国、加纳、印度、墨西哥、俄罗斯及南非等国展开。该研究与一个相关的国际健康与人口监测网络建立联系。与在高收入国家所做的类似研究进行比对,将有助于人们了解全球范围内老年人的健康和福祉方面存在的异同点。

印度实行的药品强制许可对全球健康治理产生很大影响。印度知识产权局局长 Kurian 在 2012 年离职前夕颁布了印度首个药品强制许可(drug compulsory licensing),允许本国仿制药厂商 Natco 生产索拉非尼(拜耳公司拥有专利权的一种抗癌药物)。根据印度专利法,在某一专利授权 3 年后,国内公司可向该专利的原始权利公司提出许可请求。如果未能达成一致,国内公司可向印度知识产权局申请强制许可。Natco 公司在其申请中称,目前这种药只能在印度最大的 4 个城市(德里、孟买、钦奈和加尔各答)获取,仅能满足对此药需求的 1%,并且一个月用量需要花费 280 428 卢比(约合 5700 美元),远高于大部分印度人的经济承受能力。但拜耳公司没有遵照执行,这一情况被 Natco 公司在其申请中用作论据。拜耳公司目前正在向印度引进该药品,但并没有在印度国内进行生产制造。Natco 曾在 2011 年 12 月向拜耳公司申请生产该药的许可,但遭到拒绝。印度药品生产商组织(OPPI)称,强制许可只能适用于特殊情况,如国民健康危机时期。如果滥用强制许可,将破坏药品行业的创新能力,从长远看将危害到患者。制药企业支持明智、审慎使用该项法律条款。无国界医生组织坚决拥护此项决定,因为它主张药品应更容易获取。

印度在消灭脊髓灰质炎上也为全球健康治理做出了贡献。2014 年 2 月 11 日,印度已连续三年未出现一例脊髓灰质炎,WHO 总干事祝贺印度实现无脊髓灰质炎。印度中央和地方政府对消灭脊髓灰质炎行动的重视和参与及投入的数十亿美元资金发挥了决定性作用。印度与国际扶轮社、美国疾病控制与预防中心、UNICEF 和 WHO 等国际伙伴密切合作,并得到了比尔和梅琳达·盖茨基金会的支持。在 WHO 驻印度代表处的支持下,印度建立了世界级的监测系统,还建立了高效、可靠的实验室网络对脊髓灰质炎病毒进行监测并快速确诊病例。随着病例数减少和脊髓灰质炎流行范围缩小,印度开始对进展情况进行独立监测,并形成了问责框架。印度在消灭脊髓灰质炎方面发挥的领导作用得到广泛赞赏,并与其他脊髓灰质炎流行国分享了自己的经验教训和专业人员。在消灭脊髓灰质炎过程中,印度将继续发挥全球领导作用。

二、印度参与全球健康治理的模式

(一)印度参与全球健康治理的主体

印度参与全球健康治理的主体主要包括政府、NGO 和药品企业等。

1. 政府　印度政府根据行政职责,按联邦/中央卫生部和邦/地区两级划分。印度中央卫生部负责全国的卫生服务和计划生育工作,各邦(省)或地区的卫生行政管理部门在组织结构上大体与中央卫生部组织结构平行。卫生行政人员均由政治家、文职官员和技术官员三类人员组成。

2. NGO　印度 NGO 具有良好的组织化和国际化特征,是其参与全球健康治理的重要行为体。印度是新兴经济体国家中的 NGO 大国,其活动十分活跃,在全球健康治理中发挥着重要作用,如印度参与到 UNICEF、全球卫生联合理事会、国际流行病学协会等组织活动中。20 世纪,印度 NGO 的活动主要为穷人提供慈善服务,但近年来开始转向注重唤醒大众的权利意识,敦促政府履行对公民的基本社会政治责任,因而也引起了印度政府的一些猜忌。2000 年以来,印度政府修改相关管理规定,使 NGO 在印度更加难以注册,国外工作者也更加难以获得签证。结果,许多组织选择离开印度。

3. 药品企业　1994 年,印度签署了《知识产权协议》(TRIPS)。作为世界贸易组织成员,印度国内的法律必须与 WTO 规则一致,因此印度总统颁布了《1994 年专利(修订)条例》,以临时适应 TRIPS 的要求,1999 年和 2002 年,印度先后出台了两个对专利条例的修正案。2003 年 8 月,WTO 总理事会在瑞士日内瓦通过了关于实施专利药品强制许可制度的最后协议,允许贫穷国家进口仿制药品对抗艾滋病和疟疾等疾病。印度、巴西等国将首次被允许生产来自美国和其他制药公司的专利药品,条件是只能将药品出口到急需此类药品的发展中国家。2012 年,印度知识产权局允许本国仿制药厂商 Natco 生产索拉非尼,意味着印度药品企业参与到全球健康治理过程之中。

(二)印度参与全球健康治理的途径

印度参与全球健康治理的途径主要包括卫生外交、国际组织和基金会等。

1. 健康外交　WHO 讨论通过的"全球健康外交",是指在卫生及其决定因素领域塑造全球政策环境的组织制度及沟通和谈判进程。近年来,包括印度在内的"金砖五国"在国际舞台上影响力大增,在全球卫生领域也发挥了重要作用。印度在生产低成本药品和疫苗方面发挥了重要作用,为其他中低收入国家树立了榜样。

2. 国际组织　印度通过联合国使其艾滋病防治工作得到了发展,同时也为其他中低收入国家提供援助。印度参与全球健康治理的多数活动都是通过 WHO 来实现的,WHO 是其参与全球健康治理最重要的途径。

3. 基金会　印度经济发展较为落后,其公众健康得到一些国际基金会的援助,比尔和梅琳达·盖茨基金会就是印度在生物技术领域的一个主要合作伙伴。因此基金会成为印度参与全球健康治理的主要途径之一。

(三)印度参与全球健康治理的内容

印度参与全球健康治理的主要内容包括:药品专利强制许可和医疗旅游(medical tourism)等。

1. 药品专利强制许可　2012 年 3 月 9 日,印度专利局局长宣布,对德国拜耳公司的专利药品"多吉美"(Nexavar,索拉非尼)——一种用于治疗晚期肾癌和肝癌的药品实施强制许可,允许印度制药公司 Natco 生产仿制药。拜耳公司不服,向印度知识产权上诉委员会提起上诉。2013 年 3 月 4 日,该委员会维持了该决定,从而打破了拜耳公司在印度对"多吉美"供应市场的垄断,大幅度降低了其价格,降幅接近 97%,对于印度的晚期肾癌和肝癌患者来说是莫大的福音。该案为发展中国家利用专利强制许可制度提供民众负担得起的新药开了先河。但印度集中仿制西方专利或非专利药品,使本国工业研发能力难以提高,因此其强制许可已被多国认为是一个失败的例子。

2. 医疗旅游　印度私立医院拥有充裕的资金、先进的医疗设施、大批高素质的人才、精湛的技术、优质的服务和良好的运行机制,医疗条件毫不逊色于欧美的大医院,而且医疗价格相较欧美低,加上政府的支持,因此吸引了国外大批的医疗旅游者。印度很多医院如阿波罗(Apollo)医院等均为获得国际 JCI(Joint commission International)认证的世界一流医院,具有一定的国际知名度。目前,印度的医疗旅游产品主要定位为向以下三种类型的旅游者提供:①专门来印度就医的外国人,如需要心脏瓣膜更换、肝脏移植等手术的患者;②前来印度寻求替代疗法的外国人,如对印度草医学等传统医学比较好奇,希望能寻找秘方治愈一些顽疾的外国人;③来印度旅游兼休闲健康护理的外国人,如来印度旅游并体验瑜伽、水疗、物理疗法、印度草医护理等的外国人。

(四)印度参与全球健康治理的特点

与其他新兴经济体国家相比,印度参与全球健康治理的主要特点是,既有被动参与,又有主动出击。其被动性主要表现在,印度人口众多,经济落后,卫生环境相对较差,加上传染病肆虐,印度人民支付不起高昂的药品费用,药品专利强制许可也就在这种严峻形势下应运而生。由此而使一些药品费用大大降低,其做法成为其他中低收入国家的榜样,被动参与到全球健康治理中。其主动性主要表现在,印度根据自己的传统和国情,积极发展医疗旅游,从而使医疗旅游成为其重要的新兴产业,不少国家纷纷效仿,大力发展医疗旅游业。

三、印度参与全球健康治理的案例

不久前,"医疗旅游"开始成为印度和美国媒体报道的一个新词。《印度快报》和《华盛顿邮报》都报道称,由于印度医生医术精湛,在心脏病治疗、整形外科手术、关节复位、骨质疏松的治疗方面已达到国际一流水平,加上其医疗费用便宜,2003 年就吸引了多达 15 万外国人前来印度就医,除孟加拉国、尼泊尔、斯里兰卡、印度尼西亚和泰国等国家的患者外,还有越来越多的欧美人。

报道引述了美国北卡罗来纳州木匠霍华德·斯塔布的例子。53 岁的斯塔布得知自己患上严重心脏病时,犹如晴天霹雳。因为在没有医疗保险的情况下,他如果在美国做手术,将支付高达 20 万美元的手术费。在朋友的推荐下,他不远万里来到印度。令人难以置信的是,治疗费、加上来回机票和顺道游览泰姬陵的费用,他支付的全部费用仅为 1 万美元,为美国的 1/20。其实,他并非第一个尝到这种"医疗旅游"甜头的欧美患者。近年来,来印度"医疗旅游"的外国人数量正以每年 15% 的速度递增。

近来,麦肯锡咨询公司在一项研究报告中认为,在人口日益高龄化的美欧发达国家,等待进行肝、肾、心脏等器官移植的患者越来越多,即使等到了,相关费用也十分昂贵。鉴于印度医疗费用普遍仅为美欧的 1/10,甚至更低,而且印度医生一向在国际医学界享有较好声誉,所以很多外国人便来印度进行治疗。如果按照这种势头发展下去,2012 年印度"医疗旅游"的年收入可达到 22 亿美元。

为顺应国际潮流,进一步促进"医疗旅游",印度政府决定对医院实行星级标准管理,该标准将在两年内由印度旅游部和卫生部联合制定,以其硬件设施和医护人员的医疗及护理水平为基础,分为三星、四星和五星三个级别。与此同时,印度的高档私立医院也开始为海外患者推出诸如机场接送、配备能够上网的单独病房、提供印度美食、安排旅游等各式套餐服务。一些医院推出的疗程配合有瑜伽和其他形式的印度传统医疗,很受外国患者欢迎。

面对"医疗旅游"方兴未艾的发展势头,国际知名的印度阿波罗医院的高层指出"如果走对了路子,印度将能治疗整个世界!"

第三节　南非与全球健康治理

一、南非参与全球健康治理的历史

(一)南非社会经济与居民健康状况

南非共和国(the Republic of South Africa)位于非洲最南部,面积 1 221 037 平方公里,人口 59 700 000 人(2014 年),非洲人约占总人口的 70%,农村人口占总人口比例为 38%。2010 年,南非加入"金砖国家"。

1652—1806 年南非先后被荷兰、英国殖民者入侵。1899—1902 年爆发了英、荷争夺南非霸权的英布战争,英国胜利后,将南非的四个州合并组成"南非联邦",作为英国的自治领地。1961 年 5 月,南非当局宣布退出英联邦,成立南非共和国。1991 年,非国大、南非政府、国民党等 19 方就政治解决南非问题举行谈判,于 1993 年就政治过渡安排达成协议。1994 年 4～5 月,南非举行首次大选,曼德拉出任首任黑人总统。标志着种族隔离制度的结束和民主、平等新南非的诞生。1994 年 6 月 23 日,联合国大会通过决议恢复南非在联大的席位。1996 年 12 月,曼德拉签署新宪法,为建立种族平等的新型国家奠定了法律基础。

南非自然资源丰富,矿业、制造业、农业和服务业是其四大经济支柱,深井采矿等技术居于世界领先地位,但国民经济部门、地区发展不平衡,城乡、黑白二元经济特征明显。2008 年全球金融危机以来,南非经济出现收缩,世界各大铂金生产商遭遇罢工,使其采矿业出现近半世纪最大幅度的产出下跌。2010 年,南非加入"金砖国家",GDP 总计 5016.44 亿美元(2013 年),人均 GDP 为 8859 美元(2013 年),卫生总支出占国内生产总值 8.8%。南非贫富差距大,2/3 的国民收入集中在占总人口 20% 的富人手中。2011 年 11 月,南非国家计划委员会公布《2030 年国家发展规划》,提出在未来 20 年内实现减贫和社会公平,年均经济增长 5.4%,创造 1100 万就业岗位,失业率从 25% 降至 6%,基尼系数由现在的 0.7 降至 0.6,彻底消除贫困人口。

1980—1995 年南非居民平均期望寿命为 60.02 岁,1996—2011 年该值为 53.46 岁,1995—2011 年医疗卫生总支出占 GDP 的比重为 8.42%。2009 年,南非居民的期望寿命是白人 71 岁,黑人 48 岁。2012 年南非 5 岁以下儿童死亡率为 45‰,孕产妇死亡率为 1.4‰,15～60 岁男性死亡率为 463‰,女性为350‰,2012年平均期望寿命目标,男性达到56岁,女性为62岁。结核病、疟疾和艾滋病是南非最重要的传染病。2007—2011年结核病战略计划已在南非实施,并显示出积极结果。2012年,南非艾滋病患病率为115.89‰;疟疾发病率为0.33‰;结核患病率为8.57‰;疟疾病例数量有所下降,病死率不到1%。同时,国家实施预防干预措施,包括预防孕产妇、儿童艾滋病病毒的传播,政府改善儿童健康免疫,目前有11个抗原免疫计划,儿童发病率和死亡率明显下降。南非HDI世界排名为第92位,HGDI世界排名第93位。

南非非传染性疾病负担日益加重,大约2/5的死亡归因于非传染性疾病。在南非,暴力和意外伤害导致的死亡和残疾加剧,超过1/4以上的意外伤害死亡是道路交通事故造成的。酗酒也是导致非传染性疾病、意外伤害和传染性疾病的一个重要危险因素。南非居民超重和肥胖问题也不容忽视,大约有一半的成年人不参加运动,2/5的学生不参加足够的体育活动,超过70%的35岁以上女性超重。

南非政府为居民健康的提高做了很多努力,大量资源用于健康和人力资本投资。南非的宪法与时俱进,规定保障居民获得医疗保健和充满活力的公民社会权利。南非政府的目标是在社会团结和公平的原则下,实现国民健康保险全民覆盖,对全民健康保险、医疗服务筹资方式、初级保健和卫生人力资源管理等方面进行改革,确保所有居民健康水平不断提高。

（二）南非参与全球健康治理概况

1994年6月,南非的联合国成员国资格得以恢复,其参与全球健康治理的步伐也随之启动。1994年以来,南非政府在国际社会的帮助下先后推出多项社会经济发展计划,通过建造住房、水、电等设施和提供基础医疗保健服务,改善贫困黑人的生活条件,1997年制定"社会保障白皮书",把扶贫和对老、残、幼的扶助列为社会福利的重点。

南非在制定对外政策时特别注重坚持推广"非洲议程"(the African Agenda),并将其作为对外战略的重点。"非洲议程"相当一部分内容如消除贫困、维护地区安全、强化公共卫生防疫和合理开发利用能源等,都与全球健康治理的议题大相契合。

曼德拉时代,南非全球健康治理实践处于起步阶段。姆贝基总统执政期间,南非执行相对实用和温和的对外政策。这一时期是南非参与全球健康治理的发展阶段。姆贝基总统在曼德拉外交战略的基础上,进一步凸显南非的"发展中国家"和"非洲领袖"地位。近年来,由于经济平稳较快发展,南非的国际地位得到了明显提升,其参与全球健康治理也进入了深层融入阶段。祖马总统对外政策的重要特征是特别重视以中国为代表的新兴经济体国家的崛起,积极与这些国家在全球健康治理体系中协调立场、共同合作,全方位、深层次地参与全球健康治理进程,构成当前南非参与全球健康治理的主要特点。

南非广泛参与多个重要的多边全球健康治理机制,努力提高自身和非洲诉求在国际舞台上的"能见度"。南非更加重视在多边机制中的参与,其表现也很活跃。如在当前最具代表性的多边治理机制中,南非是加入WTO争端解决机制仅有的撒哈拉以南非洲国家,是二十国集团(G20)中唯一的非洲代表,而"金砖国家"中也只有南非一个非洲成员。南非还积极利用多边治理机制平台推动重要国际组织朝着更为照顾非洲及其他发展中国家的方向发展。

南非一方面继续发挥自己在非盟、联合国贸发会议(UNTCAD)、不结盟运动和77国集团等组织中的传统作用,另一方面也日益重视依靠新兴经济体国家的整体力量。早在2003年,南非就参与建立了备受瞩目的"印度-巴西-南非对话论坛"(IBSA),2004年IBSA发表"新德里行动计划",该行动计划涵盖了贸易与运输、基础建设、科学技术和医疗健康等重要领域,远远超越了单纯的全球贸易体系改革范畴。2009年哥本哈根气候变化大会开幕前夕,中国、印度、巴西和南非四个重要的新兴经济体国家就气候变化等议题展开讨论,并在此基础上形成了"基础四国"(BASIC)以协调共同立场。南非巧妙地利用自身在非洲乃至发展中国家的特殊地位,运用长期以来同西方发达国家形成的良好关系,主张务实地通过南北对话推动全球治理进程。2000年至今,南非还相继参与和建立了"南非-欧盟峰会""日本-南非伙伴论坛"等与发达经济体间的双边机制,讨论的内容超越了单纯的经贸领域,囊括了和平与安全、健康、教育培训、犯罪与司法、移民等广泛议题。

总之,南非日益重视全球健康治理问题,积极投入到全球健康治理的多个重点领域,其表现不仅在非洲,甚至在整个发展中国家中都较为突出。南非将自身视为南北方国家之间沟通的桥梁。这种灵活、务实的做法表明,南非对国际治理结构现状和自身能力有着比较清醒和准确的判断,因此有利于其通过与西方发达国家的合作,提升其参与全球健康治理的能力和效率。尽管南非不同时期领导人执政重点略有差异,但总体看,南非参与全球健康治理呈现为一个循序渐进和逐步深入的过程,其在不同历史阶段参与全球健康治理的方式也具有一定的连续性和相关性,对全球健康治理产生了积极的影响。

二、南非参与全球健康治理的模式

(一)南非参与全球健康治理的主体

南非全球健康治理的参与主体包括政府、政府间组织、非国家行为体、半国营机构、私人机构、大学和 NGO 等。政府方面,由于不同时期政府领导人的执政理念不同,其参与全球健康治理的侧重点也有差异。如姆贝基总统执政期间因其对艾滋病问题的认识和态度导致其否定艾滋病的科学解释,批评西方的动机,拒绝其对非洲事务的干预,从而影响了艾滋病防治工作进展。NGO 在南非全球健康治理中发挥了重要的作用,如一个名叫"热爱生活"的 NGO 发起的艾滋病防治项目,以年轻人为主要对象,不仅告诉他们什么是艾滋病、艾滋病的危害,而且给他们指明方向,提供各种选择余地,并发挥他们自己的能量和积极性,改变其行为和生活方式。该组织由比尔和梅琳达·盖茨基金会以及凯撒家庭基金会每年提供 1000 万美元资金,共 5 年,加上政府的资助,总经费每年达 2000 万。该组织以青少年喜闻乐见的形式开展健康教育,尽最大努力满足他们的需要。同时,该组织还开设电话求助热线和青年中心,开展运动、舞蹈、电脑培训和讨论等活动,还发动全方位的公益广告运动,以唤起公众了解性知识和提倡公开讨论。联合国艾滋病规划项目(UNAIDS)主任彼得·皮欧德博士评价它是"世界上最具创造性的青年(教育)项目"。

(二)南非参与全球健康治理的途径

南非全球健康治理主体通过多种途径参与全球健康治理活动,包括新法律框架、公私伙伴关系、国际项目、金融机制、基金会、跨国公司、接受其他国家援助计划、参与双边活动、区域活动、多边组织等。过去几年,美国总统防治艾滋病紧急救援计划(PEPFAR)、全球基金为公共部门进行抗逆转录病毒治疗(antiretroviral therapy,ART)提供了重要的资金支持。南非通过这些途径,不仅积极改善本国居民的健康状况,通过加强免疫接种,倡导运动、不吸烟、不酗酒的良好生活习惯,消除艾滋病、禽流感、疟疾、肺结核等传染病,降低癌症、高血压、糖尿病、心血管疾病等非传染性疾病的发生率,减少暴力、交通事故的发生,而且还注重加强同其他国家合作,交流相关经验,在国际舞台上发出自己的声音,发挥自身的优势,积极投身各种全球健康治理活动。

(三)南非参与全球健康治理的内容

南非参与全球健康治理的涉及面广、内容丰富,包括环境、气候、疾病、药物、烟草、暴力、意外伤害等,主要体现在以下几个方面:

1. 南非积极参加 WHO 或发达国家的援助计划 1989 年,美国疾病控制与预防中心开始在南非工作,南非政府及其他各类组织积极参与,提高南非的公共卫生基础,防止艾滋病病毒传播,为那些已感染艾滋病病毒的患者提供护理和治疗,并加强其实验室能力建设,协助 NGO 和社区组织抵抗艾滋病病毒对健康的危害。2000 年 6 月,美国疾病控制与预防中心在南非设立全球艾滋病项目办公点。2004 年,美国总统推出防治艾滋病紧急救援计划(PEPFAR),疾病控制与预防中心与其他美国政府合作伙伴机构扩张其规模和范围,南非提供了资金和技术支持。

2. 南非积极响应全球艾滋病防治计划并做出了很大贡献 2004 年,南非政府发布一项兼具医学希望与道德风险的医疗法案,旨在通过医疗法案的实施和卫生部门的呼吁,使南非更多的 HIV 阳性孕妇及其新生儿接受治疗,减少 HIV 母婴传播的可能性。研究发现,分娩中的孕妇和出生 72 小时内的新生儿施以单剂量的奈韦拉平或齐多夫定治疗,可使母婴间垂直传播率减少 3% ~ 35%;选用配方奶制品喂养婴儿预防 HIV 感染的效果要好于母乳喂养。根据这些研究成果,WHO 与 UNAIDS 共同建议发展中国家为孕妇提供围生期抗逆转录病毒的短程药物治疗,同时劝告那些 HIV 阳性的妇女尽可能不采取母乳喂养方式。南非政府领导了覆盖全国的艾滋病预防、护理和治疗服务,其规模之大前所未有,提高了其应对公共卫生威胁的能力,也确保了美国和南非政府的长期合作伙伴关系。

3. 南非积极主办国际卫生会议 1997 年,南非德班召开第二届世界家庭医生组织(WONCA)农村卫生世界大会。2000 年 10 月,南非开普敦举行第八届国际 Cochrane 年会,就循证医学基础知识、临床试验、远程学习技巧和技术等专题举办了 40 个小型培训班。2012 年 3 月,南非西开普大学举行首届中非中医药发展论坛,加强了非洲和中国在传统医学和中医方面的合作与交流,促进了中医在非洲国家的发展。2013 年 10 月,南非举行泛非疟疾会议,其公布的研究报告称,南非防治疟疾成效显著,过去 12 年已将疟疾的死亡率减少了 85%,南非政府计划在 2018 年消灭疟疾。

4. 南非与其他国家合作、交流密切 2006 年 6 月,南非和中国两国政府卫生部部长签署了《中华人民共和国政府和南非共和国政府公共卫生和医学科学谅解备忘录》,同时南非卫生部与 WHO 联合主办了非洲传统医药大会。2009 年 4 月,南非卫生部部长荷根来北京参加耐多药/广泛耐药结核病高负担国家部长级会议,与我国时任卫生部部长陈竺交流了两国在结核病、艾滋病等疾病方面的预防控制情况,表示愿意继续在上述领域加强合作,同时表示双方将在国际卫生事务中密切配合,共同努力提高两国人民的健康水平。2013 年 11 月,巴西、俄罗斯、印度、中国和南非的卫生部部长在南非发表声明,同意加强合作,改善结核病药物供应,以及联合研发新药物和疫苗。2014 年 3 月 24 日世界防治结核病日,"金砖国家"再次联合,响应"向 300 万被遗忘的结核病患者伸出援手"的主题。

5. 南非注重积极探索高科技医学 南非是非洲建立远程医疗系统较早的国家。南非移动网络发展速度迅速,是非洲最大的电信市场。南非医学研究理事会发布的《2012 至 2016 年战略计划》中指出,移动医疗已成为远程医疗的重要组成部分。以推进移动健康服务为宗旨的国际机构"移动健康联盟"(mHealth Alliance)已决定 2014 年将总部从美国移至南非,致力于进一步缩小非洲远程医疗同世界其他地区的差距。同时,南非医学研究理事会、斯坦陵布什大学、开普半岛科技大学等机构都在从事对电子健康的研究,夸祖鲁-纳塔尔大学纳尔逊·曼德拉医学院则在 2002 年开设了远程医疗系,培养远程医疗领域高层次专业人才。

(四)南非参与全球健康治理的特点

南非参与全球健康治理的主体很多,而且多种主体之间既相互独立,又相互监督,从而能够更好的实施相关项目;其参与全球健康治理的途径也多种多样,注重多种方式多管齐下,灵活多变,更利于工作的开展;其参与全球健康治理的内容也很全面,多领域健康治理工作同时开展。由于其严峻的居民健康形势、特别是其受艾滋病等问题困扰,加之其与发达国家特别是美国的良好合作关系,南非对全球健康治理越来越重视,其参与度越来越高,发挥的作用也越来越大,在全球健康治理中做出的贡献值得肯定。

第四节 印度尼西亚与全球健康治理

一、印度尼西亚参与全球健康治理的历史

(一)印度尼西亚人口与社会经济状况

印度尼西亚共和国(the Republic of Indonesia,简称印度尼西亚或印尼)位于亚洲东南部,有 17 000多个大小岛屿、数百个民族和 300 多种方言、多种宗教派别和超过 2 亿的庞大人口规模,有"千岛之国"和"赤道翡翠"的美誉,具有良好的经济基础、有利的自然条件和巨大的增长潜力,是重要的新兴经济体和新钻 11 国的代表性国家。

印尼陆海总面积约 507.06 万平方公里,其中陆地面积约 190 万平方公里,2013 年人口总数达到2.38 亿。就领土而言,印尼是世界第七大国;从人口规模而论,印尼仅次于中国、印度、美国,是世界第四大国。印尼地处亚、澳大陆之间,北接马来西亚,南邻澳大利亚,是连接太平洋和印度洋的战略要冲,地理位置十分重要。印尼辽阔的海洋国土蕴藏着丰富的矿产、油气等资源,使其经济发展潜力巨大,不断受到世界关注。

近现代历史上,印尼是反帝反殖民斗争的一面旗帜。16 世纪末,印尼被荷兰殖民者入侵,1942 年被日本占领,1945 年日本投降后爆发"八月革命",宣布独立并成立印度尼西亚共和国。印尼"独立之父"、首任总统苏加诺不仅领导该国实现了民族国家的独立,在国际外交领域也十分活跃。1955 年 4 月,苏加诺联合中国、印度、缅甸等国在万隆召开了具有深远历史意义的第一次亚非会议,使印尼以"新兴力量"的姿态登上世界舞台。1961 年成立不结盟运动和 1967 年成立东盟时,印尼也是重要发起国和领导者。印尼这些杰出的外交成就,为其参与全球健康治理奠定了良好的基础。

20 世纪 60 年代末,印尼经济快速增长。1970—1996 年,印尼年均经济增速达到 6%,跻身中等收入国家,成为"亚洲四小虎"之一。1997 年亚洲金融危机,使印尼经济严重衰退。此后,印尼开始长达十几年的转型之路。1999 年底,印尼经济开始复苏。2008 年国际金融危机爆发后,印尼汲取在亚洲金融危机中的经验教训,展现出良好的"免疫力"和抗压力,政府出台多项经济措施化解危机造成的负面影响,使其保持了较稳定的增长势头,成为东南亚经济发展的一大亮点。2011 年,印尼 GDP 总计 7419.2 万印尼盾,人均 GDP 为 3509 美元。2012 年人均国民总收入 4730 美元,人均卫生总支出 150 美元,卫生总支出占国内生产总值的百分比为 3.0%。

(二)印度尼西亚居民健康状况

1980—1995 年印尼居民平均期望寿命为 60.97 岁,1996—2011 年为 66.71 岁;1995—2011 年医疗卫生总支出占 GDP 的比重为 2.46%;2012 年,印尼平均期望寿命女性为 73 岁,男性为 69 岁,5 岁以下儿童死亡率为 3.1‰,孕产妇死亡率 1.9‰,艾滋病患病率 2.45‰,疟疾发病率 22.78‰,结核患病率 2.97‰。印尼 HDI 世界排名第 90 位,HGDI 世界排名第 83 位。

传染病一直是印度尼西亚发病率和死亡率居高不下的主要原因。据 2006 年全球肺结核控制、监测、规划和融资报告,几乎每天近 300 人死于肺结核,每年估计新增超过 50 万的新病例。在印度尼西亚的许多地区,疟疾仍然是主要的媒介传播疾病,每年大规模暴发登革热和登革出血热。尽管麻风已被消灭,印度尼西亚仍然居于全球负担排名第三。死于禽流感的人数已经超过越南,2006 年的病死率接近75%。经过 10 年的停歇,由于扩大免疫计划的不足,脊髓灰质炎在几个省重新流行。静脉注射毒品的人感染艾滋病病毒的数量从 1999 年的 16% 迅速增长到 2003 年的 43%,目前其艾滋病病毒传播的主要方式是注射毒品。截至 2005 年 12 月,4700 例艾滋病患者(66%)正在接受或已接受抗逆转录病毒治疗。

同时,慢性非传染性疾病成为印度尼西亚的另一大挑战,高发病率不仅限于城市人口,也影响穷人的生活,降低他们的生产能力,因而导致进一步的贫穷。慢性疾病如癌症、心血管疾病、代谢紊乱和烟草依赖,加重了国家的负担,影响了人们的生活。此外,印度尼西亚有积压的 200 万例白内障病例急需解决,否则会导致失明。尽管印度尼西亚采用了 WHO 预防和控制非传染性疾病的策略,但非传染性疾病正在发展成为该国主要的公共卫生问题。

烟草在印度尼西亚的使用率很高,使其成为引起高发病率和死亡率的重要原因。政府就此开发和实施了一个烟草控制项目,并积极为加入《烟草控制 WHO 框架条约》做准备。印度尼西亚许多人存在严重的心理健康问题,这种情况在经历 2004 年 12 月 26 日的海啸后进一步加重,大量人群从轻微的心理问题变成严重的心理障碍。此外,儿童和青少年问题也日益加重,物质滥用、社会动荡、冲突和恐怖主义行为进一步加重了心理健康问题。

环境因素是影响健康的一个重要问题。大量燃烧化石燃料、使用含铅汽油、重大森林火灾严重影响了公共卫生,在通风不畅的室内过度使用生物燃料导致室内空气污染,安全饮用水不足和卫生条件差,导致一些地区家庭污染的危险水平提高。印度尼西亚除了经受海啸、火山和地震等自然灾害外,还遭受一些人为灾害的影响,导致其人口死亡率和伤残率较高。

(三)印度尼西亚参与全球健康治理概况

印度尼西亚是较早积极主动参与全球健康治理活动的国家。随着近几年全球健康治理热潮的来临,印度尼西亚参与健康治理的领域越来越广,参与的方式也越来越多样化。早在 1977 年 1 月,印度尼西亚受日本国际协助事业集团援助建设家畜卫生中心,并且国家家畜卫生防疫机构与日本国际协助事业集团建立了合作关系。1978 年,印度尼西亚政府建立了一个面向 WHO 的委员会,为全球环境监测系统提供大气质量数据,按照 WHO/联合国环境保护规划(WHO/UNEP)的要求,选择一定的城市进行大气质量监测,为全球气候治理做出了贡献。

实现 2000 年消除碘缺乏病是全球共同的战略目标。世界银行从 1993 至 2002 年对印度尼西亚消除碘缺乏病工作进行项目贷款,总额达到 3800 万美元。自 1994 年印度尼西亚总统颁布法律,印度尼西亚积极参与全球防治碘缺乏病工作的开展。作为发展中的新兴经济体国家,印度尼西亚在充分依靠本国力量开展碘缺乏病防治工作的基础上,还加强与各有关国际组织的合作,获取相关信息资源,寻求技术和设备等方面的资助和支持,培养了一批具有一定水平的技术和管理队伍,使其卫生工作能够与国际接轨,从而加快了其消除碘缺乏病工作的进程,并为建立健全和完善碘缺乏病防治工作机制打下坚实的基础。1995 年,全国有 80% 的食盐实行了加碘,每年供应碘盐 60 万~70 万吨(人均年消耗食盐 3kg)。到 1997 年底,该国碘盐合格率为 62%,20% 的碘盐低于 30mg/kg 的国家标准,18% 的食盐为非碘盐。

2000 年 9 月,在联合国千年峰会上,印度尼西亚政府签署了千年宣言,承诺努力实现联合国 MDGs,使国家摆脱贫穷。印度尼西亚在全球卫生倡议关键项目原则的指导下,简化和优先考虑美国支持的卫生工作。实现千年健康发展目标,美国支持印度尼西亚政府、团体和公民社会努力降低儿童死亡率(千年发展目标 4)、改善孕产妇健康(千年发展目标 5)和防治传染病,例如通过对母婴和传染病提高卫生保健服务质量和增加挽救生命的干预措施,达到 2015 年防治 HIV/AIDS 的目标(千年发展目标 6)。扩大医疗研究与科学合作,在全球卫生倡议的进展下,印度尼西亚努力提高研究、收集、记录和应用证据的能力,以此制定卫生政策、进行实践。印度尼西亚也在该倡议支持下,开发和使用创新技术提高诊断和治疗质量,提高对卫生服务的需求。印度尼西亚加强在全球问题上的合作,在地区和全球论坛上就防范、预防和应对传染病的威胁提高领导力,同时在提高全球对传染病的防范和应对上贡献更多的力量。

2003 年,全球基金以及 GAVI 开始提供资金支持印度尼西亚用于特殊项目。全球基金的主要接受者是印度尼西亚卫生部。国家协调机制(CCM)由 39 名成员组成,其中 16 人来自政府部门,16 人来自 NGO、私人部门、学术机构,7 人来自多边或双边组织,负责为全球基金制定建议,监督分配资金的使用。国家协调机制通过论坛这一平台使政府与公民社会及其他机构建立伙伴关系。国家协调机制与其他主体协调活动并分享信息,如国家艾滋病委员会、结核病论坛、结核病专家委员会、疟疾专家委员会。此外,印度尼西亚还积极参与一些国家组织和论坛,如联合国、东盟地区论坛、东亚峰会、亚太经济合作论坛、20 国集团、国际货币基金组织、世界银行和贸易组织等。印度尼西亚就区域和全球关心的问题同各国进行合作,提高自身的国际影响力,以努力减少温室气体排放,提供对国际防核努力的支持,并在全球反恐论坛中担任领导的角色。

2005 年,大量的双边和多边基金用来应对海啸、禽流感和脊髓灰质炎的三重挑战。2006 年,巴西、法国、印度尼西亚、挪威、塞内加尔、南非和泰国的外交部长发起全球卫生与外交政策的行动。2007 年 9 月,德国与印度尼西亚达成世界首个"债务转健康投资"(Debt2Health)协议,免除了该国 5000 万欧元债务,从而促成了一种创新筹款机制的诞生。2010 年 7 月 15 日,印度尼西亚和澳大利亚在雅加达与全球基金组织正式签署协议,该组织将帮助印度尼西亚减少外债,以增加对该国抗击疾病和贫困项目的支持。按照协议,澳大利亚政府将免除印度尼西亚所欠的 7500 万澳元债务。作为回报,印度尼西亚政府必须将减免金额的一半用于全球基金在该国开展的抗击结核病健康援助项目,使"债务转健康投资"机制得以发展。

2013 年,印度尼西亚将在全球卫生外交中发挥更大作用视为其工作重点,在科伦坡举行的全球基金董事会议上,印度尼西亚卫生部长 Nafsian Mboi 成为全球基金主席。受联合国秘书长的委托,印度尼西亚总统苏西洛参与 2015 年后千年发展目标的起草工作,主办亚太经合组织卫生筹资会议,10 月初印度尼西亚在巴厘岛举办一年一度的领导人峰会和工商领导人峰会。所有这些都表明,印度尼西亚在全球健康治理中的参与度越来越高。

二、印度尼西亚参与全球健康治理的模式

(一)印度尼西亚参与全球健康治理的主体

印度尼西亚全球健康治理的参与主体包括政府、非营利性医疗机构、NGO、宗教组织、私营部门、公民社会、双边捐助者、多边捐助者等。各参与主体都有自身的优势,在全球健康治理中发挥着不同的作用。其中,双边捐助者可以绕过政府,资金直接到省、地区政府或 NGO,捐助领域涉及医疗设备的采购、提高艾滋病预防措施、社会医疗保险、卫生信息系统、社区健康和营养;NGO 通过建立跨国网络,传播共同的国际规则和信念,全面地参与全球治理事务。NGO 积极参与相关国际会议,在决策过程中提出许多有价值的咨询意见。通过与联合国建立合作关系,一些 NGO 进一步参与到全球健康治理事务中,联合国也积极吸收 NGO 参与各种工作,并建立了有效的合作机制。在印度尼西亚,近年来一些新生的基层社区行为体在全球健康治理舞台中出现,为全球健康治理开辟了新的治理渠道,成为全球健康治理中不可忽视的重要行为体。

(二)印度尼西亚参与全球健康治理的途径

印度尼西亚通过多种途径参与全球健康治理,如接受其他国家、WHO 等双边或多边援助,参与国际合作项目,参与全球卫生行动等。通过这些途径,印度尼西亚完善其卫生服务设施,提高卫生人员的技术水平,提高居民的健康水平,同时积极参与解决全球性的卫生问题,提高自身应对本国健康危机的能力。此外,印度尼西亚在全球健康治理中还积极为中低收入国家追求公平性,在全球人群健康受到威胁时,坚持所有国家、所有人都有获得治疗的权利,印度尼西亚为此做了很多努力。

(三)印度尼西亚参与全球健康治理的内容

2003 年 SARS 在中国暴发,WHO 高度重视,联合世界各国积极防治 SARS,印度尼西亚也积极参与其中。2003 年 12 月,在印度尼西亚家禽中首次发现一种高致病性 H5N1 流感病毒。2005 年,印度尼西亚报道第一例人感染 H5N1 的病例,到 2007 年底,病例数达 116 例,病死率超过 80%。虽然 H5N1 的病例集中在印度尼西亚,但大范围流行的风险很大。印度尼西亚于 2006 年 8 月对外宣布,由美国亚特兰大疾病预防与控制中心和香港大学公布的 H5N1 基因序列数据需要向世界基因银行(GeneBank)进行备案;同时,停止与 WHO 合作中心转送样本物的合作,H5N1 的诊断和确认由印度尼西亚本国进行。印度尼西亚将在本国收集到的病毒样本统一划归卫生部专属实验室管辖,由来自埃杰曼学院的科学家进行基因检测和分析。印度尼西亚卫生部部长西蒂指出:"我们有能力自行检测 H5N1 病毒菌株。"不过,印度尼西亚并没有完全断绝与 WHO 合作中心的合作,在鉴别确认新型流感病毒及相关数据分析方面,疫苗生产所需的基因片段分析等方面,印度尼西亚仍然保持着同 WHO 合作中心的工作联系。

2007 年 1 月,印度尼西亚正式对外宣布中止所有与 WHO 关于流感病毒样本的合作,并对全球流感监测网络(global influenza surveillance network,GISN)失去基本的信任。印度尼西亚的这一举动,引来国际社会的强烈不满。印度尼西亚之所以停止与 GISN 分享病毒样本,原因是澳大利亚药厂在没有告知并获得印度尼西亚同意的情况下使用印度尼西亚向 GISN 提供的 H5N1 流感病毒菌株生产流感疫苗。印度尼西亚在得知该情况下,立即停止向 GISN 提供流感病毒样本。印度尼西亚的这一行为,几乎使全球应对流感大流行工作陷入停顿。然而,许多发展中国家对印度尼西亚的这一主张和行动表示支持。

2007 年 3 月 26 日至 27 日,印度尼西亚与 32 国在雅加达召开"共享禽流感病毒及由此产生的利益的负责做法高级别技术会议",会议发布《雅加达宣言》,要求各国公平地共享有关禽流感信息,以应对全球流感威胁。以印度尼西亚为首的发展中国家对延续 52 年、陈旧的病毒样本共享机制非常不满,借此次禽流感人间大流行来挑战不合理的国际机制,并意图在该问题上建立新的国际秩序。印度尼西亚总统苏西洛在 2007 年 3 月 28 日举行的多国部长级会议中表示:"在禽流感全球应对战略中需建立一个平等的新型机制。所有国家都有权平等地发展自己应对疾病的能力以及保护本国公民免受传染病威胁的能力。"印度尼西亚卫生部传染病总干事在 2007 年 5 月第 60 届世界卫生大会中依据《雅加达宣言》代表 20 多个发展中国家发言指出:"流感疫苗对发展中国家应对全球禽流感来说是至关重要,我们已向大会提交一份决议,因为印度尼西亚认为现行的制度对发展中国家非常不公平。发展中国家自愿提供病

毒样本,WHO 合作中心和授权实验室应该发挥善良管理人的责任,捍卫其自身道德为全球人类,而不是为了商业目的而服务……因此,我们的目标是在诊断材料、疫苗提供生产技术授权证上建立一套透明、公平、公正的合作机制。"非盟也援引世界卫生大会 WHO60.28 号决议精神,提出建立公平、平等、透明的国际机制:"国际上及时分享流感病毒的重要性,以及具体、有效、可操作和透明的国际机制对公正和公平利益分享的必要性。"印度尼西亚提出,因为认识到发展中国家能力有限,并面临着各种经济财政和行政制约,因此急需加强公共卫生核心能力;大流行前和大流行性疫苗全球储备的分发必须优先注重发展中国家,尤其是受影响的国家及其地理上的邻近地区;同时,利益分享必须具体、明确,并能提供给发展中国家。虽然印度尼西亚在 2007 年 3 月与 WHO 发表声明将立即继续共享 H5N1 型流感病毒样本,但实际上印度尼西亚并没有完全履行它的这一承诺。2007 年 8 月,迫于国际社会的压力和政治方面的考量,印度尼西亚决定向美国亚特兰大 WHO 合作中心实验室转送 2 个 H5N1 样本进行"风险评估"。印度尼西亚甚至对 WHO 合作中心实验室的合法性提出质疑:首先,WHO 合作中心和授权实验室的遴选机制不够透明,WHO 的授权未经成员国的同意;其次,全部流感合作中心和授权实验室都在发达工业化国家或发达地区;再次,这些实验室的称谓经常变更,没有公信力。因此,到 2010 年世界卫生大会前夕,印度尼西亚还在呼吁病毒分享方案上的公平性和透明性。

(四)印度尼西亚参与全球健康治理的特点

印度尼西亚参与健康治理的突出特点是,该国十分注重全球健康治理主体间的平等与全球健康治理的公平性,并勇于为发展中国家努力争取相关权益。面对国际社会的诸多压力,印度尼西亚敢于挑战权威,积极推动有关国际条约、制度的公平性与透明性,为中低收入国家谋求福利。另外,印度尼西亚参与全球健康治理的主体除政府外,也来自多个领域。在全球健康治理过程中,这些主体通过接受援助、参加国际合作项目、参与全球卫生行动等途径,灵活、多样地参与到全球健康治理活动之中,不仅有利于提高本国的健康治理能力,也推动了全球健康治理的良性发展。

（杨善发　桂　成　崔汪汪）

💬 关键术语

金砖国家(BRICS)

强制许可(compulsory licensing)

债务转健康投资(Debt2Health)

新兴经济体(emerging economies)

基因银行(GeneBank)

全球流感监测网络(global influenza surveillance network,GISN)

健康外交(health diplomacy)

医疗旅游(medical tourism)

移动健康联盟(mHealth Alliance)

新钻 11 国(Next-11,N-11)

奥斯陆部长级宣言(Oslo Ministerial Declaration)

非洲议程(the African Agenda)

全球卫生工作者联盟(the Global Health Workforce Alliance,GHWA)

千年发展目标(the Millennium Development Goals,MDGs)

👁 思考题

1. 如何看待巴西在艾滋病疫情防制和解决必要药品获得方面的经验? 它对其他受艾滋病困扰的国家有何启发与借鉴意义?

2. 根据本章第二节的内容与案例,你是如何看待医疗旅游对全球健康治理的影响的? 它对全球健康治理有何积极意义与现实挑战?

参 考 文 献

1. Cooper AF,Kirton JJ,Schrecker T. 全球健康管理——挑战、应对和创新. 邓洪,王中立,译. 成都:四川大学出版社,2009.

2. 马克·扎克,塔尼亚·科菲. 因病相连:卫生治理与全球政治. 晋继勇,译. 杭州:浙江大学出版社,2011.

3. Low-Beer D. 创新卫生伙伴关系——多元化的外交. 郭岩,译. 北京:北京大学医学出版社,2014.

4. Rosskam E,Kickbusch I. 全球卫生谈判与导航-全球卫生外交案例研究. 郭岩,译. 北京:北京大学医学出版社,2014.

5. Roberts MJ,Hsiao W,Berman P,et al. Getting health reform right:a guide to improving performance and equity. New York:Oxford University Press,2004.

6. Buse K,Hein W,Drager N. Making sense of global health governance—a policy perspective. Basingstoke:Palgrave Macmillan, 2009.

7. Policyinitiatives H. Brazil and Russia's engagement in global health. Council on Foreign Relations,2012. http://www.cfr.org/world/brazil-russias-engagement-global-health/p35179.

8. Dubochet L. Understanding India's Global Engagements:Some key issues and entry points for an inclusive development agenda. Oxfam India, 2011. https://www.oxfamindia.org/sites/default/files/X% 20Understanding% 20Indias% 20Global% 20Engagements.pdf.

9. Upton M. Rethinking global health governance:South African biotechnology initiatives and civil society networks building resilience against AIDS epidemics. EADI-DSA 2011 Conference,2011.

10. Irwin R. Indonesia,H5N1,and Global Health Diplomacy. Global Health Governance,2010,3(2). http://www.ghgj.org.

第五章 联合国健康相关机构与全球健康治理

学习目标

通过本章的学习,你应该能够:

掌握 联合国六大健康相关机构的名称、工作目标,及其如何参与全球健康治理,以及各自开展的主要项目或活动。

熟悉 健康4+的运行模式和特点。

了解 健康4+机构的主要工作方式。

联合国千年发展目标共有8项子目标,其中3项都与人类健康有直接关系,可见健康与人类社会发展有着密不可分的联系。随着全球的经济发展,同过去相比,人类的健康已经有了很大的提高。但是无论民族、肤色、语言还是宗教信仰有多大差异,妇女和儿童的健康始终是体现本民族健康最重要的部分,没有健康的母亲,就不会有健康的儿童;没有健康的儿童,就不会有健康的民族,更不会有全人类的健康。然而,由于全球不同地区、不同国家的发展不均衡,妇女和儿童健康的状况差别很大,这种差别不仅会影响到各国的健康水平,也会加剧地区、国家之间的发展不均衡。因此,千年发展目标将提升妇女平等权利、降低儿童死亡率和改善产妇保健作为全球共同追求的目标。由于各国利用和管理卫生资源的能力是不同的,为了更好地在全球范围内推动这一目标的实现,就需要建立一个全球性的平台来组织、整合以及协调各种资源,通过全球健康治理的模式促进全球健康的发展。

第一节 健康4+

一、健康4+基本概念

健康4+是一种典型的全球健康治理的伙伴关系,其主要目的是通过建立一个协调相关国际机构的平台,整合各个国家的资源来改善妇女、儿童的健康状况。该伙伴关系由六大联合国机构组成,分别是联合国艾滋病规划署(UNAIDS)、联合国人口基金会(UNFPA)、联合国儿童基金会(UNICEF)、联合国妇女署(UN Women)、世界卫生组织(WHO)和世界银行(WB)。这些机构都是联合国秘书长倡导的妇女和儿童健康全球战略的领先技术合作伙伴。由于健康4+所涉及的机构最大限度地覆盖了低收入/高负担国家(即疾病负担高的国家),因此这些机构为促进国际战略承诺的实现,一直致力于为各个国家的健康计划提供以公平为基础的、综合性的支持。

从2008年9月起,健康4+的几大机构已经为各国制定了包括生殖健康、孕产妇健康和新生儿健康的联合支持计划。这一支持计划着眼于推进千年发展目标(the Millennium Development Goals,MDGs)的目标4(降低儿童死亡率)和目标5(改善孕产妇健康),如果可能的话,也涉及目标6(防治HIV/AIDS、疟疾和其他疾病)和目标3(促进性别平等和赋予妇女权利)。该计划同时涉及如何与国家团队进行合作,怎样在实现这些计划的过程中找出差距,如何制订行动方案以及提供协调的技术支持。在2010年全球战略推出以后,支持计划的范围被扩展到儿童健康方面,同时将重点放在帮助各国实现他们对战略的承诺。

为了确保国际战略的承诺能够被实现,在改善健康产出和资源的前提下,国际社会还专门成立了关注妇女和儿童健康的信息及问责委员会(Commission on Information and Accountability,COIA),为全球报告、监督和问责妇女、儿童健康问题提供了一个框架。在其名为《遵守诺言,测量结果》的报告中,委员会提出了10项建议,通过建立有效机制来跟踪对妇女和儿童的捐款是否及时到位、资源的利用是否有效和透明以及是否实现了想要的结果。

为了保证能够持续达到生殖健康、孕产妇健康、新生儿健康、儿童健康和青少年健康(reproductive,maternal,newborn,child and adolescent health,RMNCAH)的这些目标,从2012年起,陆续形成了其他一些举措,包括高负担国家倡议、成立联合国妇女和儿童救生用品委员会、家庭计划2020,以及更新承诺计划。

所有这些新形成的举措和纲领对健康4+未来的工作计划都会产生影响。正因为健康4+平台是帮助各国实现他们对全球战略(也被称为"每一个妇女、每一个孩子")的承诺的技术支持,它的所有的相关机构都在国家层面上参与了这些举措。这些活动被纳入并整合到健康4+的工作平台当中,充分发挥每个机构各自的优势,以此来加快千年发展目标3、4、5、6的实现。

二、健康4+的健康治理范围与内容

(一)健康4+的健康治理范围

健康4+的六个合作组织将其特有的专长分别运用到生殖健康、孕产妇健康、新生儿健康和儿童健康的领域当中。利用每一个合作组织的优势和能力形成的整体力量;同时健康4+的协同性促使了开展协调工作的可能性,并大大简化了工作程序,这样给国家层面的计划的实现带来了更大的影响,对还没有如期实现千年发展目标4和5的国家也产生了积极的推动作用。

解决孕产妇、新生儿和儿童死亡率和发病率问题是健康4+使命的一部分,健康4+的工作就要解决这些问题的根源,包括性别不平等、对女孩接受教育和童婚的低关注,同时健康4+也要确保通过消除母婴传播来获得与HIV/AIDS项目实施的联系。因此,健康4+的工作也与千年发展目标3(促进性别平等和赋予妇女权利)和目标6(防治HIV/AIDS、疟疾和其他疾病)相关。

(二)健康治理项目及内容

1. 评估各国对生殖、妇女、新生儿和儿童健康(reproductive,maternal,newborn and child health,RMNCH)项目的需求并甄别瓶颈因素　健康4+针对RMNCH的需求评估主要集中在以下几个方面:孕产妇、新生儿、儿童、青少年、整体情况、性别、计划生育和性传播疾病。

根据2013年健康4+的调查,可以看到所有持续照料领域都被健康4+的国家团队所覆盖。在大多数情况下,需求评估主要在计划生育(24个国家)和孕产妇健康(23个国家)两个领域进行。对新生儿健康的评估是从2012年开始的,这与全球开始重视这一过去被忽略领域的时间基本吻合。

法国穆斯科卡基金和加拿大国际发展署(Canadian International Development Agency,CIDA)对14个国家开展了对影响其RMNCH项目开展的瓶颈因素的调查分析,认为急诊产科护理、计划生育评估、服务可获得性反应评估和助产士评估是几个关键的影响因素。

2. 建立以循证为基础的RMNCH项目,并测算相关成本　健康4+通过与不同的国际机构、国家建立合作关系,不断开展各种各样的RMNCN项目。例如,健康4+与WHO东地中海区的国家合作发起了一个加速实现千年发展计划目标4和5的计划,重点是帮扶该区域的10个高负担国家逐步建立RMNCH卫生项目。

2013年1月,在阿联酋的迪拜召开的题为"拯救母亲和儿童生命:挑战升级"的高级会议,10国的卫生部长、22个国家的高级官员和相关人士共150多人参加,并发表了《迪拜宣言》。根据《迪拜宣言》,各国都表示愿意致力于发展和构建妇幼卫生计划,采取有效措施加强卫生服务体系建设,调动国内和国外的各种资源来强化本国的卫生融资机制。

对于所有的参与国,有两个前提是必须要考虑的:①快速实施RMNCH项目。当RMNCH项目的覆盖率同目前相比已经有明显增加,需要对这种方式作对未来潜在影响的评估。从目前到2015年的发展趋势看,大多数干预措施都能够实现覆盖人口率翻倍。②实现千年发展目标。第二个前提与实现

RMNCH 项目的全民覆盖(覆盖率达到95%)相关联,评价这样做的可能发生的成本和产生的政策影响。通过建立覆盖率的预测模型,尽可能预测需要达到千年发展目标4和5所需的投入。

健康4+不断帮助各国发展和完善他们的相关计划和战略。2013年健康4+的调查显示,一些领域的持续护理计划已经制订完成,健康4+的合作机构已经更进一步到为成本评估提供相关技术和知识。在 WHO 的非洲区,健康4+的合作国家开始运用循证的方法来设计卫生项目,并运用成本测量工具来测算项目可能的成本,比如联合国跨机构工作组开发的"合作国家开始运用循证成本计算工具。

在一些已经开展项目的国家初步取得成果。塞拉利昂于2012年发起了生殖、新生儿和儿童健康战略;在刚果民主共和国,健康4+/CIDA 推动该国的省政府为孕产妇、新生儿和儿童健康制定政府财政预算,增加投入,同时刚果民主共和国也打算增加对改善孕产妇、新生儿和儿童的预算;尼日尔和多哥已经开展了对妇女和儿童卫生服务取消按项目付费的成本-效益评估;贝宁和多哥正在探索在社区卫生服务中心,使用按绩效付费的方式来管理和提高资源的可获得性和服务质量。

3. 扩大优质 RMNCH 项目的推广　健康4+发起或者支持的大多数项目都是以扩大和提升项目的质量为目标,因为项目质量对项目最终所能获得的效果有着不可忽视的影响。一些国家陆续开展了提高服务质量的活动(表5-1)。

表5-1　各国开展提高 RMNCH 项目质量的活动

开展领域	项目名称/内容	开展国家
孕产妇健康	提高产科急诊护理的质量和有效性	乍得、尼日尔、刚果民主共和国、赞比亚、布基纳法索
	通过手机提醒孕妇和新生儿母亲到社区接受后续服务	赞比亚
新生儿健康	培训社区工作人员为新生儿做上门服务	布基纳法索、刚果民主共和国、赞比亚
儿童健康	"一周"儿童生存运动	贝宁
	新生儿和儿童疾病的整体管理项目	几内亚
	在旱季开展"地毯式"营养补充计划	乍得
	在营养周,为400万儿童服用维生素 A	马里
计划生育	社区卫生服务机构在目标地区发放计划生育用品	刚果民主共和国
	新增了1000名妇女使用长期避孕用品	几内亚

4. 加强 RMNCH 项目的采购和供应系统建设　2012年10月,急救商品推荐委员会和阿布贾会议达成共识,认为加强采购和供应系统才是推动 RMNCH 项目开展的至关重要的环节,健康4+为相关国家开展强化采购供应系统的活动提供了技术支持。

法国穆斯科卡基金从一开始就认识到了采购供应的重要性,成为推动国家发展 RMNCH 项目物流管理的重要力量,在一些领域已经初见成效:①在象牙海岸、几内亚、马里、塞内加尔和多哥已经更新了国家基本药物中涉及 RMNCH 项目的供应物品;②在布基纳法索和刚果民主共和国已经形成了 RMNCH 商品供应的采购战略计划;在象牙海岸、刚果民主共和国等国家,治疗协议做了相应调整,训练药剂人员合理使用基本药物;③帮助七个国家评估和更新基本药物目录;④塞拉利昂的"免费卫生保健行动"是解决医疗用品的采购、供应、后勤和分配的主要机制,目前已着手解决该行动面临的供应、采购和监测遇到的问题;关于使用手机实时监测避孕和急救药品库存的建议也已完成;⑤在布基纳法索,在健康4+的扶持下,所有的卫生机构都配备了针对 HIV 感染早期诊断的快速检测设备,以预防 HIV 在母婴之间的传播。

5. 解决卫生工作者的迫切需求　在健康4+的国家合作层面,发展和提高对卫生从业人员的管理是贯穿到所有健康4+的行动规划中的,由联合国人口基金会牵头的高负担国家行动计划将这一工作纳入更广泛的卫生系统框架下。有些国家已经对本国的助产士现状作了详尽分析,并作了加快未来发展的规划。培养骨干和社区卫生人员是健康 4 + 合作项目最为突出的活动之一,这种在卫生部门和其他机构之间合作的项目减少了项目的重复建设,并且增加了各种活动之间的协调性。尽管在卫生服务开展中进行培训,是解决工作时人手短缺和弥补知识的最重要方法,但健康 4 + 更注重编写培训大纲、对培训人员进行培训和进入卫生工作前的培训。

经过多方努力,在人力资源的建设方面已经取得一些效果:①刚果民主共和国和赞比亚的助产士在预培训和服务中的能力得到加强,并有相应的物流供应保障;②贝宁、象牙海岸、马里和多哥致力于发展社区卫生人员的能力,使其能够在社区开展 RMNCH 项目;③赞比亚招募退休的助产士到没有助产服务能力的地区工作;④乍得、几内亚和多哥允许针对 RMNCH 项目招募助产士和社区工作人员。

6. 重点帮扶弱势群体获得服务　健康 4 + 的合作项目努力要解决的是需方获得服务难的问题。2013 年的服务调查是一个了解青少年健康为何重要以及在哪些方面需要突出的良好开端。大多数新的改革方式都涉及了社会关系(类似男女之间)的重新调整,从而减少来自社会的、经济的和文化方面的就医障碍。例如布基纳法索开办了"先生学校",让男人更多地参与到计划生育项目中;赞比亚通过国家电视台发起社区运动来提升公众对阻断 HIV 母婴传播、儿童艾滋病照顾、支持和治疗的了解,在每个区配备了安全母亲行动组销售社区计划生育用品,当地的领导和社区的负责人会参加相关的碰头会。

性别问题也是健康 4 + 要重点解决的问题之一。针对 RMNCH 项目,在联合国妇女署的支持下,一些国家已经开始采取行动来缩小因性别差异而带来的不公平。比如以肥皂剧的方式来宣传产妇安全、计划生育、性别、免疫,建立男性倡议组(如同行教育家网络)和社区健康组来推动传统宗教领袖参与到提高性健康和生殖健康的技术政策对话中,减少性别暴力。

7. 加强监督和评价系统建设,并使之与当地的卫生政策相衔接　在信息和问责委员会(COIA)的建议基础上,健康 4 + 将监督评价机制作为追踪进度和提升责任的重要手段,评价的核心指标包括对项目的影响力和结果进行评价,这些指标与千年发展目标(MDGs)和 COIA 推荐的指标是保持一致的。

健康 4 + 的全球监督评价组成立于 2011 年 11 月,健康 4 + 的执委会和其他相关机构任命评估负责点,支持各国开展 RMNCH 项目的监测、进度追踪和评价。以加拿大国际发展署发起的健康 4 + / 行动计划为例,监督评价组开展工作的方式包括:①国家层面的评估联系点负责联系和安排整个国家层面的评价工作;②联合国健康 4 + 相关机构的联系点负责协调项目评估的实施;③咨询专家、国家机构和合作单位负责收集数据完善整体评估计划,监督过程和实施干预;④外部机构负责中期和末期的项目独立评审。

在监督评估和回顾工作方面,所有涉及的国家都直接或间接地获得了健康 4 + 全球基金的技术援助,大多数国家的重点评估方法都已确定,国家监测评价机构负责监督基金的运行情况。2012 年 10 月,加拿大国际发展署在赞比亚组建了工作站来建立一个普适的评估监测框架。

（三）健康 4 + 的协作

由于健康 4 + 的参与组织具有的相对优势、核心专业技术和经验,以及整合资源的能力,它们的联合行动能够更好地帮助各国改善妇女儿童健康(RMNCH)。开展的工作包括努力实现生殖健康的全面可及和推动落后最多的千年发展目标(MDGs)的实现。虽然健康 4 + 和各个层面的国家都有合作,但它们还是愿意以更正式的方式与那些妇女和五岁以下儿童死亡率极高的国家进行合作。这些国家通常具有如下的特点:①这些国家在占全球发病率和患病率 98% 的 75 个国家中,具有明确的寻求外部支援的需求;②这些国家已经开始着手改善妇女、儿童及青少年健康;③健康 4 + 的各伙伴组织与这些国家的政府有很强的合作关系;④来自健康 4 + 的支持能够被整合到已有的项目中,并能对资金和项目形成有效补充,这些资金和项目包括全球健康 4 + 基金、CIDA、瑞典国际发展署(Swedish International Development Agency,SIDA)和法国的穆斯科卡基金会。

1. 健康 4 + 在国际层面上的协作　在国际层面上,健康 4 + 通过技术指导、国际倡议和联系、推动健康 4 + 年度计划的实施、全球资源调度等方式来实现工作上的协作。

在技术指导方面,健康4+会针对各国的卫生方案提供专家咨询,也会为健康4+的出资方和私立合作者提供的项目规划提出技术建议;不仅如此,健康4+还积极地参加全球的相关论坛,与学术界、私立部门和其他全球行动组织共同分享信息和经验,举办地区级或国家级的培训班为工作计划提供更为合理的技术支持。

国际倡议和联系有助于增进全球对健康4+活动的了解,并推动对联合国秘书长的全球战略计划和"每个妇女每个儿童"的支持。健康4+的对外联络小组负责对外宣传健康4+以及所开展的活动,并建立了相关网站来宣传健康4+的活动。

在全球范围内,健康4+要保证其工作方案的实施、监督和评价,并且从技术上支持参与国的工作开展。

在资源调度方面,健康4+的合作关系中有专门针对RMNCH的部门,并已得到了几个资助方在政治和经济方面的支持,比如CIDA资助的一个为期五年(2011—2016)的5000万美元的项目,推动非洲五国实现全球战略计划;SIDA则出资5200万美元,计划三年内在另外六个非洲国家实现全球战略。Johnson & Johnson是第一个、目前也是唯一一个私立资助机构,这家公司拿出400万美元资助UNFPA和WHO在坦桑尼亚、埃塞俄比亚开展RMNCH人力资源培训和培训大纲的编写。

2. 健康4+在国家层面上的协作 健康4+机构在国家层面上的工作主要仍然以该国国家健康计划为开展工作的指导,通过与各国的相关部门协调,共同致力于加强国家卫生系统。与此同时,重点关注国家健康计划中RMNCH部分的发展、成本测算和融资。具体行动包括:对于已经在国家层面开展的重要合作项目,健康4+会支持和(或)加强同这些国家的联系,比如已经在消除艾滋病病毒母婴传播(Elimination of mother-to-child transmission of HIV/AIDS, EMTCT)的全球计划名单上的国家和遏制疟疾伙伴关系的成员国,如果跨国卫生伙伴关系在国家之间已存在时,要确保RMNCH计划与之一致;在已有RMNCH资金支持项目和行动计划基础上开展工作,其中包括催化倡议、孕产妇健康主题基金、基于结果的融资框架和2020家庭计划。

除了积极支持国家的健康计划并推动现有计划的开展外,在国家层面上,健康4+会选出一个相对合适的机构,比如联合国驻所在国的代理机构,作为在该国的代理,全面负责重点项目的开展。通常,已有国际合作经验的国家会被优先选出来。

超过50%的国家工作组是在2010年以后建立的(图5-1)。从图5-2可以看出,WHO、UNICEF、UNFPA一直非常积极地参与到各个国家层面的队伍中,尤其是WHO更是参与到了所有国家工作组中,联合国国际发展署、WB和UN Women也在努力地跟进参与到各个国家的工作组。

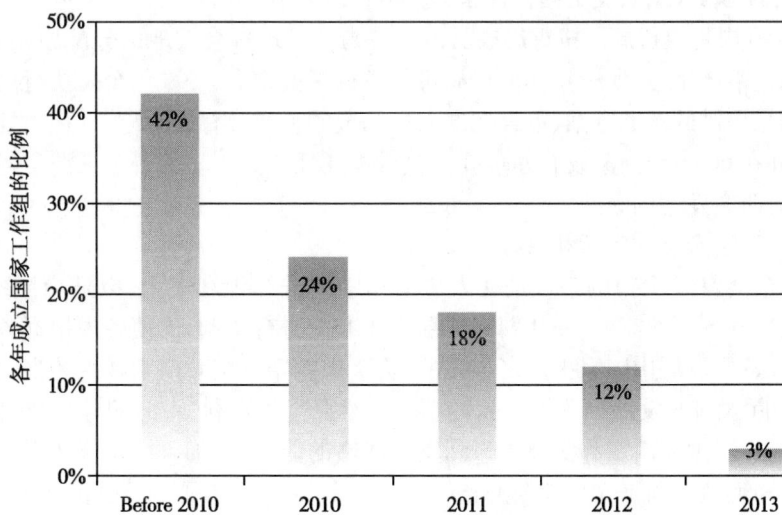

图5-1 不同年度健康4+国家工作组成立的比例

摘自:World Health Organization, UNICEF, UNAIDS, et al. The H4+ partnership joint country support to improve women's and children's health: progress report 2013. Geneva: World Health Organization, 2014

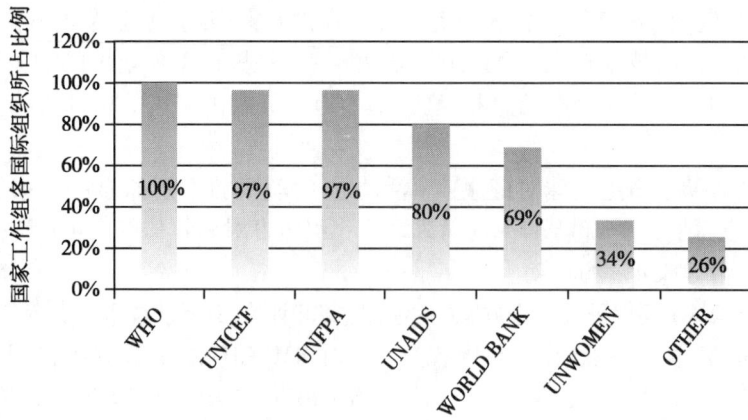

图 5-2 健康 4 + 国家工作组各国际组织所占的比例

摘自：World Health Organization, UNICEF, UNAIDS, et al. The H4 + partnership joint country support to improve women's and children's health: progress report 2013. Geneva: World Health Organization, 2014

各国建立健康 4 + 国家工作组的程序是不一样的,反映出各国在组织该方面工作的差异。

第二节 联合国人口基金会与全球健康治理

一、联合国人口基金会概述

(一) 联合国人口基金会的建立

联合国人口基金会(UNFPA)直属于联合国大会,于 1969 年开始正式运作,主要职责是帮助发展中国家解决人口问题,是人口问题援助方面最大的国际组织。对发展中国家援助的大约有四分之一是通过 UNFPA 完成的。

1966 年联合国大会通过一项决议,促请联合国系统的组织在人口方面提供技术援助。1967 年联合国秘书长设立人口活动信托基金,1969 年定名为联合国人口活动基金会,1979 年成为联大附属机构。1987 年大会决定改名为 UNFPA,英文缩写保留,总部设在纽约。

UNFPA 的领导机构是执行局。执行局成员由经济与社会理事会按地区分配原则和主要捐款国、受援国的代表性原则选举产生,任期三年。执行局每年举行三次常会、一次年会。执行局负责审核批准人口基金向发展中国家提供的援助方案、审查批准人口基金的行政、财务预算等。秘书处在执行主任领导下处理日常事务,并在 60 多个国家设有办事处。执行主任任期 5 年。其资金来源于各国政府的自愿捐款,其中大部分来自西方发达国家。

(二) 联合国人口基金会的宗旨和目标

联合国人口基金会(UNFPA)的宗旨是在人口活动中增进知识和能力,以适应国家、区域和全世界在人口活动和计划生育方面的需要;在计划和规划工作方面进行协调,促使各国根据各自计划寻找解决人口问题的可行办法;向发展中国家提供资金援助、资金来源于各国政府和私人的捐款。

UNFPA 倡导国际人口与发展会议的目标,包括:生殖卫生和权利、寿命的延长、更低的母婴死亡率、教育中的性别平等、加强国家制定和实施人口和发展战略的能力、增加人口发展所需的资源。

促进生殖健康和生殖权利是人口基金的核心使命。其活动的开展主要是保证下列目标的实现:降低孕产妇死亡率、青春期生育率、艾滋病病毒在青年人当中的流行率、五岁以下儿童死亡率,满足计划生育方面未得到满足的需要。多年筹资框架通过三项成果来实现这些目标:创造有利于生殖健康和生殖权利的政策环境;提供全面的性健康和生殖健康服务;满足性健康和生殖健康需求。

(三) 联合国人口基金会发展的必要性

每个人都享有生殖健康的权利,这是拥有健康孩子、亲密关系和幸福家庭的基础。UNFPA 就是为了建立一个美好的人类世界而成立的,引导全世界关注生殖健康和孕产妇健康,避免任何情况下的意外怀孕,保证每一个婴儿的出生安全,使每一个年轻人都能茁壮成长。UNFPA 为女性和年轻人享有健康和具有活力的生活创造更多的可能性。

自从 UNFPA 于 1969 年创立以来,妇女死于妊娠并发症或分娩的情况,无论是在数量和比例上都降低了一半。家庭规模变得更小也更健康,年轻人比以往任何时候得到了更多的关心,并拥有了更多的话语权。

但是仍然有太多问题存在。全球有近 10 亿人还处于极度贫困当中,在发展中国家,生殖健康问题是导致妇女死亡和残疾的首要原因;年轻人因为艾滋病病毒感染和意外怀孕,面临着极高的生存风险。超过 1 亿女孩面临着童婚和其他伤害行为,如女性生殖器官先天残疾或被切割。

所以还需要开展很多工作才能保证所有人都能够享有最基本的人权,包括那些生活中最隐私和最基本的方面。

目前,生殖健康对发展的重要性已经得到了国际社会的高度认同。在 2005 世界峰会上,各国领导人对生殖健康的普遍可得性作为一个目标添加到千年发展目标框架当中。UNFPA 已经充分致力于动员各界支持和扩大努力,使生殖健康在 2015 年成为现实。UNFPA 在各国提出请求时提供帮助,尽管国际社会已一致认同关注人口和发展问题的重要性,但具体措施仍由每个国家自行决定。

二、联合国人口基金会参与全球健康治理的运作模式

联合国人口基金会(UNFPA)致力于世界人权的进步,人人享有平等的权利和保护是 UNFPA 的基本工作,也是其工作的方向。

强调女性和男性个人权利,是国际人口与发展大会(International Conference on Population and Development,ICPD)行动纲领的主要支撑,该行动纲领也是 UNFPA 所参照的指南。ICPD 对人权的强调使人口政策和行动的方向从过去仅仅关注数字转变为关注个体生命。在 ICPD 的行动纲领——也称为开罗共识中,重申了国际公认的人权标准在人口和发展计划所有方面的应用。

目前约有 150 个国家、约占世界人口的 80% 的人群,在生活方面得到了 UNFPA 的帮助。UNFPA 是这些国家推动人口状况改善的重要力量。通过与政府工作和其他联合国机构、民间社会团体、私人部门的合作,UNFPA 使数以百万计的人民的生活切实发生了改变,特别是那些最需要帮助的人。

(一) 技术指导

UNFPA 现在所做的事,是预测和应对来自未来的挑战。为了实现给各国提出的承诺,他们帮助各国运用人口数据来评估和预测需求,监测进展和存在的差距,并为在这一领域共同工作的伙伴提供技术指导和培训,以提高他们在这一领域的能力,在完成这些工作的同时,努力保证生殖健康和妇女与年轻人的权利始终被放在工作的中心位置。

以 1994 年国际人口与发展大会(ICPD)制定的行动纲领和千年发展目标为指导,UNFPA 通过与政府、民间社会团体以及其他机构合作来共同完成使命。ICPD 在 2014 年 2 月发布的"后 2014 全球报告",显示了已经取得的进展,并提出了尚待完成的重要工作。在报告中提出的这些行动建议对于如何实现 ICPD 行动目标,以及如何与后 2015 年发展规划保持一致。

虽然全球经济状况并不稳定,争取援助也面临诸多竞争,UNFPA 在 2012 年的总收入仍达到了 9814 万美元的新纪录。这一数字包括 4375 万美元的自愿捐款(核心来源)、5031 万美元的专项资金(非核心来源)和 408 万美元的其他收入。

(二) 通过政策和立法影响生殖权利的保护

UNFPA 在保护生殖权利方面最有效的方法之一就是通过影响政策和立法。例如,基金会通过与国会议员紧密合作,努力提出相关倡议,使人们意识到生殖的权利,以及在国际人口与发展大会上设立的其他目标。在危地马拉,人口基金会帮助利益相关者达成广泛的共识,通过一项开创性的法案,为妇女和她们的家庭带来更好的健康。其他方面,例如在厄瓜多尔,UNFPA 帮助实现现有的保护政治权利的法律的依从性。UNFPA 通过人道主义反映的努力和在战后重建、恢复、和平建设中对它们的制度化,越

来越积极地参与保护生殖权利,正如所呼吁的联合国安理会 1325 号决议。

UNFPA 还通过促进课程改革、培训较好师资等战略,以帮助改善基本教育的质量。UNFPA 做了大量宣传,设法将妇女和女童教育问题提出作为国际和国家议程上面的优先事项。人口教育在 20 世纪 60 年代末期开始成为联合国人口基金方案援助工作的一项主要领域,一直到今日,仍然同联合国教科文组织以及其他联合国机构和国家伙伴合作,把人口基金方案援助作为世界上 90 多个国家的教育方案的一个主要环节。人口基金对全民教育所做的贡献包括在国家层面进行校内和校外活动、宣传妇女和女童平等享受基本教育等。人口基金还设法改善教育的质量,促进课程的改革,把成年人和未成年人的生殖健康、人口和家庭生活教育、防制 HIV/AIDS、培训生活技能、同龄相互教育、对性别问题敏感的训练、安全教育等题目纳入课程,成为学校教学的内容。人口基金还提倡较有效的教学方法,编制有关的教材,帮助伙伴国改善师资培训,确保教育能同人口基金的方案相互配合。所有这些工作都是要设法提高教育的质量,使教育更能切合当今的现实。此外,还在全球、区域和国家各层面之间进行机构间合作,支助《联合国女童教育倡议》、联合国扫盲十年等全球性的行动。

三、案例分析

赞比亚,卢库卢地区。

1. 成立分娩等待庇护所　奥莉维亚·昆达(Olivia Kaunda),34 岁,刚搬到赞比亚西部的卢浮兹农村卫生中心庇护所。她已经有 8 个月身孕,这里将是她接下来几周会打电话回家的地方,因为她准备在附近的诊所分娩。

昆达女士像卢库卢地区的许多妇女一样,居住在离最近的卫生中心数里之遥的地方。长长的距离,再加上在家分娩的传统,往往阻碍了妇女在拥有熟练技术的接生员的卫生机构里进行分娩。这样一来,又增加了孕产妇的死亡风险。

卢浮兹卫生中心的特别之处在于,它有一个"等待庇护所",准妈妈们在她们等待分娩的时候可以待在那里。"我居住在芒谷立村,从这里步行约 3 小时,"昆达女士解释道,"我很开心听到有这个等待的场所,因为一旦我开始分娩再到卫生中心来,就是很困难的事了。"

2. 发展"安全孕产行动小组"　过去让社区知道这一庇护所的存在,以及它对于准妈妈的好处,曾经是当地卫生工作者所面临的主要挑战之一。但现在这已经不再是问题。

安全孕产行动小组,或者被当地人称作斯玛格斯(SMAGs),已经担起了这一重要的责任。

UNFPA 在 2002 年提出的一个关于安全分娩的概念,SMAGs 计划有助于在当地和家庭教育中帮助妇女和女孩了解关于孕产妇和新生儿的问题,并且鼓励他们在卫生机构而不是在家分娩。

SMAGs 也致力于提高男性在生殖健康当中的参与程度,提高人群关于安全孕产的整体意识。

"我是通过一个拜访我们村的 SMAG 成员了解到卢浮兹卫生中心的,"昆达女士说,"她向我解释了在一个卫生机构里分娩我的婴儿的重要性。我之前的其他四个孩子都是在家分娩的,但是这次我决定去卫生机构,因为我已经了解到这样能够减少我们分娩时可能发生的威胁生命的并发症。"

卢浮兹的安全孕产行动小组是 2012 年由卢库卢地区卫生局在健康 4 + 组织的支持下建立的,是联合国以及相关机构——联合国艾滋病规划署、联合国人口基金会、联合国儿童基金会、联合国妇女署、世界卫生组织和世界银行共同努力的结果,目的是提高妇女儿童的健康水平。这一健康 4 + 工作是由加拿大政府资助的。

这个小组为 4485 名人口提供服务,有 17 名成员,包括男性和女性,作为家庭和卫生中心之间的主要桥梁。有紧急情况的时候,他们将患者委托给机构并且呼叫救护车。

孕产妇等待庇护所也从最近的一次翻新中获益,这有助于其产生更加积极的影响。"曾几何时,当我送我的朋友去接生时,庇护所有一个漏水的屋顶,那里没有电也没有门,"昆达女士回忆道,"但是这次我过来的时候,发现这里变得干净、友好,他们甚至还提供蚊帐给我们。"

这些改进是通过安全分娩发生的数量来反映的:三年前,该机构一个月大约接生 8 个婴儿;现在,每月平均接生 18 个。

3. 最近两年孕产妇零死亡 在安全孕产行动小组成立之前,许多妇女都习惯在家分娩。"我们过去也常常看到许多妇女在分娩过程中死去,"据一名卢浮兹地区组织的成员贝耶蒂介绍,"但是现在,我们很骄傲地说最近两年在我们的村里没有出现一名孕产妇的死亡!"

这一项目给整个地区的社区卫生实践都带来了影响。"自从我们开始这一组织,我们注意到家庭对婴儿已经采用了更多的卫生习惯,"另一名当地行动小组的成员约翰·姆瓦说,"我们看到更多的男性护送他们的妻子去参加产前检查;妇女为了分娩提前在机构预定……还有更多妇女需要家庭计生用品。"

由健康4+组织捐赠的一辆救护车对手术、加快转诊系统产生了显著的影响,特别是在有紧急情况的时候。

"我们过去只能在路边搭便车,"姆瓦先生回忆道,"这是非常困难的,因为有时候我们可能会在那里站好几个小时。"

从2014年1月起,安全孕产行动小组已经支持了600份"妈妈包裹"的发放,其中包括棉尿布、尿布纽扣、传统的肯加布,浴用香皂和一顶婴儿帽,并且它还将90名妇女转诊到卢浮兹的相关卫生机构。

从上述案例可以看到,UNFPA通过对妇女进行生殖健康方面的教育,提升他们对生殖健康安全的认识,从排斥"住院分娩"到逐渐接受在卫生机构生育,逐步达到提升生殖健康的目的。以教育来推动生殖健康的实现,从思想观念入手来改变卫生服务的利用,而不是简单地提供卫生服务,这对于生殖健康的改善具有更重要的意义。

第三节 联合国儿童基金会与全球健康治理

一、联合国儿童基金会概述

联合国儿童基金会(United Nations International Children's Emergency Fund, UNICEF)简称儿基会,创建于1946年12月11日,原名为"联合国国际儿童紧急救助基金会"。其创建初期是为了满足第二次世界大战后欧洲与中国儿童的紧急需求,1950年以后,扩大为满足全球所有发展中国家儿童与母亲的长期需求。1953年,儿基会正式加入联合国系统,成为其永久成员之一,致力于保护和实现世界各国母婴与儿童的生存、发展、受保护和参与的权利,成为全球主要的儿童权利倡导机构。

UNICEF是促进建立一个实现儿童权利的世界的主要推动力,是世界上主要的儿童权利倡导机构。抚养和关爱儿童是人类发展的基石,UNICEF就是为了实现这一目的而创立的——并与其他机构共同努力克服贫困、暴力、疾病和歧视给儿童成长之路带来的障碍。UNICEF支持《儿童权利公约》,努力确保受歧视的人、特别是女孩和妇女获得平等待遇,为实现《千年发展目标》和《联合国宪章》中的承诺而努力,为实现和平与安全而奋斗,并致力于鼓励每个人对儿童作出的承诺负责任。

UNICEF在全球191个国家和地区设有办事处,以"帮助发展中国家儿童的福利,保健和教育等问题"为宗旨,与其他儿童权利保护机构共同努力扫清儿童成长路上的贫困、疾病、暴力、歧视等障碍,为各国儿童创建一个良好的成长环境。UNICEF支持联合国《儿童权利公约》,推动国际社会保护儿童、消除残害儿童的犯罪活动,努力确保所有儿童享有基本权利、获得平等的尊重与待遇,帮助保护每一个儿童不受虐待、剥削和暴力侵害,为实现《千年发展目标》和《联合国宪章》中的承诺而努力。

UNICEF的资金完全来自政府、个人和企业以及其他基金会的自愿无偿捐赠。其中,每年资金来源中有三分之一来自私营企业。UNICEF共有37个国家委员会,它们主要负责在其所在的发达国家和地区进行宣传和与资金的募集。这些国家委员会开展慈善募捐,组织社会活动,建立信息数据库,召开研讨会,通过直接邮寄、贺卡销售募集善款,旨在提高公众意识,使他们更清楚地了解发展中国家所面临的挑战。

UNICEF成立的目的是为了推动全社会对儿童问题的关注和重视,构建一个善待儿童的新环境。在这个新的环境里,每一个孩子的权利都会得到重视。基金会利用其在全球建立的权威地位来影响相

87

关的决策者,各种各样的基层合作伙伴也是其施加影响的对象,这样能够将最具创新性的想法变为现实。这使得 UNICEF 在全世界的机构中独树一帜,彰显出其参与青年人工作的独特方式。

UNICEF 相信养育和照顾孩子是人类进步的奠基石,而这也正是儿基会为之诞生的目标——与他人携手一同来克服在孩子成长道路上遇到的贫穷、暴力、疾病和歧视等障碍。

UNICEF 提倡给予孩子们一个最好的生活开端,因为在年幼时期适当的照顾将会构成一个人的未来最坚实的基础。

同时,他们积极促进女孩受教育——至少确保她们完成小学教育——因为这对所有孩子都是有益的,不管是女孩还是男孩。接受过教育的女孩长大以后会变成为更好的思想者,更好的公民,对她们自己的小孩来说也会是更好的母亲。

为了避免儿童因为一种可预防的疾病而导致患病或死亡,他们积极采取行动使所有孩子都能接受对常见儿童疾病进行的免疫接种,并获得精心照顾。

二、联合国儿童基金会参与全球健康治理的运作模式

UNICEF 与各国卫生部门和其他机构共同合作,致力于为孕产妇、新生儿、婴幼儿和儿童卫生保健相关的项目和政策的发展。UNICEF 广泛存在于全球卫生的范畴中,与政府和非政府组织在国家和社区水平建立紧密的合作关系。通过掌握儿童死亡的原因来了解、确定需要些什么措施来确保儿童和妇女的生存和健康。在日常工作中,UNICEF 尽力为处于高风险的妇女和儿童提供实际有效的解决措施,努力为儿童健康的所有威胁找到解决的方法,这其中不乏拥有广泛经验的、充满创意和有效后勤支持的项目。

UNICEF 在各个层面开展工作,同各种各样的利益相关者一起工作——联合国系统合作伙伴、政府、非政府组织、基金会、私人部门——协调活动、贮备专业技术和知识,加快实现千年发展目标。如果提供以社区为基础的卫生服务,并辅以强有力的转诊系统作为依托能够挽救数百万儿童的生命。因此,UNICEF 着眼于在社区水平提供关键的干预措施,作为支持更强大的国家卫生服务体系建设的综合工作的一部分。

在很多领域中,UNICEF 都扮演着提高和促进儿童与女性生存和健康的角色,包括扩大高影响的干预措施的规模、促进健康行为以及加强证据基础的收集和积累,主要表现在以下几个方面:

1. 扩大高影响干预措施的规模　UNICEF 在国家健康援助计划中的首要目标是促进国家的卫生系统的基本改善,特别是基本卫生服务。UNICEF 的支持包括帮助政府的技术和融资策略,提供相应的物资和基本卫生用品,培训卫生服务人员,在国家的重要机构中创建网络,如大学、研究所、政府部门、非政府组织和私人部门。

针对每个国家特定的疾病负担情况,UNICEF 在社区和卫生机构扩充整体卫生服务包的重点将会是那些儿童死亡率负担最高的国家。这些国家构成了全世界五岁以下儿童死亡人数的 94%。扩充干预计划发展的重点既有对政府和其他合作伙伴的这些体系建设中的"下游"部分的支持,以扩大高影响服务包在卫生服务体系中的提供;也有对政策和预算框架的这类"上游"部分的支持。

2. 促进健康行为　健康的行为与良好的健康之间有直接的联系。不管在发达国家还是发展中国家,很多导致疾病和死亡的原因都是可以通过健康的行为方式加以预防的。UNICEF 通过与政府、健康工作人员合作,借助于社区,在家庭和社区范围内帮助开展促进健康行为的活动,这些活动已经被证实能够提高儿童健康与发展,包括获得免疫、管理腹泻、改善营养和保健,以及预防伤害。

UNICEF 追求利用追踪评价指标来加强以数据为基础的计划联系,以及监测和评估。在以数据为基础的项目协调和使用追踪指标来进行监督和评价方面,正在形成新的、更进一步的发展重点。

3. 致力于发展以循证为基础的决策模式　从家庭到政府首脑,每天都要做出许多影响健康的决定。其中最能够影响公共卫生并且指导行动的最有力的策略就是测量健康状况。所有的健康决策者都需要可靠的信息来指导行动。UNICEF 已经开始承诺开展更加深入的国家调研,核心的关注点是与卫生相关的千年发展计划。同时,UNICEF 也承诺每隔三年将支持多因素整群调研的开展,与人口与健康

调查密切配合,这样来保证大多数发展中国家能够连续性地每隔三年获得国家层面的样本数据。

4. 为儿童联合起来　UNICEF 的首要目标是使所有相关的人员——在社区、国家和全世界的范围内——联合起来为妇女和儿童尽可能提供最好的效果,因此团结尽可能多的全球力量来达到这一目的,是其主要做法之一。例如罗马尼亚,在政府的主导下从 1998 年开始实施预防艾滋病母婴传播项目,2000—2002 年,非政府组织"罗马尼亚天使呼吁"在康斯坦查市对孕妇艾滋病感染现状进行了研究分析,并根据研究成果于 2002 年和卫生部合作在全国的 16 个城市建立了自愿咨询检测中心,实施干预模式。UNICEF 在技术上给予支持和帮助,全球基金给予经费资助。同时,另一个非政府组织"罗马尼亚抗击艾滋病联合会"和各城市的公共卫生指导中心合作,于 1999 年在另外 3 个城市建立了自愿咨询检测中心。至此,"罗马尼亚抗击艾滋病联合会"和"罗马尼亚天使呼吁"项目互相补充,两个组织实施合作开展了相互补充的活动,不断增强该项目在罗马利亚的影响力,共同实现预防艾滋病母婴传播的目标。

三、案例分析

UNICEF 是唯一一个受到邀请,参与中华人民共和国国家卫生和计划生育委员会孕产妇和儿童健康最新 5 年计划的制订、修改和实施的全球机构。中国新的妇女儿童行动计划也体现了 UNICEF 的贡献。对于从 2009 年开始的中国综合卫生体制改革,UNICEF 予以了积极的支持。除了在政策发展方面的宣传和合作,UNICEF 还参与到这些改革的试点、监测和评估当中。

目前,UNICEF 正在合作参与一项关于如何整体提升孕产妇和儿童健康的综合试点项目,该项试点将会为相关的健康、营养、儿童早期发展和疾病预防提供综合服务。这项计划除了重点关注从怀孕前到孩子出生后这 1000 天的情况,同时也为学龄前儿童提供服务。UNICEF 还对卫生工作者的培训和社区教育活动提供支持,包括分发使用当地语言编写的信息材料。这些教育活动包括纯母乳喂养、适当的婴幼儿营养搭配等。除此之外,UNICEF 还为诊所和医院提供设备支持,为家庭提供健康促进和技术资料支持。

近年来,中国的孕产妇和儿童死亡率快速下降,但是仍然有许多偏远和边缘社区相关的医疗卫生服务状况亟待发展。从怀孕到孩子满 2 岁的 1000 天里,母亲和婴儿的卫生保健服务是非常重要的;而在中国,这些必要服务的获得性在不同地区是不同的。根据 2005 年我国不同地区孕产妇死亡率的比较结果,从全国各省孕产妇死亡率情况分析,孕产妇死亡率最高的西藏自治区(310.43/10 万)与最低的上海市(10.8/10 万)相比,两者相差 28 倍;以省辖市为单位进行分析,孕产妇死亡率最高仍为西藏自治区(120.3/10 万),最低仍为上海市(9.8/10 万),两者相差 12 倍;以县(含县级市)为单位比较,平均孕产妇死亡率最高的是西藏自治区(321.6/10 万),最低的是天津市(7.2/10 万),两者相差高达 44 倍。可以看出我国孕产妇死亡率存在较大的地区差异和城乡差异,不公平程度较大。另有研究将我国的 31 个省、自治区、直辖市按照人均 GDP、失业率等指标聚类成四类地区,分析 2004—2010 年终孕产妇死亡率的变化,也得出了相似结果,较贫穷地区的孕产妇死亡水平仍较高。通过 Poisson 回归发现各地区孕产妇死亡率存在差异主要是由于地区间孕产妇保健方面工作存在差异,特别是产前检查率和住院分娩率。

在最难获得这些服务的地区,母亲和婴儿死亡率可能高达全国平均水平的三倍,这成为中国是世界上 5 岁以下儿童死亡人数最高的五个国家之一的主要原因之一。很多这样的死亡本来是可以避免的,但是在偏远地区,医疗设施与设备往往极度短缺,卫生保健工作者也可能缺乏充分的培训。因此,部分母亲无法获得足够的产前、分娩和产后卫生保健。

在 UNICEF 的支持下,中国在减少妇幼卫生的不公平性方面取得了比其他任何国家都更大的进步,在提高获得高质量的孕产妇和儿童卫生保健的公平性上也产生了惊人的结果。通过评估发现,中国农村地区的孕产妇死亡率比世界上其他任何地方都下降得快,同时,在试点地区,儿童的腹泻和肺炎的发生率降低了,证明在试点地区儿童的健康状况得到了改善。

另外,中国的许多母亲由于缺乏关于纯母乳喂养的信息与知识,很容易受到婴幼儿配方奶粉行业广告的误导。母乳对婴儿来说是最完美的食物,婴幼儿配方奶粉不能与之相比,但是在中国母乳喂养却在减少。对贫穷家庭来说,母乳喂养是拯救婴儿生命的一种非常简单的办法。虽然就整体而言,发展中国家的母乳喂养率在提高,但估计仍有63%的6个月以下婴儿不能接受充分的母乳喂养。因此,UNICEF、世界母乳喂养行动联盟以及世界卫生组织共同发起的了"世界母乳喂养周"的活动,于每年的8月1日至7日,在120多个国家和地区举行与母乳喂养有关的宣传活动,目的是提倡对婴儿进行母乳喂养。

除了中国以外,南苏丹也受到UNICEF的极大帮助。在南苏丹,孕妇与婴儿的高死亡率、高文盲率、国民营养不良和基础设施落后等问题使其成为全球新生儿最危险的地区之一。该国70%的适龄儿童从未上过学、女孩容易受到早婚与早产等社会问题的影响,且在教育方面仍面临不利境况。2011年,南苏丹政府从UNICEF及其他途径获得了帮助,在社会部门建立起急需的基础设施,提出有关教育、水与卫生设施、儿童法律等战略框架。UNICEF还为南苏丹提供了新的水源,并建立起了一个集中化的数据信息系统。在过去的一年,UNICEF通过一系列措施帮助环境最差的学校的儿童拥有一个较好的学习环境,并确保儿童不受可预防疾病的危害,继续致力于保护和实现全世界儿童的权利。

第四节　世界卫生组织与全球健康治理

一、世界卫生组织概述

世界卫生组织(World Health Organization,WHO)是联合国下属的一个专门机构,是国际上最大的政府间卫生组织,总部设置在瑞士日内瓦,只有主权国家才能参加。1946年国际卫生大会通过了《世界卫生组织组织法》,1948年4月7日WHO宣布成立。于是每年的4月7日也就成为全球性的"世界卫生日"。

WHO是联合国系统内卫生问题的指导和协调机构。它负责对全球卫生事务提供领导,拟定卫生研究议程,制定规范和标准,阐明以证据为基础的政策方案,向各国提供技术支持,以及监测和评估卫生趋势。

WHO的宗旨是使全世界人民获得尽可能高水平的健康。该组织给健康下的定义为"身体、精神及社会生活中的完美状态"。WHO的主要职能包括:促进流行病和地方病的防治;提供和改进公共卫生、疾病医疗和有关事项的教学与训练;推动确定生物制品的国际标准。

WHO的经费来源:一是会员国交纳的会费,构成"正常预算"。二是泛美卫生组织、促进组织志愿基金、UNICEF、控制药品滥用基金、环境规划署、紧急活动、难民事务高级专员署、救灾署、世界银行等提供的专款及其他收入。

作为一个以技术为核心的机构,WHO的技术领导力优势为其工作提出了重点和方向,而这些领域也是需要WHO着重关注的。目前,WHO面临的关键问题有如下方面:

1. 全球健康覆盖　其概念包含两层意思,一是指为保证获得良好的健康状况而具备的卫生服务的可及性;二是指为避免因病致贫而提供的卫生融资服务。WHO将积极应对各国为实现全民健康覆盖所需要的各种实质性的建议。

2.《国际健康法规》(2005)　WHO作为领导机构,牵头建立一个全球性的体系,以弥补现有的应对微生物致病所引发危机的系统缺陷。WHO将帮助各国按照《国际健康法规》恰当地发展卫生服务能力,并完成相应的进度报告。同时加强WHO自身的系统建设,在出现公共卫生紧急情况时给予快速的、协调的应对方案。

3. 增加医疗产品的可及性　公共健康的公平性取决于基本的、高质量的和可支付的医疗技术的可及性,提高医疗产品的可及性是实现全民健康覆盖的必由之路。WHO将继续提供安全、优质的、可支付的和有效的药品,并将继续支持各方面的创新,包括可支付的卫生技术、本地产品和国家卫生监管机构。

4. 社会、经济和环境影响因素　为了提高人们的健康水平和延长期望寿命,需要跨领域的研究与不良健康结果和不公平卫生结果相关联的背景因素。WHO将与其他领域进行合作探寻引起疾病和不良健康状态的原因,探索影响健康的决定性因素,提高公平性。

5. 非传染性疾病　不断增加的慢性非传染性疾病正在侵袭个人、家庭和社区的健康,并且威胁着整个卫生系统。优先考虑合作建立一个在国际、国家和地区水平上具有内在一致性的、多领域间的反应机制。

6. 卫生相关的千年发展计划　全世界需要维护已经取得的千年发展计划的成果,同时产生更多的、公平的结果。千年发展计划整合了很多 WHO 的工作,特别是建立一个扎实的卫生系统和有效率的、能够保证持续和公平健康产出的卫生机构。

二、世界卫生组织参与全球健康治理的运作模式

(一) WHO 的核心功能

WHO 通过核心功能来实现其运行和管理目标,其核心功能如下:

1. 领导那些对健康至关重要的事情,在需要联合行动的地方参与合作。

2. 制定研究议程,激励有价值的知识的形成、转化和传播。

3. 设立规范和标准,促进和监督其执行情况。

4. 将伦理和以证据为基础的政策选择结合起来。

5. 提供技术支持,促进变革,建立可持续的机构能力,监测健康现状,评估健康趋势。

这些核心功能在《第十二次全面工作计划》中提出,这一计划提供了机构来源广泛的工作、预算、资源和结果计划的框架。

(二) 世界卫生组织参与全球健康治理运作模式

WHO 是资深的全球健康治理参与机构,在这个方面有着丰富的经验,通过与成员国、地区、科研机构、非政府组织之间在资金、技术和项目上开展交流与合作,来达到全面贯彻其功能、提升全球卫生水平的目的。在全球健康治理开展的过程中,一方面它同国际社会一同努力为健康筹集更多的、更加可预测的资金;另一方面 WHO 与各个国家共同制定为健康公平性筹集更多资金的方式,更加有效地使用可获得的资金,并监测资金的使用,推动各种卫生项目的开展。由于许多国家都需要更加有效地使用获得的资金,并且从国内来源筹集更多的资金,但是那些最贫穷的国家里,这些措施在用来填补现有的差距是不够的。只有一个增加的可预测的捐助资金流量可以使他们在短期到中期内能够满足基本卫生需求。

1. 建立多层级的全球卫生治理系统,提高全球应对卫生问题的及时性、统一性　除了设在瑞士日内瓦的总部之外,WHO 在全球还设有六大区域办事处,每个区域办事处负责与本区域内的国家、地区保持联系,提供技术支持,同时管理本区域获得的经费预算。

六大区域办事处分别是 WHO 西太平洋区域办事处(包括东亚部分国家、地区和大洋洲)、WHO 东地中海区域办事处(包括地中海东岸及邻近的伊斯兰国家和地区)、WHO 东南亚区域办公室(包括东南亚国家和地区)、WHO 欧洲区域办事处(主要包括欧洲国家和前苏联的加盟共和国和地区)、WHO 美洲区域办事处(包括南美洲和北美洲的国家和地区)、WHO 非洲区域办事处(包括不属于东地中海区域的非洲国家和地区)。

除了建立区域办事处,WHO 还广泛与各成员合作,建立国家办事处,目前 WHO 在 150 个成员国、地区建立了国家办事处,这些办事处与所在国或地区保持密切联系,为这些国家的卫生发展提供技术支持。

另外,WHO 还设有法国里昂办事处、欧盟办事处和美国办事处,以加强同发达国家的联系与合作。

通过区域办事处和国家办事处,WHO 在全球建立了一个广泛的卫生信息、卫生服务交流的网络。国家与地区间的卫生问题不再是孤立地存在某一范围内,而是可以在全球范围内进行经验交流、疫情防控、技术革新、服务能力建设等一系列有助于提高全球卫生水平的活动。2014 年在西非暴发的埃博拉病毒疫情,WHO 通过其信息网络向全球及时通报了疫情发展情况、死亡人数、疫苗开发情况以及药品研发的情况,使全球能够在第一时间了解相关信息,各国、各地区根据当地的情况做出应对措施。

2. 重视技术合作,在全球范围内建立技术伙伴关系　WHO 是一个以技术为核心的国际机构,在多年的发展中,意识到有效的技术和有力的科学证据才是最终推动全球卫生发展的关键动力。因此 WHO

历来重视技术的发展,在全球建立了多个技术合作中心,比如设在法国里昂的国际癌症研究机构,设在日本神户的卫生发展研究中心,以及位于马来西亚吉隆坡的全球服务中心等。

除了设立自己的技术中心,WHO还与全球的科研、学术机构进行合作,帮助WHO完成相关项目。这些机构包括研究机构、部分高校或者学术组织。这些机构一经选中会被授予"世卫合作中心"的称号,由WHO总干事任命,每隔两年,WHO会对中心复评。

目前,全球有七百多个科研机构被接受为"世卫合作中心",分布在八十多个世卫成员国或地区,从事关于护理、职业卫生、传染性疾病、营养、精神疾病、慢性病和卫生技术方面的研究,为WHO提供了大量的科研证据,有助于WHO向全球提供可靠的决策信息。

三、案例分析

(一) WHO在妇幼卫生方面开展的全球评估、监测测量活动

WHO的孕产妇、新生儿、儿童和青少年健康(MCA)部支持各国在卫生部门中,发展更好的监督和评估体系,改善对母亲、新生儿、儿童和青少年连续照料的结果。因此,从卫生系统的角度出发,MCA促进措施提高了卫生服务提供的质量监控,以及改善了孕产妇、新生儿、儿童和青少年健康的有效干预措施的普及。

WHO与合作伙伴共同支持各国发展和执行国家监控与评估计划,分析数据,形成报告和应用结果。MCA部门目前的工作包括监控国家在实现千年发展目标以及在支持信息和问责委员会的工作上取得的进展。

WHO使用卫生计量网络开发的测量框架来确保健康和卫生体系的综合监控和评价。在该框架中指出了三个主要的测量范围:健康的决定因素、卫生系统、健康状况。这一框架有助于说明这些可能会被应用到全球、区域、国家水平以及设施和社区层面的测量活动。已经开展的部分测量活动包括:

1. 健康的决定因素　妇幼卫生家庭调查收集了影响孕产妇和儿童健康干预措施使用的卫生工作者的行为,以及影响他们性行为和生殖健康结果的青少年的行为。它还确定了"通道"以及这些"通道"在为母亲、新生儿、儿童和青少年提供有效的卫生服务上的功能。这项调查已经在5个国家的各级地区完成,这些地区的孕产妇、儿童和青少年健康干预措施都已经到位。

2. 对卫生系统的投入　妇幼卫生问卷收集了健康政策和系统相关信息,这些信息对实施和改进全球、区域和国家水平的孕产妇、新生儿、儿童和青少年健康议程是至关重要的。战略信息将会通过与妇幼卫生相关的政策和系统在各国做出有针对性的反应,它也有助于更新国家的准备概况以及其他相关的进展。

3. 健康系统的产出　在省、市等地区水平使用妇幼卫生家庭调查,在国家水平使用服务可获得性与准备评估(Service Availability and Readiness Assessment,SARA)工具,为服务的可及性情况提供了有价值的数据。

为改善有关儿童健康服务的第一级设施和医院评估工具的测量质量而进行的健康设施调查,能够用于地区医院。质量测量工具可以用来判定标准是否符合青少年友好健康服务的要求。

(二) 预防和控制肺炎全球行动计划

在世界范围内,肺炎是造成儿童死亡的唯一首要原因。据估计,肺炎每年造成110万5岁以下儿童死亡,占全世界5岁以下儿童死亡人数的18%。肺炎影响所有地方的儿童和家庭,但在南亚和撒哈拉以南非洲最为流行。儿童可以通过保护从而免受肺炎的影响,因为肺炎可用简单的干预措施进行预防,并可用低成本、低技术含量的药物和医护进行治疗。

在孕产妇、新生儿和儿童生存方面签署参与联合国千禧年发展目标的191个国家中,66个国家采用抗生素对所有肺炎患儿进行治疗的费用估计每年约达1.09亿美元。这一费用包括肺炎管理过程中使用的抗生素和诊断制剂。

2013年,WHO和UNICEF发起了《预防和控制肺炎全球行动计划》(Global Action Plan for the revention and Control of Pneumonia,GAPP),其目的是通过采取用以保护、预防和治疗儿童肺炎的一系列干预

措施来加速肺炎控制工作。采取的行动如下。

1. 保护儿童,使其不受到肺炎的影响 这包括促进纯母乳喂养和洗手,以及减少室内空气污染。

2. 通过免疫接种,预防肺炎 治疗肺炎的重点是确保每一位病儿都可获得正确的医护(或由社区卫生工作者提供,或在病情严重的情况下由卫生机构提供),并且可得到战胜疾病所需的抗生素和氧气。

(三)紧急产科护理套餐

千年发展目标 5 设定的计划是从 1990 年到 2015 年孕产妇死亡率(MMR)下降 75%。孕产妇死亡率是在全体居民水平上测量产妇健康的重要指标,它被定义为在给定的时期内,每 10 万个生命诞生的相同时间内产妇的死亡人数。即使在低和中等收入国家中,孕产妇死亡率从 1990 年的 440/10 万到 2008 年的 290/10 万,34% 的下降离千年发展目标 2015 的计划 75% 还是相距甚远,以目前的速度看起来是不能达到该目标了。

布隆迪的孕产妇死亡率(800/10 万)是世界上最高的(与之相比,瑞典的孕产妇死亡率为 2/10 万)。获得一个紧急产科护理套餐被广泛认为是降低孕产妇死亡的干预措施,但是目前尚没有来自非洲的公开数据显示改善紧急护理套餐的可及性在全体居民水平上的影响。提供一个中心化的紧急产科护理机构并连接一个在郊区的有效的对产科并发症的转诊和转送系统,能大体上快速地降低孕产妇死亡率从而实现千年发展目标吗?

一个在布隆迪郊区 Kabezi 区的回顾性的队列研究估算了建立一个中心化紧急产科护理机构和一个救护车转运患者系统对与千年发展目标 5 相关的降低孕产妇死亡率的影响。当地该系统运行机制如下:所有九个边远地区的医疗中心母亲单元与一个中心紧急产科护理机构和一个通过移动电话或者高频广播通信的救护车服务连接起来。接到一个有产科并发症的妇女,医疗中心员工联系紧急产科护理机构,然后一辆救护车就会被配送(随车有一名接受过训练的助产士),把妇女转运到紧急产科护理机构。从医疗中心到紧急产科护理机构的距离波动在 1~70 公里。

这项干预的影响是通过计算那些被转运到紧急产科护理机构进行治疗的急重症孕产妇疾病的妇女避免了多少死亡而得到的。最终评估结果来自比较那些获益于紧急产科护理干预措施的患有急重症孕产妇疾病的妇女中的死亡数与估计在相同人群中没有实行紧急产科护理干预措施的死亡数得来。

在 2011 年期间,1385 名妇女被转运到紧急产科护理机构,其中有 765 名(55%)患有急重症孕产妇疾病。这项干预措施逆转了该地区估计 74% 的孕产妇死亡率,相等于一个地区 208/10 万新生命的孕产妇死亡率。这个孕产妇死亡率是在布隆迪 2015 千年发展目标 5 计划内的(275 例死亡/10 万新生命),而且顺利和提前完成了该计划。

这些研究的潜在限制性在于急重症孕产妇疾病的诊断取决于临床的准确性,这可能会影响患有急重症孕产妇疾病妇女的数字。然而,对于急重症孕产妇疾病标准的病例定义是存在的,而且临床医生也接受关于如何使用该定义的良好的培训,这将限制任何可以估算的错误。

这些发现表明,提供紧急产科护理,配合一个功能完善的患者转诊系统,能明显地降低孕产妇死亡率。这是提高全民健康覆盖和在非洲农村实现千年发展目标 5 的唯一途径。面临的挑战是确保足够的基金和其他物资能运行和持续到 2015 年完成目标及以后;需要更进一步的关于效益的研究以及让这些干预措施运用到不同环境的地区。

第五节 联合国艾滋病规划署与全球健康治理

一、联合国艾滋病规划署概述

联合国艾滋病规划署(Joint United Nations Programme on HIV/AIDS,UNAIDS)于 1995 年 7 月建立,1996 年 1 月 1 日在日内瓦正式成立,由联合国经社委员会通过,由 WHO、UNICEF、联合国开发计划署、UNFPA、联合国教科文组织和 WB 六个联合国组织联合组成。设立该机构的主要目的是集中人力财力,加强联合国各机构在防制艾滋病方面的协调与合作,以及向发展中国家提供技术支持,更好地应付全球范围内的艾滋病流行。该机构的主要任务是帮助各国制定预防和控制艾滋病的计划和政策，在研究和医疗技术方面给予合作，并更加有效地指导和协调有关国际机构对艾滋病的防制和调查研究工作，降低个人和社区（及特殊人群）对艾滋病的脆弱性和易感性，减轻艾滋病流行所造成的影响。

在全球水平，UNAIDS 所起的作用在于政策开发、研究、技术支持、宣传倡导和协调。同时，六个发起组织将艾滋病防治有关的活动和 UNAIDS 的政策及策略密切整合入他们各自的工作当中。

在国家水平，UNAIDS 可以被看作是由该规划署技术指导和资源支持的六个发起组织的与艾滋病防治有关活动的总合。在那些有部分或全部发起组织驻在的国家，这些组织的代表定期以"专题工作组"的方式集会，共同计划、设计和评估他们与艾滋病防治有关的活动。另外，UNAIDS 的"国家项目顾问"在所在的国家支持"专题工作组"的工作，并加强与国家部门的合作，提供技术帮助。其合作伙伴包括政府部门、以社区为基础的组织、非政府组织、私营部门、学术和研究机构、宗教和其他社会文化机构以及 HIV 感染者和 AIDS 患者。

二、联合国艾滋病规划署参与全球健康治理的运作模式

（一）积极发展公民社会组织

公民社会组织对 UNAIDS 产生的影响重要而深远。20 世纪 90 年代形成的多国艾滋病应对采取了在国家层面的模式，与公民社会的合作不可避免地在 UNAIDS 建立伊始即成为机构的重要原则和工作机制。与艾滋病病毒感染者和广泛的公民社会开展有效合作一直是 UNAIDS 共同发起机构和秘书处工作的中心原则。UNAIDS 希望将其信奉并向各国推广的价值观反映在自身的架构和工作程序中。

与各地公民社会、包括关键人群和艾滋病病毒感染者建立伙伴关系，是进行强有力艾滋病应对的根本。最重要的是，伙伴合作能够帮助艾滋病病毒感染者要求和实现治疗、免受歧视和参与的权利。

UNAIDS 已在多个国家向这些对地方和区域起到重要作用的公民社会干预工作提供协助。联合国团队也持续提供相关和可能的技术及资金支持，包括沟通、战略信息、政策发展、倡导、领导力建设、督导、评估以及经验总结等重要方面。UNAIDS 也帮助提高了许多本地项目的知名度，并广而告之它们面临的困扰和需求，使其能够在全球层面得到认可和解决。向公民社会代表进行广泛咨询也是 UNAIDS 共同发起机构的多数定期工作之一，例如，联合国难民事务高级专员署（UNHCR）每年组织咨询会，促进办事处、非政府组织和政府部门间对难民事务的沟通。另外，许多 UNAIDS 共同发起机构对公民社会提供资金和技术支持。例如，WB 将其与社区机构的伙伴关系视为在非洲开展多国艾滋病旗舰项目（MAP）的基础。

（二）充分培养目标国自身防御艾滋病的能力

UNAIDS 在所在国家工作的最终目的是加强该国的能力，以战略眼光扶植并扩大多部门参与的艾滋病防治工作体系。UNAIDS 的工作重点将依所在国家的实际情况和需求而确定，这在发展中国家和处于经济转型中的国家更是如此。UNAIDS 收集全球的艾滋病防治实践经验，确定那些已经被证实有效的好的政策和策略，即"艾滋病专题工作组"。这些方法在被采纳、推广以前应该经过该国的分析，酌情采纳。UNAIDS 也支持那些旨在减低艾滋病病毒传播速度、改善 HIV 感染者和 AIDS 患者生活质量的新方法和改革性措施的研究。例如疫苗的开发、女用阴道杀菌剂、减低 HIV 母婴传播的方法、预防和治疗 HIV 感染个体条件致病菌感染的方法。

全球艾滋病防治的合作伙伴关系强调确保 HIV 感染者和受 AIDS 影响者的完全参与；支持青少年行使不断增强的领导权；促成政府利用战略信息形成有据可依并以权利为基础的防治工作，从而产生最大的投资回报；要调动私营部门参与，促进创新；充分调动其他部门为艾滋病防治工作做出贡献。

（三）大力倡导全球合作

AIDS 防治工作需要全球更加团结，共担责任。必须重新加大对倡导工作的投入，鼓励北半球继续承诺对南半球各国发展工作的支持，重点在于长期可预测的融资，尤其是通过多边机制的融资；另一方面，要利用诸如 G20 集团国家等机制，鼓励新兴经济体逐渐承担更多的国内艾滋病防治经费，并为全球防治工作提供资助。

确保全球继续向最不发达国家提供技术和资金支持,建立和加强国家机构以增加有据可依的、以权利为基础的防治工作,从而大幅减少新发感染人数。除了在艾滋病防治工作中加以应用外,这种团结和责任制还可作为实现团结、公平和人类尊严的一种开拓方法。

三、案例分析

关注妇女:一个预防儿童感染 HIV 的关键策略。这一问题概要的目的是告知和支持合作伙伴,确保各自国家的全球计划的实施考虑到了最佳的利益和妇女的权利。这些合作伙伴包括参与到围生期保健的相关政府部门,卫生保健提供者,政策制定者,发展伙伴,捐赠者,以及所有的非政府组织。这一概要也是为了 HIV 感染的妇女。这是为了与 HIV 感染的妇女交流而做准备,因为在控制 HIV 蔓延的应答当中,她们是中心人员,应当在全球计划执行的过程中以一种有意义的方式参与进来。

位于亚太地区的 UNAIDS 艾滋病与青少年易感人群问题机构间工作组(IATT/YKAP),旨在加强联合国机构和重要国际非政府组织间的合作,解决青少年易感人群(青少年男男性行为人群、青少年跨性别人群、青少年 HIV 感染者、青少年吸毒人群和参与商业性行为的青少年群体)所需的艾滋病预防、治疗、关怀和支持。该工作组成立于 2001 年,成员包括公民社会(救助儿童会、7 Sisters and Youth LEAD、青少年易感人群网络)、UNICEF、UNFPA、联合国教科文组织、联合国开发计划署、国际劳工组织和 UN-AIDS 秘书处。工作组近年来致力于:在重要的国内、区域和国际事件上开展联合倡导;通过国家和区域工作坊和咨询会进行能力建设;促进战略信息在青少年易感人群项目中的应用;以及最佳实践的总结和分享。公民社会已经反馈发现工作组有助其与 UNAIDS 共同发起机构建立合作关系,特别是对正式架构对建立伙伴关系有障碍的机构而言。

赞比亚开展了一项艾滋病病毒感染者歧视状况调查,该调查是联合国艾滋病联合工作组(特别是世界卫生组织、联合国人口基金会、联合国儿童基金会和联合国艾滋病规划署秘书处)与 HIV 感染者网络进行的一种新颖的合作方式的尝试,通过该合作方式加强了当地相关机构的能力建设、赋权以及证据采集的能力,并将成果转化为证据确凿的倡导工作。联合国艾滋病联合工作组还帮助建立了公民社会参与框架,加强公民社会组织自我协调能力,同时作为向政府和其他工作伙伴开展倡导的平台。工作组还支持公民社会组织代表、包括艾滋病病毒感染者代表、残疾人、青少年和女性代表参与 CCM 民主选举。在代表们接受 CCM 指导培训后,工作组将帮助其同步参与相关部门的事务。

在巴布亚新几内亚,UNAIDS 为国家艾滋病委员会秘书处提供战略支持,并在建立该国艾滋病公民社会组织联盟的过程中起到领导作用。这带来了一系列成果,包括正在进行的惩罚性法律改革倡导活动。在男男性行为人群和性工作者人群中工作的社区组织也积极投身参与倡导活动,包括开展针对议员的介绍宣传。联合国人口基金为性工作者社区组织更提供了额外支持,帮助其加入亚洲太平洋性工作者倡导工作中。

在发展中国家的开展艾滋病防控的情况如下。

在巴拿马,UNFPA、UNAIDS 秘书处、卫生部、某 HIV 感染者组织和由库纳亚拉土著领袖组成的库纳地区议会共同合作,向库纳社区提供了包括预防母婴传播、安全套使用、消除歧视和污名化等艾滋病预防项目和人权促进项目。这些项目均以库纳语和西班牙语的跨文化方式开展,并有库纳当地助产士和医务人员参与。

在印度,联合国艾滋病联合工作组帮助公民社会和 HIV 感染者网络参与制定下一阶段的国家战略计划,并帮助加强了国家艾滋病控制项目和公民社会机构间的伙伴关系。

在南非,联合国艾滋病联合工作组深入参与国家战略计划的制订。UNAIDS 为国家艾滋病委员会提供资源,广泛召集公民社会伙伴和 HIV 感染者组织参与一系列咨询会议,以帮助和指导随后国家 HIV/AIDS 问题战略计划的制订。公民社会团体和国家艾滋病委员会之间的正式关系得以强化。

在菲律宾,联合国艾滋病联合工作组帮助公民社会、HIV 感染者和关键人群有力参与制订新的第五个艾滋病中期计划(2011—2016 年)。

在哥伦比亚,联合国难民署、世界粮食计划署和 UNAIDS 秘书处,连同当地机构和地方领导,将艾滋病预防工作普遍纳入了对因武装冲突而被迫流离失所的人群进行的人道主义行动和紧急救助中。项目将全球指导方案应用到哥伦比亚的实际工作中。当地的医疗卫生服务人员及地方领导都接受了艾滋病培训。社区有很高参与度。

在西非和中非,联合国开发计划署、联合国教科文组织、UNICEF、UNFPA 和 UNAIDS 区域支持小组协助区域 HIV 感染者网络举办了一场主题为"阳性健康、尊严和预防"的咨询会议,由 HIV 感染者、青少年、公民社会、政府官员、联合国代表和资助方共同探讨这一新概念的意义。该咨询会决定将新概念付诸行动,赋权 HIV 感染者掌握自身健康、体会生命尊严、对人际关系自主,从而带来对其自身、伴侣和家人的积极成效。

UNAIDS 公民社会小组与国际公民社会支援(一个非政府组织)合作建立一个新的筹资机制,让一系列资助方为区域和全球公民社会、关键人群和艾滋病病毒感染者网络提供持续稳定的支持。借此,它向资助人逐步阐明为什么工作仍需资源支持、资源稳定所产生的影响以及开展援助的新方法。

国际劳工组织将公民社会代表作为成员,并在其全球管理架构中确保其工作能够惠及所有部门。全球 HIV 感染者网络(GNP +)和女性 HIV 感染者国际社会(ICW)已被邀请加入全球项目顾问委员会,确保国际劳工组织关于艾滋病与劳动世界的实践准则植根于所有地区 HIV 感染者的实际状况和需求。

在中东和北非,WHO、中东和北非减低危害协会(MENAHRA)与国际减低危害协会开展合作,支持区域内公民社会倡导依据事实制定政策和推动开展减轻危害策略。在两年时间里,本区域针具交换项目和针对注射吸毒人群的外展工作得到扩大,同时项目合作得到改善,并调动了人们对减低危害项目的兴趣。摩洛哥、突尼斯和叙利亚已经修改了国家战略并扩展了相关服务,而巴基斯坦已经获准开展阿片类药物替代治疗试点项目。

第六节　世界银行与全球健康治理

一、世界银行概述

世界银行(WB)是世界银行集团(World Bank Group,WBG)的一部分,成立于 1945 年 12 月 27 日,1946 年 6 月开始营业。凡是参加世界银行的国家必须首先是国际货币基金组织的会员国。需要注意的是,世界银行与世界银行集团是有区别的。世界银行集团由国际复兴开发银行(即世界银行)、国际开发协会、国际金融公司、多边投资担保机构和解决投资争端国际中心五个成员机构组成,这五个机构分别侧重于不同的发展领域,但都运用其各自的比较优势,协力实现其共同的最终目标,即减轻贫困。这些机构联合向发展中国家提供低息贷款、无息信贷和赠款。世界银行仅指国际复兴开发银行和国际开发协会。

世界银行的宗旨:对用于生产的投资提供便利,以协助会员国的复兴与开发,鼓励较不发达国家生产与资源的开发;利用担保或参与私人贷款和投资的方式,促进会员国的对外投资;通过鼓励国际投资,开发成员国的生产资源,促进国际贸易的发展,维持国际收支水平;在提供贷款保证时,应同其他方面的国际贷款配合。

世界银行是一个国际组织,其一开始的使命是帮助在第二次世界大战中被破坏的国家的重建。如今它的任务是资助国家克服穷困,各机构在减轻贫困和提高生活水平的使命中发挥独特的作用。世界银行的主要帮助对象是发展中国家,在人类发展领域(如教育、医疗)、农业及农村发展领域(如灌溉、农村建设)、环境保护领域(如降低环境污染、制定实施相关法规),基础设施建设领域(如修建新路、城市复兴、电网增容)等领域帮助发展中国家。世界银行向发展中国家提供长期贷款和技术协助来帮助这些国家实现它们的反贫穷政策,同时向受贷国提出一定的要求,比如减少贪污或建立民主等。

世界银行向发展中国家提供低息贷款、无息贷款和赠款,用于支持对教育、卫生、公共管理、基础设施、金融和私营部门发展、农业以及环境和自然资源管理等诸多领域的投资。部分世行项目由政府、其他多边机构、商业银行、出口信贷机构和私营部门投资者联合融资。

世界银行也通过与双边和多边捐助机构合作建立的信托基金提供或调动资金。很多合作伙伴要求世行帮助管理旨在解决跨行业、跨地区需求的计划和项目。

在2007年健康、营养和人口战略中,世界银行确定了将卫生公平性和规避疾病经济风险作为工作领域。战略将"预防因病致贫"(通过提高卫生融资的保护性)确定为其四个战略性目标之一;通过世界银行健康工作组的分析工作和区域运作,将其投入到解决因健康风险冲击带来的脆弱性。这一策略在第二个战略性目标"改善关键的健康、营养和人群结局的水平和分布……特别是针对贫穷的和易受伤害的人群"中,也强调了健康结果公平的重要性。

二、世界银行参与全球健康治理的运作模式

世界银行支持各国政府执行一系列政策和措施,减少健康结果的不公平性,增强对疾病经济风险的保护能力。通常,这有助于克服地域、社会和心理障碍的机制,以求获得健康照料,减少治疗的个人自付费用。

世界银行的健康团队通过发表关于健康状况、卫生保健可及性、卫生融资等不公平问题的全球统计数据来提升对公平性问题、卫生融资的监督,除此之外,培训各国政府官员、政策制定者和研究人员,教他们如何测量和监督与健康相关的各类问题。

健康公平性和融资保护的数据表简要地反映了在低收入和中等收入国家卫生部门的公平性和卫生融资方面的关键统计数据。涵盖的主题包括:健康结果、健康行为和卫生服务利用的不公平;收益率分析;卫生融资规避健康风险的能力;卫生服务筹资的累进税。数据的来源有人口与健康调查,世界健康研究,多指标群调查、生活标准和测量研究,以及其他家庭研究,对所有的国家都使用一系列共同的健康指标。所有的分析都是运用ADePT软件中的健康模块来进行分析的。

另外,世界银行还采取新的策略来执行世界银行集团的健康、营养和人口战略。一个重要方法就是采用基于结果付费的方式(results-based financing,RBF),这是一个创新性的策略,通过将支付与结果联系起来,增强最贫穷国家的卫生保健服务的质量和可得性。RBF着眼于对产出和结果进行支付——例如,提高妇女接受产前保健的百分比或者配备一个训练有素的卫生人员接生的百分比——而不是简单的只针对投入或过程。在2013年9月,Kim总裁声明说世界银行集团在2015年之前,将会投资7亿美元用来改善妇女和儿童的健康。这笔资金为扩大成功生殖、孕产妇以及儿童健康项目的规模发挥了巨大作用,儿童健康项目也包括对疟疾、肺结核以及其他疾病预防活动。

在参与全球健康治理方面,世界银行还将提高全球健康援助的效果作为一个重要的目标。世界银行集团不仅积极参与国际健康合作组织(International Health Partnership,IHP)和健康4+的活动,同时积极扩大民间社会参与健康活动的渠道,推动更多的机构、组织参与到全球健康的治理当中。

三、案例分析

在2003年,阿富汗是世界上最贫穷的国家之一,刚刚从数十年的冲突中摆脱出来,处在冲突后重建与过渡之中,需要强有力的国际安全保障与发展支持。

阿富汗也是世界上卫生状况最差的地区之一。缺乏医疗保险、产前检查、疫苗接种和健康设施,大多数农村基础设施都被破坏或者条件极为差劲,服务范围非常受限且分布不均。多年的内乱已经严重地破坏了公共服务网络,大部分卫生服务都是由非政府组织在人道主义计划的支持下提供的。这些非政府组织直接由外部捐助者资助(并且向资助者汇报报告)而不是依靠政府的投入,因此,在基础设施、人类资源以及服务的获得上有较大的不足和不公平。许多农村地区一点现代化医疗服务也没有。因为没有一个共同的政策框架或者技术标准,有些非政府组织的计划并不适合当地的发展。

卫生部门资金来源的主要合作伙伴是欧洲联盟(European Union,EU,简称欧盟)、美国国际开发署(the U. S. Agency for International Development,USAID)和世界银行。在世界银行的领导下,这些合作伙伴同意公共卫生部门对明确的基本卫生服务包(BPHS)和基础医疗服务(EPHS)提供资助。他们的联合支持覆盖了所有省。在大多数份,仍然是由非政府组织在一个承包机制下来提供服务的,而政府则关

注于发展其管理职能。这一承包机制对阿富汗来说是一个非常创新的举措。政府与非政府组织之间的承包机制是以绩效为基础的,非政府组织被赋予了自由,使用与当地现状相适应的创新方法来达到自己的目标,同时始终保持效益与效果。

当卫生项目的服务范围每年的增加趋于稳定时,世界银行推出了基于结果付费(RBF)方法作为一项长期的创新措施。试点的结果表明,干预组与对照组之间不断加大的差异到目前为止是很值得期待的。

妇女和儿童组成了阿富汗社会最弱势的群体,享受最少的医疗保健服务,但却是有最多的卫生服务需求。随着这些项目的推开,他们成了最大的受益人群,产前保健覆盖率从 2003 年的 6% 上升到现在的 39%,卫生机构提供的服务从 2004 年的 7% 提高到现在的 43%。

在孕产妇健康方面:孕产妇死亡率从 2000 年的 1600/10 万下降到 2010 年的 327/10 万。在农村地区避孕药的使用已由 2003 年的 5.1% 上升到 2011 年的 20%。生育率从 2000 年的 6.3‰ 下降到 2010 年的 5.1‰,下降了近 20%。在农村项目地区符合标准的产后照顾从 2003 年的 6% 增加到 2011 年的 31%,增加了 5 倍。在全国水平,这些改善从 2003 年的 14% 上升到 2010/2011 年的 39%。

儿童健康:5 岁以下儿童死亡率从 2002 年的 25.7‰ 下降到 2012 年的 9.7‰。农村地区完整的疫苗接种覆盖率从 2003 年的 11% 增加到 2010—2011 年的 30%,增加了 2 倍。

项目对于改善当地结核病控制的支持是非常重要的,因为这种疾病给阿富汗带来了很大的负担,对穷人的影响尤其大。治疗的成功率从 2003 年的 80% 上升到 2011 年的 89%。

项目在改善卫生覆盖方面的部分成功涉及对大量卫生服务机构扩张的支持。2002 年,WHO 估计在阿富汗全境范围内有 496 家卫生机构在提供基本卫生服务,而现在估计全国有 2047 家卫生机构。

国际开发协会(International Development Association,IDA)通过"卫生部门紧急建设与发展计划"(2003—2009)资助了总计 1.9 亿美元用于阿富汗的卫生发展,另外"加强农村贫困地区的健康活动计划"(2009—2013)则是由阿富汗重建信托基金(ARTF,2200 万美元)、日本社会发展基金(JSDF,1800 万美元)以及健康结果创新信托基金(HRITF,1200 万美元)共同资助。

除了这些具有可操作性的支持项目,同时还运用了分析研究策略,以帮助政府在关键的卫生融资问题上作决策战略。对基于结果付费的试点研究给出了一个深入的影响力评价,对试点研究的情况作全面的分析。世界银行也通过国际开发协会来支持卫生部在三级保健管理方面的工作。

阿富汗卫生部最主要的合作伙伴就是欧盟、美国国际开发署和世界银行。多年以来,这三个合作伙伴通过阿富汗重建信托基金共同资助了国内大部分基本和二级医疗保健服务。虽然资金来源是平行的,但是国际开发协会确保合作伙伴密切合作,保证全国打包的服务都是符合标准的。对于"过渡期卫生行动新系统提升项目",欧盟的资金将会通过阿富汗重建信托基金进行提供,从而进一步协调部门的资金流。

世界银行的董事会最近批准了过渡期卫生行动新系统提升项目(2013—2018),这一项目是由阿富汗重建信托基金(2.7 亿美元)、国际开发协会(1 亿美元)、健康结果创新信托基金(80 万美元)和 300 万美元的政府拨款支持的。

阿富汗目前的挑战是维护过去十年中部门所取得的巨大进步,并且在即将到来的转型期间,当外来的安保支持大幅度降低时,能够维持这些结果。公共卫生部必须把在紧急情况下建立的应急系统转变为在常规状态下发挥作用的系统。卫生服务的基本包也需要扩大来更好地满足人群的主要健康需要。目前,用来解决心理健康和营养不良问题的模块已经开发出来了。

(周晓媛)

💬 关键术语

健康 4 +(H4 +)

联合国艾滋病规划署(Joint United Nations Programme on HIV/AIDS,UNAIDS)

联合国人口基金会(United Nations Population Fund,UNFPA)

联合国儿童基金会(United Nations Children's Fund,UNICEF)

联合国妇女署(United Nations Entity for Gender Equality and the Empowerment of Women,UN Women)

世界卫生组织(World Health Organization,WHO)

世界银行(World Bank,WB)

生殖健康、孕产妇健康、新生儿健康、儿童健康和青少年健康(reproductive,maternal,newborn,child and adolescent health,RMNCAH)

生殖健康、孕产妇健康、新生儿健康和儿童健康(reproductive,maternal,newborn,and child health,RMNCH)

◉ 思考题

1. 健康4+伙伴关系由哪些国际组织构成？健康4+的主要目的是什么？

2. 健康4+治理的内容有哪些？

3. 联合国人口基金会是如何参与全球健康治理的？

4. 世界卫生组织是如何参与全球健康治理的？

参 考 文 献

1. 尹梅,袁辉. 罗马尼亚预防艾滋病母婴传播项目—联合国儿童基金会、政府和非政府组织的合作. 国外医学 卫生学分册,2006,33(2):3-4.

2. 郑英,任茜. 不同地区孕产妇死亡率的比较. 医学与哲学(人文社会医学版),2009,30(9):45-46.

3. 丁海峰,马海燕,黄仙红. 2004—2010 年中国孕产妇死亡率的社会地区差异分析. 中国妇幼保健,2013,28(26):4269-4272.

4. WHO,UNICEF,UNFPA,et al. The H4+ partnership joint country support to improve women's and children's health,progress report-2013. http://www. portal. pmnch. org/reproductivehealth/publications/reports/9789241506007/en/.

5. 联合国人口基金会. http://baike. baidu. com/link? url = qCXy9A1eYFJ9b4Z0Lq _ AIT6DavwGbFZ3H0jrsjII- UTJ _ cpUJyMW45lVjHNPpyxXJs2eX5wmtVLgqbFZ_KVdpa.

6. UNFPA. About us. http://www. unfpa. org/public/about.

7. http://www. unfpa. org/news/connecting- mothers- be- health- clinics- rural- zambia.

8. UNICEF. About UNICEF. http://www. unicef. org/about/who/index_introduction. html.

9. UNICEF. How we work in health. http://www. unicef. org/health/index_UNICEFresponse. html.

第六章 慈善机构与全球健康治理

通过本章的学习,你应该能够:

掌握 慈善机构参与全球健康治理的特点。

熟悉 慈善机构参与全球健康治理的基本运作模式。

了解 比尔及梅琳达·盖茨基金会、红十字国际委员会、无国界医生组织的发展历程和资金来源。

全球健康治理由全球行为体以多种方式来进行。从20世纪90年代初期至中期,慈善组织在全球健康领域的角色主要是发挥宣传作用。但是,自21世纪开始,一些慈善组织为自己在健康领域开辟了新的天地。这些慈善组织开始根据其兴趣、目标和权力,采取不同的战略参与全球健康治理,分别在复杂的全球健康治理中扮演不同的角色并发挥各自的作用。

第一节 比尔及梅琳达·盖茨基金会与全球健康治理

自21世纪以来,基金会在全球医疗援助中发挥了很大的作用,而总部设于西雅图的比尔及梅琳达·盖茨基金会是目前国际卫生领域最具有影响力的基金会,在全球健康治理中发挥着重要的作用,并且这种作用正在变得更具有多样性、合作性和重要性。

一、比尔及梅琳达·盖茨基金会概述

(一)发展历程

2000年1月,比尔及梅琳达·盖茨基金会(Bill & Melinda Gates Foundation)以美国华盛顿州西雅图市为基地,通过盖茨学习基金会和威廉·盖茨基金会的合并而创立。比尔及梅琳达·盖茨基金会是目前全球最大的私人慈善基金会,由比尔·盖茨与梅琳达·盖茨夫妇资助,本着众生平等的理念,基金会致力于帮助所有人享受健康而高效的生活。

比尔及梅琳达·盖茨基金会的首批项目,例如为公共图书馆提供互联网技术,源于创始人在微软的工作经历。然而,在20世纪90年代,随着关注领域的扩大,比尔及梅琳达·盖茨基金会开始在全球范围内寻找致力于治病救人的团体并为它们提供资助。

基金会为美国50个州和哥伦比亚特区以及全球100多个国家的受资助者提供支持。2000—2010年,基金会成长迅速,员工数量增长了十倍,在全球健康、全球发展和美国本土教育这三大领域里有超过二十个的重大项目方向。

2006年10月,比尔及梅琳达·盖茨基金会理事设立了一种双实体结构:比尔及梅琳达·盖茨基金会(下称"基金会")和比尔及梅琳达·盖茨信托基金(下称"信托基金")。这两个实体均为慈善信托形式的免税私人基金会,每个实体都有其明确的目标:①基金会致力于减少全球范围内的不平等现象,总部位于华盛顿州西雅图市,在华盛顿特区、印度新德里、中国北京和英国伦敦设有分支机构。基金会理事由比尔·盖茨、梅琳达·盖茨及沃伦·巴菲特三人构成;②信托基金持有比尔·盖茨与梅琳达·盖茨捐赠的投资资产,并收到了沃伦·巴菲特的捐助。比尔·盖茨和梅琳达·盖茨两人为信托基金的理事,信托基金主要负责管理投资资产,并在必要时将所得款项划拨给基金会,以便基金会顺利实现慈善

目标。

（二）资金来源

比尔及梅琳达·盖茨基金会的主要资金来源是比尔及梅琳达·盖茨信托基金。另外，比尔及梅琳达·盖茨基金会接受无任何限制的个人捐赠，即捐赠必须是没有被标记任何特定目的，或包含某些条件和伴随事件的个人捐赠。但是，基金会不赋予捐赠者参与基金会决策的权力，也不给予捐赠者与基金会领导或成员接触的权利。

比尔及梅琳达·盖茨基金会不接受来自组织的捐赠，包括公司捐助、企业的捐赠激励计划、非营利组织、基金会、慈善集资团体或政府实体。根据章程，基金会也不能接受为具体个人受益或完全出于宗教目的的赠款建议。

截至 2012 年 12 月底，比尔及梅琳达·盖茨基金会有员工人数 1116 人，总资产 290 亿美元，接受信托捐赠资产 36.4 亿美元，自成立以来资助累计发放总额 261 亿美元。为了保持慈善基金的资格，基金会每年至少必须捐出其资产的 5%，也就是说每年最少要捐出 15 亿美元用于各类慈善项目。

（三）资助项目

在发展中国家，比尔及梅琳达·盖茨基金会的重点任务是改善人们的健康状况，使他们有机会摆脱饥饿和极端贫困。在美国，基金会致力于保障所有人——特别是资源匮乏的人，获得所需机会以取得学业和生活的成功。基金会为美国 50 个州和哥伦比亚特区以及全球 100 多个国家的受资助者提供支持，资助领域包括：

1. 全球健康项目 致力于缩小富国和穷国在卫生保健方面的差距，确保卫生保健领域取得能挽救生命的技术进展，并将这些技术提供给最需要的人。包括发现和转化科学、肠道和腹泻疾病、艾滋病病毒（HIV）、疟疾、被忽视的传染病、肺炎、结核病等。

2. 全球发展项目 包括农业发展、紧急事件应对、计划生育、贫困人口金融服务、全球图书馆、孕产妇、新生儿与儿童健康、营养、脊髓灰质炎（小儿麻痹症）、疫苗供应、水源、卫生与清洁等。

3. 美国本土项目 包括大学学前教育项目、高等教育项目、华盛顿州项目等。

4. 全球政策与倡导项目 包括烟草控制、疫苗峰会、区域办事处等。

根据美国国家税务局（IRS）税法规定，比尔及梅琳达·盖茨基金会只能接受由美国《国内税收法典》第 501（C）3 条规定的非营利组织及其他免税组织提出的申请，基金会不能直接资助个人。基金会的资助大多数是主动提供的，资助对象是由基金会员工独立鉴别的美国免税组织。

基金会不资助的领域有：①直接向个人提供的捐赠或资助；②涉及发达国家卫生问题的项目；③政治竞选和立法游说工作；④建筑或资本筹款活动；⑤纯为宗教目的服务的项目。

（四）参与全球健康治理的项目

比尔及梅琳达·盖茨基金会参与全球健康治理的项目包括：①发现与转化科学项目；②肠道和腹泻疾病项目；③艾滋病项目；④疟疾项目；⑤抗击被忽视传染病项目；⑥肺炎项目；⑦结核病项目；⑧紧急事件项目；⑨计划生育项目；⑩孕产妇、新生儿与儿童健康项目；⑪脊髓灰质炎（小儿麻痹症）项目；⑫水源、卫生与清洁项目；⑬烟草控制项目。

二、比尔及梅琳达·盖茨基金会参与全球健康治理的特点与运作模式

（一）参与全球健康治理的特点

美国的私人基金会数量广泛，但是，比起比尔及梅琳达·盖茨基金会，大多数私人基金会的规模要小得多。比尔及梅琳达·盖茨基金会拥有的资产高达 290 亿美元，庞大的基金规模，使其在参与全球健康治理方面有着举足轻重的影响。

1. 是全球健康治理资金的重要推动力 比尔及梅琳达·盖茨基金会虽然只是一个 2001 年才成立的新组织，但在过去的几年内，它已经为国际卫生水平的提高捐助了 261 亿美元，成为世界健康治理中（包括政府和国际组织在内）最大的组织之一，其影响力和魄力受到众人的称赞。

自 2000 年以来，比尔及梅琳达·盖茨基金会已经向疟疾研究投入了约 12 亿美元。而在 20 世

末,世界上很多机构在这方面的投入还不到9000万美元,多数医药制造商都已放弃这个领域。WHO是联合国的一个机构,每年有大约40亿美元的预算。该机构在医疗卫生的政策和评估治疗方法上有着关键性的指导作用,然而该机构用于这种"穷国疾病"的财政经费并不多,而比尔及梅琳达·盖茨基金会正是该领域的最大捐助方。

医学杂志《柳叶刀》的一篇社论赞扬比尔及梅琳达·盖茨基金会"对全球卫生资金起到重大推动作用,该基金会向世界发出了挑战,要求人们从大处着眼,更雄心勃勃地投入与挽救低收入人群的生命。基金会为全球健康(事业)增加了新的活力、可靠性和吸引力"。国际艾滋病疫苗倡议行动主席塞思·伯克利说:"该基金会拥有速度和灵活性的优势。只要他们愿意做,就可以迅速行动,不像其他许多大的官僚机构。"美国其他大多数私人基金会无法在全球开展工作。

除此以外,比尔及梅琳达·盖茨基金会投入的巨资,并以商业运作的模式来关注社会问题的做法影响深远。公共卫生专家认为,比尔及梅琳达·盖茨基金会使得一些原本已经快被遗忘的研究领域起死回生,同时,基金会和政府、医药公司及其他NGO合作的模式,也为解决世界卫生问题提供了创新的思路。

2. 催化式慈善方式介入全球健康治理　2012年6月,比尔·盖茨在福布斯美国400富豪慈善峰会上做了一次历史性的演讲,在其演讲中阐述了"催化式慈善"(catalytic philanthropy)的愿景——创造市场,利用资本主义手段,来持久而系统地帮助那些有需求的人群。

(1)寻找被政府与市场忽视的领域:1996年,盖茨从一篇报道上看到每年有数百万儿童死于轮状病毒(一种容易导致新生儿患肠胃炎的病毒)的侵害,但这种病毒在富裕国家基本上已经灭绝了。他和梅琳达对此感到非常震惊,很少有基金会关注类似这种只发生在贫穷国家的疾病,报纸上的报道也极少涉及。资本运作的规律使得创新受市场驱动,这就导致了创新这种行为实际上是在加大贫富之间的差距。政府在这方面也缺少作为,由于政府本身也具有规避风险的特点,他们就不愿意在一些短期回报不大的基础科研项目上有所投入。

鉴于以上这种情况,盖茨逐渐放弃了原先建立科研机构的想法,开始寻找政府和商业集团少有作为的领域。最终,他和妻子发现了一种独特的慈善方式——催化式慈善。它的运作方式与资本市场类似:投资后获得回报,但区别是,因为是慈善行为,所以投资人自己并不拿回报。他们希望能够通过这种方式,缩小贫富世界的差距,然后资助人们去研究解决贫困人口所面临的问题。当然,相对于整个世界来说,任何慈善性质的努力看起来都微不足道,所以他们需要谨慎地选择投资的领域,希望能有"四两拨千斤"的效果。

要做到这一点,有一个好的办法就是去寻找政府和市场没有注意到的领域。在20世纪90年代,成千上万的儿童死于麻疹,而麻疹疫苗一支只要不到25美分,这对他们来说是个巨大的机会。疟疾也是一样,盖茨的基金会当时在这个领域的投资相当于之前全世界范围内投入的两倍,并不是他们投的钱太多,而是以前的投资实在是太少了。另外一种方法就是去满足一些实际存在的需求,这些往往是政府所注意不到的。

盖茨觉得,他们的角色有点类似于天使投资,能够在早期帮助一些创意发展壮大,后期政府和其他机构就会介入进来扶持他们。这种催化式慈善的方式无形中改变了世界各国对于"穷人病"的关注和投入程度,在全球健康治理中发挥了引导方向的作用。

(2)通过合作实现自身影响的最大化:比尔及梅琳达·盖茨基金会的催化式慈善不仅借助于资金,也通过合作来实现自身影响的最大化,这种合作既包括与私人企业的合作,也包括与政府、政府间组织以及非政府组织的合作。例如,基金会自己不去搞医学研究和分发疫苗,而是授权交给专业人士去做,通过寻找专业团队来实现对疾病防治方法和工具的创新。在慈善基金会这类行为中,比尔及梅琳达·盖茨基金会对于合作的发展产生了极大的影响,原因在于其规模庞大的财政支持和公认的参与这种事业的合法性。

在艾滋病的防治方面,尽管比尔及梅琳达·盖茨基金会的资源规模庞大,但它只是全世界艾滋病防治投入的一小部分。主要资源来自于捐助国政府和发展中国家自身。为了确保基金会的投入能与其他资金来源形成互补,基金会将资源集中投入到现有资金缺乏的地区,在这些地区,基金会的资助有可能产生巨大的效果。因此,在艾滋病的防治中,基金会与广大合作伙伴〔包括捐助国和发展中国家的政府机构、多边组织、非政府组织(NGO)、学术机构、社区组织和私人企业等〕通力合作,通过与这些组织的合作,实现自身影响的最大化。

3. 影响全球健康治理方向与议程:就比尔及梅琳达·盖茨基金会的资金结构而言,大部分的慈善资金来自比尔和梅琳达·盖茨信托基金,基金会资助的研究方向往往都偏重自己的喜好,由于基金规模庞大,在某个领域的资助项目会吸引大量全球优质的科研、人力等资源,加上基金会是资助和政治影响的主要来源,因而在一定程度上会改变全球健康治理对"优先事项"的认知,从而影响全球健康治理的方向与议程。

自 21 世纪以来,比尔及梅琳达·盖茨基金会向疟疾研究投入了大量资金,在该领域也取得了可喜的成绩。然而,WHO 负责疟疾的官员抱怨,由于比尔及梅琳达·盖茨基金会在世界范围内进行的疟疾研究越来越广,已经处于支配该领域的程度。WHO 表示,比尔及梅琳达·盖茨基金会一家独大将可能阻碍科学家们在该领域提出不同意见,使得在世界范围内共同制定卫生决策的功能逐渐丧失,让科学多样性趋于停滞。一些长期在低收入环境中工作的科学家担心重要的卫生程序正被盖茨基金的赠予所扭曲。例如,在一些其他疾病造成更多人类危害的地区,对疟疾的关注使得政治家、议员和卫生工作者趋之若鹜,其破坏力显而易见。在有的国家,基金的宝贵资源正被浪费,更紧迫的卫生项目反而缺乏资金。

在 2005 年的"大挑战"(Grand Challenges Explorations,GCE)活动中,比尔及梅琳达·盖茨基金会为大批科学家提供了大约 4 亿美元的资金,鼓励他们研究影响贫困国家人民的传染病,该计划在全球健康治理中创立了新的研究议程。然而,在一份谅解备忘录中,WHO 的疟疾部主管阿拉塔·科崎博士向总干事陈冯富珍博士提出了自己的忧虑,他认为比尔及梅琳达·盖茨基金会捐给 WHO 的钱是关键的,但同时有着深远的、意想不到的后果。科崎博士认为,基金会资助的研究方向往往都偏重自己的喜好,如果比尔及梅琳达·盖茨基金会的决策足以对世界范围内的机构有着举足轻重的指导意义,这将对世界范围政策的制定过程有着不良影响,政策将不会顾及到所有人的利益。

另外,《柳叶刀》杂志批评它的影响力扭曲了全球卫生议程,在高风险研究上投入过多,直接提供给发展中国家有能力的研究机构的资金很少。戴维·麦考伊(David McCoy)及同事通过评估盖茨基金会在 1998—2007 年的捐款流向,结论是盖茨基金会的捐赠并未反映出世界最为贫穷的群体所承受的病痛。

(二)参与全球健康治理的运作模式

1. 资助特定全球健康问题的创新解决方案 比尔及梅琳达·盖茨基金会致力于寻求将资源转化为科学发现,从而改善现有解决方案的实用性,开发用于填补空白领域的全新解决方案。主要做法是从全球最具创造力的人群和不同领域中选择想法和解决方案,并通过一系列机制对发现研究进行投资。其中,"大挑战"(GCE)的资助项目是比尔及梅琳达·盖茨基金推动全球健康和发展取得突破性进展的方式之一,该项目旨在汇聚全球各科学学科中具有创造性的人才,包括尚未在传统意义上参与全球健康相关研究的人员,寻求面向特定全球健康和发展问题的创新解决方案。

同时,比尔及梅琳达·盖茨基金会与包括政府机构和其他资助机构在内的"大挑战"合作伙伴携手,共同确定需求迫切的领域,促进不同研究人员和资助者间的跨学科合作与协调,建立研究计划和资助者的全球网络,确保开发的解决方案能够可持续进行,且在可能的范围内获得最大的影响力。

(1)开发新疫苗:比尔及梅琳达·盖茨基金会所投资的研究能够很好地了解影响传染病易感性和疫苗疗效的健康因素,如营养不良和合并感染。在候选疫苗进入昂贵且费时的临床试验前,对具有发展前景的候选疫苗进行确认和完善。此外,基金会还寻求与大型疫苗生产厂家建立更为有效的合作,支持新疫苗的研发以扩大疫苗接种范围、提高其疗效、安全性和成本效益,如 2007 年,基金会投资中国最大的疫苗企业——中生集团。在获得投资后,中生集团成功地研发出新型乙脑疫苗,并且正式通过了WHO 的认证,这是中国企业生产的疫苗首次获得大量供给全球市场的资格,也是比尔及梅琳达·盖茨基金会一个非常成功的投资案例。

（2）药物研发：比尔及梅琳达·盖茨基金会致力于支持研发药效更好、毒副作用更小、疗程更短的新药，以及新的替代性剂型和给药技术。如基金会为"结核病药物加速器"项目提供资助，旨在寻求以新的方法瞄准对当前药物疗法产生耐药性的细菌，同时开发新的药物发现工具，并探索能够加快疗程的新药。

（3）开发更快速、更准确的诊断工具：比尔及梅琳达·盖茨基金会正在开发价格更低、效果更好、能够惠及更多结核病患者的诊断工具，这些工具可在医疗点使用，无需远程实验室处理。其中一项工作就是研究结核病感染和治疗反应的新生物标记，从而改善结核病的检测和临床管理，该技术有可能会大幅提高结核病诊断的速度和准确性。基金会需要设法扩大这一工具的普及性，因为快速准确的诊断能够使患者快速开始接受相应治疗并预防疾病的进一步传播。

（4）技术革新：在改善卫生环境方面，比尔及梅琳达·盖茨基金会正致力于发展和部署成本较低的新型技术，以彻底改变发展中国家的卫生状况——尤其是人口密集的城区。其中一项关键内容是"厕所改造挑战赛"（Reinvent the Toilet Challenge），该计划目前资助无水卫生厕所的开发，这种厕所无需连接下水道，也不使用电力，每个用户每天的成本不到 5 美分。多数这些项目都采用化工工艺过程，从人类排泄物中回收能量和资源。

2. 推广新的疾病防治工具

（1）预测和解决全球健康和发展计划中的文化障碍：道德、社会和文化是基金会所有工作的重要考量因素。比尔及梅琳达·盖茨基金会力求尊重和理解与基金会合作的社区，确保基金会的工作获得最大程度的接受，这是成功的先决条件。虽然道德、社会和文化项目最初关注的是全球健康项目"大挑战"的支持，但该项目正与比尔及梅琳达·盖茨基金会中的其他项目团队合作，预测和解决全球健康和发展计划中的文化障碍。例如，在根除脊髓灰质炎（小儿麻痹症）的工作中，基金会与合作伙伴学会了如何克服后勤、地理、社会、政治、文化、种族、性别、经济和其他种种障碍，为最贫困、最偏远地区的人们提供帮助。

（2）传播疾病防治的创新成果：比尔及梅琳达·盖茨基金会正在印度、中国和南非开展创新型结核病控制工具和递送方法的试点研究，并运用研究成果将最有效的方法传播到全球各地。项目的一个重点任务是寻求以经济高效的方式在南非部署更加快速准确的诊断工具。例如，在基金会的协助下，印度政府、WHO、USAID 和世界银行走到一起，共同支持创新型创新结核病控制工作，基金会还动员印度私营部门来推动结核病诊断和治疗的研发工作。

3. 积极地政策倡导与宣传　除了对特定健康问题的解决方案提供资金外，比尔及梅琳达·盖茨基金会还通过自身的影响力，与政府、医药公司及其他 NGO 合作，积极呼吁国际社会和各国提供更多的资金投入和政治承诺。例如，在中国，通过基金会的宣传和倡导，多重抗药性结核病（MDR-TB）已被列为中国医保制度下的一种"高报销率疾病"，这意味着中国的结核病患者将更有机会获得治疗费用补助。

4. 促进数据为基础的决策　数据收集和数据共享是根除脊髓灰质炎（小儿麻痹症）的关键环节。比尔及梅琳达·盖茨基金会努力改善数据的获取和使用，以便为项目决策提供依据、跟踪进展、改善环境监测，并指导疫苗和诊断工具的开发。例如，基金会通过疫苗建模倡议（Vaccine Modeling Initiative）同匹兹堡大学牵头组建的建模师团队密切合作，开发一种用于脊髓灰质炎根除工作的总体决策框架，以确定关键决策领域、决策所需数据，以及分析数据和创建模型所需的人员和合作伙伴，并开发相应平台促进数据的使用和共享，以供分析和决策使用。

三、案例分析：比尔·盖茨的"药方"

世界正在越变越好，但在比尔·盖茨看来，速度还是太慢，更重要的是，并非对所有人而言都是越变越好。比尔·盖茨认为，市场机制可以促进各个领域的创新，而不断创新给人类生活带来改变，但是自由运转的市场机制本质上是一个"为有钱人打工"的东西，因为穷人没有消费能力，无法形成市场。在这样一个高速运转的圆盘中，全球近 10 亿的日支出不足 1 美元的贫困人口是被市场离心力不断边缘化甚至甩出去的那部分人。直接给这些人提供他们所需要的产品和服务是一种解决办法，但并不能从根本上改变这样一个局面,而且很有可能演变成一个"无底洞"。

比尔·盖茨开出的"药方"是建立一个制度体系,让这个体系吸引创新者和企业参与,在让这些人赢利的同时,又让那些无法充分享受市场经济益处的人群的生存境遇得到改善。通过这种他称为"创意资本主义"的体系,改善原先的资源配置方式,最终改善全球的不平等现象。

因此,比尔和梅琳达·盖茨基金会的主要定位就是"投资于那些不被资助的创新项目"。敢于作出这样的选择,一方面是因为他们有科技领域的背景,同时整个基金会的规模和能力可以让他们立足长远,在探索新方式上下更大的赌注,承担政府和其他机构所不敢承担的风险。就像比尔·盖茨的好朋友,也是盖茨基金会的联合受托人沃伦·巴菲特所建议的,"承担一些真正的难题"。

2008年,比尔·盖茨启动"大挑战"项目,它面向全球征集并资助大胆而非传统性的研究计划,旨在探索和发现突破性的创新方案,从而帮助应对那些给发展中国家人民带来最大伤害、却很少为人所关注的重大疾病和健康问题。"大挑战"项目为期五年,每年两轮。每轮都会针对若干全球健康领域的特定题目征集创新方案。方案一旦入选,即可获得盖茨基金会十万美元的资金支持。目前"大挑战"项目已向来自全球80多个国家的将近1700个项目投入了超过10亿美元的资金,成功吸引了政府及非政府部门的资金来催化科技创新。

在比尔及梅琳达·盖茨基金会目前锁定的三大领域中,以艾滋病、疟疾、脊髓灰质炎、结核等致命感染性疾病预防、控制和消除为主的"全球健康"项目占据了基金会60%的投入,这些资金主要用于资助对付这些疾病的新工具、新方法的创意研发。尤其是在控制疾病源头的疫苗上,基金会每年的投入都超过8亿美元。通过资助疫苗的研发,降低使用成本和价格,使得穷困地区的人有条件使用这些疫苗。为此,基金会在10年前就和包括WHO、世界银行、疫苗生产商和研究机构在内的若干机构一起资助并成立了全球疫苗和免疫联盟(GAVI)机构,目前该机构已经帮助两种新疫苗(针对乙肝和B型流感嗜血杆菌)实现了广泛供应,同时还研发出这两种疫苗和以前的三重联合疫苗(防白喉、破伤风和百日咳)相结合的一次免疫的五重联合疫苗。在过去的10年中,基金会已经为疫苗生产和开发捐献了45亿美元,新的计划是未来10年继续投入100亿美元在这一领域。

2008年,比尔·盖茨正式从微软退休,全身心投入到自己的新事业上来。他为自己设定了一个更加大胆的梦想,"要将所有聪明的大脑和优秀的人才聚在一起,让他们去帮助那些需要帮助的人"。未来20年里,他希望基金会致力于消除的几种疾病可以彻底灭绝,"每个人都能得到平等的对待,整个世界变得更加公平"。这样,纵使"千金散去",他也会觉得"心有满足"。

第二节　红十字国际委员会与全球健康治理

红十字国际委员会(International Committee of the Red Cross,ICRC)是世界上最大、最古老和最著名的国际非政府组织,致力于为战争和武装暴力的受害者提供人道保护和援助。近几十年来,红十字国际委员会的援助活动逐渐趋于多样化,其援助项目也有所拓展,并开始在全球健康治理中扮演一定的角色。

一、红十字国际委员会概述

(一)发展历程

红十字国际委员会(ICRC)于1863年创立于日内瓦,是一个独立的、中立的组织。1859年索尔费里诺战役之后,数千名受伤的法国、奥地利和意大利士兵被留在战场上得不到适当的救治。瑞士人亨利·杜南路经此处,组织了救护工作。由于他的努力,ICRC最终成立。杜南所撰写的《索尔费里诺回忆录》(1862年)促成了国际社会在1864年通过首部《日内瓦公约》,该公约制定了保护伤兵和医务人员以及在各国建立救济协会的规定。这些救济协会后来成为大家所熟知的红十字会,采用统一标志来识别和保护医疗队。ICRC自成立以来一直在世界各地发生的大多数冲突中发挥着人道主义作用。

ICRC、各国红十字会及其国际联合会构成了国际红十字与红新月运动。ICRC是运动中历史最为悠久且最负盛誉的组织,它也是世界上获得最广泛认可的组织之一,并在 1917、1944 和 1963 年三次荣获诺贝尔和平奖。而红十字会的创办人亨利·杜南则于 1901 年荣获首届诺贝尔和平奖。

ICRC 是较为特殊的国际慈善组织,既有瑞士民法主体资格,也具有国际法主体资格。公正、中立和独立原则是 ICRC 信守的工作准则,保证 ICRC 不受任何政治、宗教的影响,在获得各方信任的情况下,不加歧视地对武装冲突中的重受害者给予保护和救助。日内瓦公约除赋予 ICRC 探视战俘和被拘禁的平民等法定职权外,还赋予 ICRC 就其他事项提供人道服务的倡议权。据此,ICRC 可以主动向政府当局提供服务,政府可以自主决定是否接受。此外,ICRC 通过其传统实践、章程和运动章程,获得了在非武装冲突情势(国内动乱或紧张局势)中提供人道服务的倡议权,这种倡议权被国际社会所接受。

ICRC 是一个受瑞士法律规制的私人组织,但在其管理和行动决策方面保持绝对独立。委员会由 25 名增选委员组成,目前共有 1400 多名专业人才和复合型人才在全球各地为 ICRC 执行一线任务。在日内瓦总部近 800 名员工的支持和协助下,他们与大约 1.1 万名当地雇员一起开展工作,外籍职员可能来自世界各国。

中国红十字会是国际红十字与红新月运动的重要成员。ICRC 和中国红十字会是两个分开的、在法律上各自独立的组织,工作重点也不相同;尽管如此,但两者都是同一个运动的组成部分,遵循相同的原则。中国红十字会在本国扶危帮困以及走出国门时,都可以借助 ICRC 的支持。

(二)资金来源

ICRC 近几年的年度预算都在 10 亿瑞士法郎(瑞郎)左右,资金来源主要包括《日内瓦公约》的缔约国(政府)、各国红十字会和红新月会、超国家组织(例如欧盟委员会)以及公众和私人捐助,所有的捐助都是自愿的。

ICRC 每年年终时会提出总部和实地两份预算吁请,以维持未来一年的活动,活动信息以及统计数字和财政表格都在年度报告中汇总。一般来说,在得到资金前,ICRC 就会开始对实地的紧急需求做出反应,并依赖于捐助者的善意来尽快获得资金。同时,ICRC 也动员公众以从事志愿活动的形式提供支持,由于享有较高的声誉,红十字会与红新月组织能够调用大量发达国家的私人捐献者捐献的基金及来自发达国家和发展中国家的志愿者。显而易见,红十字会各机构的发展归因于世界范围内渐增的人道主义关怀(图 6-1、图 6-2)。

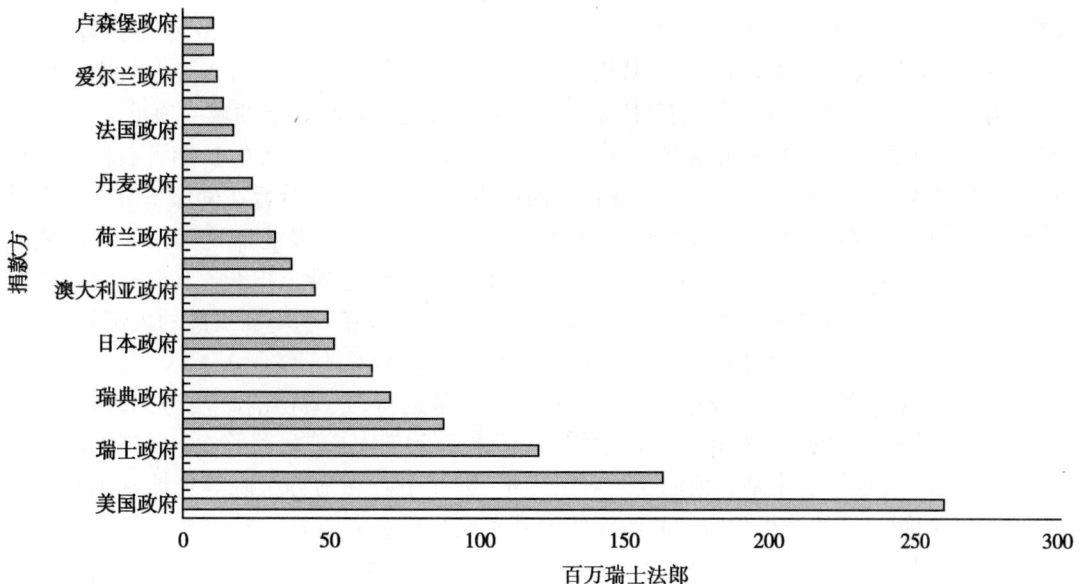

图 6-1　2013 年红十字国际委员会前 10 位的主要捐款方

(资料来源:红十字国际委员会 2013 年报)

（三）工作职能

根据《国际红十字与红新月运动章程》第 5 条第 2 款的规定，ICRC 的行动涉及国际性武装冲突、非国际性武装冲突和内部动乱。除此之外，根据《章程》第 5 条第 3 款，它还可以在其他局势中提供援助，在这些情况下，ICRC 的任务是向平民和军人受害者提供保护及援助。近几十年来，ICRC 的援助活动已趋于多样化，这一发展源自多种因素，而正是这些因素使得人道援助的概念远远超出了单纯应急行动的范畴。

ICRC 的主要工作职能有：①探视被拘留者；②保护平民；③卫生；④重建家庭联系；⑤保障经济安全；⑥与各国红会合作；⑦促进遵守法律；⑧其他活动。

图 6-2　2013 年红十字国际委员会
捐款方类别

（四）参与全球健康治理的项目

ICRC 是致力于为武装冲突和其他暴力局势受害者提供保护及援助的组织，它参与的全球健康治理项目主要有救灾、灾难应急计划、卫生保健和强化人道主义法，尤其是关于战争和《日内瓦公约》的法律。其参与全球健康治理的项目主要有：

1. 监狱卫生　许多武装冲突和内部动乱均需中立组织介入，ICRC 关注所有因此类事件而被拘留之人的健康。他们通过直接探视受害者并与关押人员展开对话的方式，对关押状况以及（在适当时）对预审拘留状况加以监督，评估拘留场所和被拘留者的健康影响因素。介入目的主要是改善监狱卫生系统的整体运转状况，而并非对个人进行诊治。不过，他们确实也对腹泻、结核等易在监狱环境中传播的疾病的一般性治疗提出相关意见和建议。当明显发生酷刑或其他形式的虐待时，红十字国际委员会的医生会将被虐者个人情况记录在案，为该组织的正式介入夯实基础。

2. 急救和医院护理　当战争局势妨碍公共医疗机构进行救治时，ICRC 帮助伤员撤离到急救站，并在其独立开办的医院或通过为现有医疗机构提供药品、设备、培训和人手支持来帮助他们进行下一步治疗。近几十年来，ICRC 援助了数百家医院，其医疗工作组在亚洲、非洲和高加索的战乱地区为超过数十万名伤员实施了手术。

20 世纪 80 年代，ICRC 的医院援助政策开始向支持当地现有医疗机构转变，不再独立运转平行的医疗系统，旨在增强这些医疗机构应对冲突和冲突后需求的能力。其关键部分是培训医务工作者（特别是护士），以及为在危险和资源有限的环境中实施战伤外科手术及患者管理工作制定了基本的规则和程序。

3. 假肢康复　ICRC1979 年设立的假肢康复项目（PRP）标志着其在这个领域一项重大投入的开端，其首要目的是改善残疾人获取服务的状况、提高此类服务的质量并确保服务的长期可获性。该委员会同时为国内医疗系统和该服务的使用者提供支持。对国内医疗系统的支持旨在确保系统中有提供康复服务的途径，包括修建或翻新设施、捐赠康复器械、开发当地人力资源以及为制定国家假肢康复战略提供帮助等；对患者提供的支持旨在确保他们能够获得假肢康复服务，包括承担交通和食宿费用以及患者在康复中心的治疗费。随着时间推移，ICRC 凭借其覆盖全球的活动范围、不断发展的内部技术、公认的专业技能以及对援助项目的长期投入，成为了假肢康复领域的领军者。

4. 初级卫生保健　冲突往往会破坏当地医疗系统的正常运行，最糟糕的时候，大部分甚至整个医疗系统都可能不复存在，暴发流行病疫情的风险增加。ICRC 的应对工作已经将 WHO 制定的初级卫生保健战略纳入其医疗援助活动中来。他们通过对卫生站、医疗中心和地方医院等当地基础设施提供直接支持，努力使人们能够持续获得预防性和治疗性的基本医疗服务。直接支持包括提供医疗设备和药品、为能力建设、技术培训和督导提供组织支持、建造和修复各项设施等。

二、红十字国际委员会参与全球健康治理的特点与运作模式

（一）参与全球健康治理的特点

1. 与政府部门紧密合作　从 ICRC 的资金结构可以看出，84.45% 的资金来自于各国政府。一直以

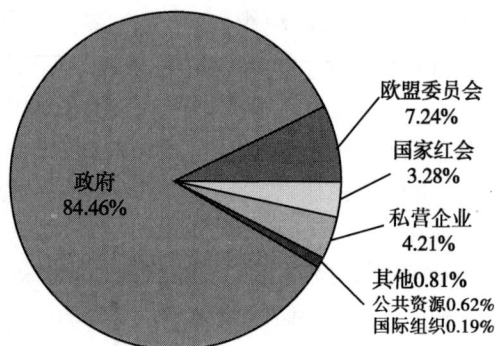

来,ICRC 通过劝说、游说、支持等方式与政府部门紧密合作。例如,ICRC 选择直接与国家交涉并依赖于低调且保密的谈判来游说各国允许其接触战俘并改善他们的待遇,其调查结果不予公开而仅与相关政府共享。这一做法与无国界医生和大赦国际等相关组织不同,他们更倾向于披露弊端并对政府施加公众压力。但红十字会组织在后期的工作中趋向保守,为了获得当地国政府的入境许可,他们要求自己的成员严守“沉默”原则,认为这样从长远看使其能够获得更多与战俘接触和政府合作的机会。

2. 运用综合方法　ICRC 不仅要在危机中采取迅速有效的行动,同时要继续满足慢性危机乃至危机后局势中的一些基本需求,因此,ICRC 采取将所有项目和活动包括在一项全面策略中的综合方法。这种方法建立在全面卫生概念的基础之上,在尽可能有效应对当前局势的同时,以公共卫生金字塔为导向,在卫生、水与居住环境等领域采取综合方法,包括供应和获取洁净饮用水、食物、住所及其基本医疗保健和卫生服务,其结果是一系列界定清晰的活动。这一综合方法需要系统分析、计划、协调、项目监督及评估等一系列管理技能,是适合特定局势的多种活动和行为模式的最佳结合。

3. 发挥一定的协调作用　根据运动各组成部分一致同意的内部职责划分,ICRC 在冲突或国内暴力局势中担任主导机构。这表明除了组织自身活动外,ICRC 还负责协调运动其他组成部分在冲突局势中开展的活动,以便使各组成部分的职责和技能实现最大化互补,并根据实际情况调整协调机制。

ICRC 还负责与冲突各方联络,以确保接触到所有受害者并为相关的所有运动组成部分提供清晰的安全和交流规则。

4. 五种行动模式的组合策略　ICRC 的策略是基于五种行动模式的结合:劝说、动员、谴责、支持和替代/直接提供服务。当其试图制止或防止违反国际人道法的行为,让当局意识到自己的职责,并督促他们满足受影响群体的基本需求时,劝说和动员是优先考虑的行动模式,这也是用于保护受影响群体尊严的情形。谴责只是作为例外情形中的保留手段。当需要帮助提供必要服务或者代替无法提供服务的当局承担职责时,支持和替代/直接提供服务则是首选行动模式。尽管 ICRC 可能会根据情况为受影响群体提供服务,但该组织的主要作用并不在于直接替代当局履行相关职责,ICRC 将继续敦促后者确保提供所需服务并全面履行其义务。

（二）参与全球健康治理的运作模式

1. 全面分析局势与需求　ICRC 对其所介入的每种局势进行全面分析(安全、经济、政治、社会、环境和文化),以便明确受影响群体在资源和服务方面遇到的问题和需求,以及他们与其他行动者之间的关系。在地方、区域和国际层面,会对全面分析进行更新,使 ICRC 能够制定、调整或改变其行动策略。同时,ICRC 还要对各种局势进行分析,并评估与预期影响有关的风险。如 2008 年,中国汶川遭遇百年不遇的大地震时,基于当时的形势评估,来自世界各地的红十字会与红新月会都积极投入了当地的救援工作。

2. 结合不同行动模式　ICRC 代表团必须决定如何最为妥当地结合和使用不同行动模式,以取得最佳的行动效果。如何结合各种不同行动模式以及每种模式各占多大比重,取决于相关问题的重要性和紧迫性、需求的类型,以及相关当局和其他行动在目前及今后可能采取的应对方式。

(1)劝说:首先,在各自权限范围内评估有关当局能在多大程度上未能履行其提供基本服务的义务(因为不愿意且/或无力这样做),以及由此造成的紧急情况的规模程度。同时,ICRC 与有关部门进行交涉,尽力劝说后者遵守其义务,维护在其控制之下个人、团体和群体的生命、健康与尊严。

(2)替代/直接提供服务:替代当局向受影响群体直接提供服务取决于所要满足之需求的紧急和严重程度,在下列情况下将考虑此种行动模式:①需求巨大,责任当局无力满足,或者不存在这样的当局;②需求巨大,责任当局不愿意满足;③安全状况及(或)间接援助被滥用或不愿接受间接援助的状况;④援助有助于保护受影响者。

在危机前或紧急危机局势中,当进入医疗机构和提供医疗服务面临危险时,ICRC 帮助确保基本医疗服务、急救、紧急运输和紧急医院服务的持续性。同时,使受冲突影响的人们能够获得符合普遍认可标准的基本预防和治疗服务。为此,ICRC 医疗处常常对当地的医疗服务加以援助,有时还会暂时代替他们行使职能。

在长期危机和危机后局势下,ICRC 将提供更加多样化的支持来确保初级卫生保健不被中断,包括开展更广泛的免疫项目以及医疗和卫生宣传工作,同时采取措施增强医院管理。

(3)支持当地机构/伙伴:当 ICRC 确认当地机构和伙伴愿意按照人道、公正和公认的道德规范提供援助并有能力吸收 ICRC 的支持后,将为当地机构和伙伴提供必要的支持。他们将在各自权限范围内,确定最适合的机构/伙伴,并计划和实施同这一行动模式有关的活动,长期而言这是保存现有结构的最佳途径,待 ICRC 撤出后仍然可以巩固当地的工作。

(4)动员:ICRC 可以动员第三方来劝说当局承担责任,以及在劝说未果时自己会直接或间接(通过支持他人)援助受影响者。在权限范围内,ICRC 负责确定那些最能够影响当局或提供必要援助的主体。

(5)谴责:作为例外情况,对于反复出现的严重违反国际人道法的行为,ICRC 可以根据其政策指南,采取措施谴责负有责任的主体。

3. 分担任务和职责　在不影响其独立、中立、安全、进入受冲突地区以及开展保护活动的能力前提下,ICRC 与其他人道组织一起正式或非正式地分担任务和职责。

4. 建立伙伴关系　只有在合作伙伴的工作方法和政策与自己的目标、策略和原则一致,并且合作不会削弱自己及时提供有效援助的能力时,ICRC 才会与其合作开展活动,并且从一开始就注重培养其合作伙伴的管理能力。这项工作主要是通过为合作伙伴提供培训和指导,完善服务设施和促进政府制定有效的政策来完成的。例如,自 1979 年以来,ICRC 开发了多种管理工具(仓储管理、患者管理、治疗协议等)来支持受援康复中心的管理人员,这些管理工具也被其他在假肢康复领域工作的组织所使用。即使 ICRC 从一个国家完全撤出,该组织的残疾人专项基金也可以提供后续支持。这种对患者和康复机构的长期投入在援助组织中是独一无二的,得到了该组织在康复中心和政府中合作伙伴的高度赞扬,也被公认为 ICRC 的主要优势之一。

5. 调整和创新　如果以上策略不能为特定问题提供适当解决方案,那么 ICRC 将地区、国内和国际环境等多种可变因素(尤其是安全因素)考虑在内,制定其他策略。

三、案例分析:加沙和以色列的紧急卫生援助

2012 年 3 月初,加沙和以色列之间的暴力事件升级,这是自 2008—2009 年"铸铅行动"以来战斗最激烈的一次。加沙封锁已经进入第 5 年,继续影响着这一海滨飞地生活的方方面面,尽管以色列当局作出了一些让步,但仍然看不到任何经济复苏的可能。如果想离开加沙前往别的地方接受治疗、教育或培训,要经历等待许可证的漫长过程,还要经过严格的安全检查,这仍是人们特别忧虑的一个问题。

最初,以色列拘留场所中的巴勒斯坦被拘留者进行了一连串单独的绝食抗议活动,抗议行政拘留并呼吁释放他们。随后在 4 月 17 日,1500 多名被拘留者举行了大规模的绝食抗议活动。他们要求恢复来自加沙的人对被拘留亲人的探视,终止单独监禁,并提出了许多改善拘留条件的要求。

在此形势下,ICRC 加大了探视活动力度并密切监督相关被拘留者的医疗状况,重点关注了通行限制、难以下地干活、定居者暴力事件增多以及以色列军事和执法行动带来的人道后果。

(一)增加对绝食抗议被拘留者的探视

2012 年 1 月至 5 月底,ICRC 定期前往以色列和巴勒斯坦拘留场所,探视那里的被拘留者,评估他们的拘留条件和待遇,并与以色列拘留和医疗当局开展双边磋商。在以色列拘留场所,该组织监督了大约8500 名巴勒斯坦被拘留者的整体情况,特别是那些被审讯、长期单独关押或未成年的被拘留者。

2012 年 5 月 14 日,被拘留者与以色列监狱当局之间达成协议,停止抗议活动。协议还规定将恢复生活在加沙的人对被拘留亲人的探视,这项活动是在 2007 年被以色列当局暂停的。在此期间,大约4000 名来自西岸、东耶路撒冷和戈兰高地的被拘留者得到了 4.1 万名家人的探望。这也是 ICRC 开展的项目之一。

(二)向加沙医疗机构分发医疗用品

药品长期匮乏迫使患者纷纷转诊到国外接受治疗,但要离开加沙需要经历等待许可证的漫长过程,还要经过严格的安全检查。在此情况下,ICRC 向加沙医疗机构提供了重要援助。2012 年 1 月至 5 月,

ICRC 分发了 230 吨医疗用品,并定期向加沙的 8 家主要医院运送基本外科用品和医疗设备零部件。

另外,缺乏稳定的燃料供应使各家医院运转举步维艰,其中一些医院面临随时关闭的危险。2012 年 2 月,ICRC 为加沙 13 家医院提供了 30 万升燃料,帮助他们应对每天的停电问题。

ICRC 还帮助加沙假肢与脊髓灰质炎治疗中心为 1200 多名患者提供治疗,其中 250 多人获得了后续理疗服务。

(三)促进经济安全并改善卫生条件

为了应对受加沙封锁影响的家庭的经济需求,ICRC 通过以工代赈项目援助了 10 600 多名贫苦的人。在加沙边境地区,800 多人获得农业资源来促进粮食生产。在西岸受通行限制严重影响的地区,得益于 ICRC 的支持及其与以色列当局进行的交涉,100 多户农耕家庭终于能够顺利下地干活了。ICRC 还在约旦河谷向 250 个贫苦的贝都因家庭分发了食品包。

在加沙,ICRC 水与卫生工程师与当地水务局合作,升级改造废水处理厂,铺设污水和雨水系统和管道,并翻修了泵站。2012 年 1 月至 5 月底,拜特哈农和拉法共有 20 万人因改善的卫生状况而受益。

(四)与巴勒斯坦红新月会和以色列红大卫盾会合作

ICRC 继续为巴勒斯坦红新月会应急服务提供经济支持,他们在东耶路撒冷、加沙和西岸共出诊 3 万多次,在巴勒斯坦被占领土向 1600 多名房屋被毁的人分发救济物资。

以色列的红大卫盾会也在全国各地提供应急医疗服务。2012 年 1 月至 5 月底,该组织无论是在公共活动期间还是在以色列南部遭到火箭弹袭击和炮轰之后,始终保持高度警惕状态。ICRC 继续为在敏感地区和偏远地区开展的这类服务以及对第一反应者的培训提供资金支持。

(五)推广国际人道法

向民间社会参与者推广人道原则仍然是 ICRC 的一项重点工作。ICRC 为来自以色列公务员机构和民间组织的律师开办国际人道法强化课程,组织了许多有关国际人道法的讲座。一些是专为在以色列及被占领土开展行动的人道和人权参与方开设的,另一些则是在以色列的大学中举办的,由 8 家加沙和西岸法律或伊斯兰法学院讲授国际人道法,来自巴勒斯坦各大学的 350 多名学生参加了 ICRC,就人道法这一主题进行简要介绍。

第三节　无国界医生组织与全球健康治理

近年来,许多慈善组织开始参与医疗卫生救援计划,但仅有少数受到足够医学训练的慈善组织能够在疾病暴发的情况下提供帮助,无国界医生组织(Doctors Without Borders, Medecins Sans Frontieres, MSF)是其中的一个代表。作为一个活跃在全球健康领域的慈善组织,MSF 对卫生治理体系内的人道主义争论及必要药品获得问题都产生了重要的影响,在全球健康治理体系中也开始发挥越来越重要的作用。

一、无国界医生组织概述

(一)发展历程

无国界医生组织(MSF)是一个由各国专业医学人员组成的国际性的志愿者组织,是全球最大的独立人道医疗救援组织。1971 年一群不满红十字会坚持中立而受诸多掣肘的法国医生在巴黎组成无国界医生组织,最初被视为一群玩世不恭的"嬉皮士",但他们却发挥最大的灵活性,不久便发展成为能迅速有效地向全球提供医药救援的组织,更成为独立人道组织的典范。不论怎样危险的地区,他们的成员都是最先到达、最后撤退的救援者,而且往往无视当地政府的反对,冒险从事"非法"的救援工作。

无国界医生组织成员包括医生、护士、麻醉师、实验室研究员、后勤人员、助产士、行政人员等,他们来自不同地区,信奉不同宗教,但却有共同目标:协助那些受战火及自然灾害蹂躏的灾民脱离困境。他们贡献出自己的专业知识,平等地对待不同种族及宗教背景的人士。所有的志愿工作者都须遵从"无国界医生组织"宪章,坚守政治、经济及宗教的中立立场。无国界医生亦要求在进行救援行动时不受到任何阻挠。无国界医生组织存在的权利并不是基于某种官方委托或国际上的委任,而是基于人道主义和全世界几百万捐助者的委托和数千名志愿人员的热心工作。

多年以来,无国界医生组织逐渐扩大其专业范围,并增加救援项目,现成员已遍及全世界,每年有2万多位志愿人员在约60个国家中服务,目前全球共有超过200万的热心人士支持无国界医生组织的义举,是全球最大的独立医疗救援组织。

无国界医生组织总部设在比利时首都布鲁塞尔,五个行动中心分别位于:布鲁塞尔、阿姆斯特丹、日内瓦、巴塞罗那和巴黎。行动中心负责管理和监察全球八十多个地方的援助项目,中心的人员亦会留意各地发生天灾人祸,并在最短时间内动员紧急支持人员及物资协助救灾。此外,全球设有18个分部,负责招募义工、筹款和推广该组织的工作。

1999年10月15日,无国界医生组织因"一直坚持使灾难受害者享有获得迅速而有效的专业援助的权利"而获得该年度诺贝尔和平奖。

(二) 资金来源

无国界医生组织的资金主要由私人捐助,这一组织每年需用2亿美元运营经费,大部分经费由社会热心人士捐赠,其余的经费来自国际组织,如欧共体、联合国难民专员公署及个别国家或地区的政府。财政上的独立,确保了该组织在道德及运作上的独立及自主性。这些资金的80%将用来开展人道主义救援活动,其余的20%资金用于组织运行管理以及资金储备。因为有资金储备,所以在危机到来时,无国界医生组织可以无需筹资就直接开展活动。

无国界医生组织2000年财政年度总收入3.22亿欧元,其中私人捐款占79%,共有250万欧元是个人和私营基金组织向无国界医生组织的捐款。欧盟捐款占8.5%,比利时、卢森堡、荷兰、英国、挪威、美国、瑞典等国政府捐款和联合国捐款占12.5%。该年度总开支为3.14亿欧元,其中人道主义救援活动费用占总支出的80%,一般行政管理费用占6%,募款费用占9.5%,作证和支持费用占4.5%。按各大洲分配比例计算,总开支的60%用于非洲,25%用于亚洲,10%为美洲,4%为欧洲,其他地区为1%(图6-3)。

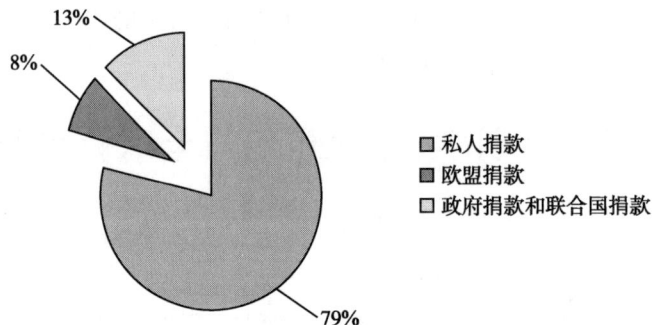

图6-3　无国界医生组织收入构成(2000年)

(资料来源:《无国界医生组织2001年活动报告》)

(三) 工作职能

每年,逾3000名来自世界各地的无国界医生志愿人员,会被派往全球逾70个国家,为有需要的人提供人道及医疗援助。无国界医生的主要工作职能有:

1. 在爆发战争及武装冲突的地区提供紧急医疗援助　在全世界约70个国家,无国界医生是在战争及武装冲突中拯救生命,提供医疗援助。在爆发战争及武装冲突的地区,无国界医生会派出外科手术医生、麻醉师、手术室护士和后勤人员,并运送有需要的物资到爆发冲突的地方,建立手术室和诊所,提供基本的公共卫生援助,并着手培训当地医疗人员。在持续的冲突事件中,在爆发战争及武装冲突的地区提供基本医疗照顾、营养治疗及协助控制疫病等。

2. 为难民及国内流离失所者提供基本医疗援助　过去30年,全球难民及国内流离失所者的数目激增。他们因战事或粮食短缺被迫离开家园,大部分都非常贫困,需依赖国际社会的援助。MSF会与其他非政府组织、当地卫生部门及联合国难民事务高级专员署(United Nations High Commissioner for Refu-

gees，UNHCR）合作，在临时营地提供基本医疗援助、协助控制疫病、进行营养治疗项目、提供清洁食物和饮用水、设立有效的卫生系统等。如 1999 年 10 月车臣战争开始后，该组织成功地向一些车臣医院供应紧急医疗用品，为 10 万名栖身俄罗斯印古什共和国的难民提供基本医疗，进行麻疹和脊髓灰质炎（小儿麻痹）疫苗注射或心理辅导。

3. 为自然或人为灾害地区提供人道援助　自然灾害发生后，第一时间到达灾区是提供有效援助的关键要素。无国界医生组织测试并储存了一系列预先装配好的医疗和技术工具，可于短时间内运送到有需要的地区。在受灾地区，无国界医生组织除治疗灾民外，并为他们提供清洁食物和饮用水、药物及医疗物资。如有需要，富有经验的食物和饮用水卫生工程师及后勤人员会到场作技术支援。

4. 长期援助项目　在一些医疗系统崩溃或设施严重不足的国家，无国界医生组织会与当地政府合作，重新恢复医院及药房的运作、兴建乡村诊所、提供防疫注射及培训当地员工。例如，无国界医生组织在中国的中西部地区就推行了许多长线医疗项目。

（四）参与全球健康治理的项目

无国界医生组织每年解决了世界上 70 个国家的上百万人的紧急医疗危机。他们在武装冲突、疾病、营养不良的灾难性事件或自然灾害破坏当地的卫生系统时提供援助，同时也帮助那些被当地卫生系统忽视或排除在外的人口的卫生保健。

当无国界医生决定要开展一个项目时，工作队会因实时的需要，进行以下工作：①大型的疫苗注射计划；②诊治伤病者；③改善食品、水与卫生状况；④产科及儿科护理；⑤营养补给及营养治疗计划；⑥收集医疗数据；⑦派发药物及医疗物资；⑧精神健康照顾；⑨培训和督导当地的医护人员；⑩重建医院和诊所；⑪艾滋病治疗及预防。

二、无国界医生组织参与全球健康治理的特点与运作模式

（一）参与全球健康治理的特点

1. 特立独行的直接医疗援助　与红十字国际委员会的职责主要是保护而非医疗不同，无国界医生的创始者认为受害者需要更直接的以医疗援助为主的人道主义救援，并坚信人人都有获得医疗救助的权利，对所有受害者应一视同仁，不得因种族、宗教和政治原因加以歧视。如前苏联入侵阿富汗后，无国界医生组织进入抗苏游击队控制区提供医疗救援，1979—1989 年共派出 550 名医生和护士轮换进入阿富汗，他们是唯一帮助抗苏运动控制区人民的外国人道主义工作者。

无国界医生组织尤其强调要把救助受害者放在第一位，而不管国界或政治立场。例如，在萨尔瓦多，它为左翼游击队控制区的平民提供救助；在洪都拉斯，它为尼加拉瓜桑地诺政府控制的难民营提供救助。无国界医生组织因批评当地政府而冒犯有关国家"主权"，曾被萨尔瓦多、阿富汗、伊拉克、埃塞俄比亚等国政府驱逐出境，但该组织以救助受害者为"天职"，其志愿者冒着生命危险，秘密进入这些国家，继续执行救助使命。

让无国界医生组织引以为傲的是"当其他援助组织申请正式许可而不可得，或者行动缓慢无力时，无国界医生早已用各种方式第一时间偷渡国界，率先进入需要抢救的地区"。这种近乎粗鲁的做法赢得了人们的尊敬，当然也就为制造灾难的各国政府所仇视和防范。1999 年，无国界医生在救援东帝汶和车臣的行动中都被当局驱逐出境。而这种不法的偷渡行为，正是政府与非政府组织之间矛盾集合的一个侧面反映。所以，从更为宏观的角度看来，无国界医生组织在其所关注领域的奋不顾身，或许也正是一种加大了有关当局治理难度的任性妄为。

2. 拥有救援物资控制权　无国界医生组织从 20 世纪 80 年代起确立了"监督救援物资分配"的原则，坚持自行管理救援物资分配，确保医疗用品和人道主义物资能直接送到灾民和难民手中，以防止救援物资被挪用，或被施害者利用，加重受害者的痛苦。如果救助的效果适得其反，无国界医生组织宁可停止救助。例如，1994 年底，该组织决定停止对设在坦桑尼亚和扎伊尔境内的卢旺达难民营的救助。它认为，这些救助完全受胡图族的控制，援助行动的继续只会有利于胡图族重建武装力量。由于无国界医生组织指责卢旺达政府将援助物资挪为他用，破坏正常的人道主义行动，结果卢旺达政府将该组织成

员驱逐出境,并没收其物资。

3. 促进具有约束力的药品国际贸易协定的制定　无国界医生组织积极倡导对发展中国家的穷人和患者提供援助。1999 年,它发起"获得必要药品运动",这是近期一个最成功的援助发展中国家贫民的运动。

20 世纪 90 年代,艾滋病肆虐南非,可是南非政府没有足够资金向大药厂购买药物。以抗艾滋病的鸡尾酒疗法为例,专利药的每人每年成本高达 15 000 美元,但仿制药的成本仅 350 美元。于是南非政府推出法案,容许从巴西及印度等国家进口仿制药,却引来西方药厂的反抗。1998 年,以葛兰素史克为首的 39 家跨国大药厂联手控告南非政府,指控法案侵犯了药厂的知识产权和抵触了与贸易有关的知识产权协定(TRIPS),要求南非政府撤回法案。在诉讼期间,包括无国界医生等多个国际组织联合发起倡议行动,药厂最终在 2001 年撤销起诉,获得必要药品运动的成果及效果极为显著,使得药品制造公司及其发达国家盟友颇为尴尬,同时也令身患艾滋病的穷人能以较低廉价格购买救命的治病药物。

4. "不平则鸣"与"中立原则"　无国界医生组织对人道主义"中立"原则的理解与红十字国际委员会截然不同。它将"中立"定义为"不站在任何交战方一边",而不是对交战方的违反国际人道主义法和人权法的行为保持沉默。无国界医生组织认为,"沉默长期与中立混淆,被看作是人道主义行动的条件","我们不能保证言辞总是能拯救生命,但我们知道沉默肯定能致人于死地"。该组织不能容忍"冷漠",在面对侵犯人权的暴行时,它选择挺身作证,大声谴责。如 1985 年 11 月,该组织谴责埃塞俄比亚政府利用援助强制将该国人口从北部迁移到南部,目的是削弱厄立特里亚游击队的群众基础,为此它被埃塞俄比亚亲苏政府驱逐出境。同样,它也因谴责危地马拉政府而被该国亲美政府驱逐出境。波黑内战期间,该组织医生到美国国会作证,揭露骇人听闻的种族清洗暴行,呼吁国际社会进行干涉。无国界医生组织为受害者挺身作证几乎成为它在医疗救援之外的另一项主要工作,这表明它还追求成为世界良知的化身。

5. 志愿者人身安全问题　除了要面对在战地和瘟疫区的死伤威胁,无国界医生志愿者有时还会因为政治原因被攻击或绑架。在一些进行内战的国家中,对其中单方的人道主义援助会被认为是对敌方的帮助,并因此而被袭击。无国界医生组织的志愿人员在阿富汗等战乱地区就曾多次遭受不测。2004 年,无国界医生的 5 名员工在阿富汗惨遭杀害;2009 年,包括无国界医生的法国和荷兰分部在内的 13 个国际救援组织被苏丹政府驱逐出镜,4 名无国界医生员工在达尔富尔被绑架。一个希望独立于政治之外的国际救援组织却日益处于政治斗争的漩涡之中。

志愿者人身安全得不到保障,大大削弱无国界医生的积极性。此外,高风险工作也会对志愿者家庭形成压力,这使很多潜在的志愿者止步于这个行列。这不利于无国界医生组织吸纳更多专业的、热心的志愿者,同时也制约着组织的可持续发展。为此,该组织和其他人道主义救援组织坚决谴责此类行为,并强烈反对把人道主义活动与军事行动相混淆。

6. 决策时的利益诉求　无国界医生组织 96% 的资金来源于私人的捐款,而私人捐款完全是自愿性的,不带有任何强制性,如果因为任何突发事件(如全球经济危机)使得某一年度的捐款大为削减,那么如何维持运作并继续开展活动就值得深思,而无国界医生组织的活动能力和范围都取决于资金规模。因此,资金收入的稳定性是无国界医生组织不得不考虑的事项。

无国界医生组织虽然标榜自身财政上的独立确保了道德及运作上的独立及自主性,但该组织资金的来源之广、势力之强,难说不受相关利益集团的左右。虽然声称不接受石油、军火以及药品商的捐款,但以"医疗"为行动核心的无国界医生组织仍与药商有着千丝万缕的关系。比如艾滋病的防治,无国界医生组织就曾经对于不同的药品进行过评估,并且斥责雅培公司不将药品卖给泰国的行为。这样一来,无国界医生组织与全球数所大型制药商的瓜葛就呼之欲出,难以独善其身。

另外,虽然无国界医生组织是非营利组织,但不追求利润并不代表没有自身的利益追求。因此,组织需要通过问题的建构来唤起公众关注,从而在行动中赢得组织价值形象的提升。组织宗旨以救死扶伤为价值,但在决策中又要考虑组织的形象,两者难以总是保持一致,这不能说不是一个矛盾。例如,世界上处于悲惨世界的苦难者有千千万万,很多都能符合宪章宗旨中的援助对象条件;但资源是有限的,包括人员、物资还有时间。选择对某一群体实施援助，是认定它有需要（而且是最需要）。以最近公布的性暴力报告为例，无国界医生在报告中突显了向被强暴的人提供紧急医疗护理的迫切需要，但"迫切"程度除了跟受助者的现状相关，不能避免也关系到组织的自身利益考虑，如宣传组织形象——这关乎组织未来的捐款收入，或吸引人才的优势。

（二）参与全球健康治理的运作模式

1. 以项目运作方式提供医疗援助　　自 1971 年成立以来，无国界医生组织一直独立于政治、经济和宗教势力之外，秉承完全中立、不偏不倚和独立的指导原则，致力于为战争、自然灾害以及疫病受害者提供紧急医疗救助，也为一些医疗设施不足的地区提供基本医疗服务，并协助当地人民重建医疗系统，这些大多以项目运作方式进行。

（1）评估需要：无国界医生组织人道主义行动的目的是拯救生命和帮助易陷入急性危机中人民脱离痛苦，从而恢复重建他们的生活和社区的能力。他们通过多种渠道关注危机，当发生武装冲突、流行病、营养不良、自然灾害等危机情况时，无国界医生将对这些危机进行需要评估，这种需要评估的动力主要来源于：已经在受影响地区开始工作的无国界医生组织团队；地方政府；国际社会；联合国人道主义事务部等人道主义组织；国家和地方非政府组织；媒体报告或社会媒体信息。

一旦信息被检查和验证，无国界医生组织即派出一个小组的医疗和后勤专家到危机地区进行快速有效的评估，这可能是由已经在该地区工作的无国界医生成员或从无国界医生组织总部派出的专家来完成。应急小组由一群在关键领域具有丰富经验的人组成，如医疗保健、物流、危机响应（包括冲突和自然灾害）和管理等。他们全天 24 小时待命，在危机爆发 1 小时内即可派出。他们通常负责最初的评估，在确定长期项目是否也需在当地实施时，他们会在当地停留数月，并提供第一时间的医疗救援。

应急小组评估当地局势、受影响人数和需求后，会发送一个建议报告到无国界医生组织总部有关办公室。当建议报告获得批准，无国界医生组织总部开始进入选择人员、组织物资和资源以及项目资金的程序。

（2）项目启动：一旦项目计划已经制订和确认，技术装备和资源将被派送往该地区。在大的危机中，飞机将需要的物资运往各地，包括已经起草好的协议、专业的试剂盒等，无国界医生组织的物流中心可以在几个小时之内分发医疗材料和设备，确保应急小组到达当地时所有的物资都已经准备好。例如 2010 年在海地，无国界医生组织的工作人员在地震后 5 分钟内就已经开始在该国救援第一名受害者，行动比应急小组还早，这得益于无国界医生组织从手术包、充气式医院到霍乱试剂盒等专业的医疗应急工具以及灾难响应的现金储备，这些医疗应急工具和现金储备为灾难时刻准备着。当危机爆发时，无国界医生组织无需等待组织或个人筹集资金就可以迅速开始行动。在一些容易发生或者某种危机似乎将很快发生的国家，无国界医生组织的应急物资在仓库保持待命状态。

现场援助由一个项目经理和管理团队进行，这通常由医务工作者，后勤协调员以及所在地的国家首都财务负责人等组成。他们负责项目监督和无国界医生组织与地方政府、合作伙伴以及其他 NGO 之间的联络，并定期向总部业务部门汇报。

（3）运行项目：无国界医生组织项目周期一般在 18 个月和 3.5 年之间，但有的项目只有数周或数月，有的项目却在某些地区开展数十年，足以度过一个危机的紧急阶段。

应急响应与长期的保健项目虽然在运行时间上有明显差异，但它们都遵循大致相同的程序。

（4）中止项目：当一种流行病已经消退或冲突开始减弱，当地组织能够接管无国界医生组织的工作，无国界医生组织的服务就显得没那么必要了。当然，并没有一个明确具体的公式来准确预测这个时刻，因此决定什么时候中止项目并不是一个容易的决定。这是一个非常复杂的过程，通常取决于特定的项目，当时的背景，当地的接管能力以及现场和总部人员的判断力。

在每一种情况下，无国界医生组织会尽力确保高质量护理的连续性。在许多无国界医生组织项目中，当地员工的培训被高度重视，因为这可以提高当地工作人员的技能，确保强调无国界医生组织离开或移交工作后在当地能够雇到合适的人员。

2. 倡导和呼吁　　无国界医生组织医疗团队经常目睹暴力、暴行以及对他们工作的怠慢，而这些鲜有引起国际上的关注。有时,无国界医生组织会努力把一些被遗忘的危机纳入公众视野,批评援助体系的不足,谴责那些有政治目的的人道主义援助,挑战那些限制医疗或基本药物的政策。

1999 年,无国界医生组织发起了名为"被忽视疾病药物研发倡议",该计划的目的是为了促进针对这些疾病的药物和疫苗的研制,这是一项重要的倡议行动,引起了极大的关注。"被忽视的疾病"是指那些贫困国家暴发的疾病,由于没有获利的可能性,制药企业很少或根本不愿意对这些疾病的治疗药品进行研发。该组织在 2003 年联合了六个志同道合的组织发起了"被忽视疾病药物倡议",目的是资助、鼓励和开展针对四种疾病治疗药物的研究(疟疾、利什曼病、锥虫病以及恰加斯氏病),该倡议的目标是 12 年内投入大约 2.5 亿美元的资金来研发至少六种药品,并建立八项研发项目。在 2004 年该倡议发起一周年之际,"被忽视疾病药物研发倡议"宣布他们已经对两种治疗疟疾的方法进行了临床试验,并且已经建立了研究其他三种疾病的七个研究项目。"被忽视疾病药物研发倡议"成立后,五年内的资金主要来源是无国界医生组织,后来则是富裕国、基金会和个人来筹集。

2010 年,无国界医生组织和图片社推出"饥饿的注意"多媒体运动,图片已经在美国、欧洲和非洲的众多城市媒体中展出。这些图片和视频揭露了被忽视的儿童营养不良是无形的危机,敦促各国提供合适的食物和足够的资源援助营养计划,为受影响最严重的国家做出最大的贡献。

三、案例分析:无国界医生组织在中国

无国界医生组织在中国的救援行动始于 1989 年。无国界医生组织主管亚洲和西欧援助事务的负责人费尔先生曾先后多次前往中国,协调救援和医疗长期项目。他说:"无国界医生组织在亚洲的印尼、中国、柬埔寨、印度和泰国进行防治艾滋病的援助。"

2003 年,中国原卫生部(现国家卫生和计划生育委员会)正式将无国界医生组织在湖北襄樊设立的艾滋病治疗中心作为全国防治艾滋病的领头项目,这一项目由比利时无国界医生组织负责。2003 年 12 月 1 日,法国无国界医生组织在广西南宁启动艾滋病防治项目,目前该中心有患者 400 人,其中 200 人正在治疗过程中,平均每月会诊 315 人次。在陕西宝鸡,无国界医生组织和当地福利院共同建设了困难流浪儿童帮助中心,收留 50 多个 5 ~ 18 岁生活处境困难儿童和流浪儿并为他们提供食宿、医疗、教育等社会性服务,这一项目现在已经转交给当地政府全权负责。在青海,无国界医生组织帮助重新修建了当地医院并为之提供医疗服务。在云南,无国界医生组织帮助培训乡村医生、推广健康教育,他们还同当地合作,设立了肺结核检查和跟踪治疗的中心,为之提供所有药物。在西藏,无国界医生组织从事大骨节病的研究和救治,为 24 个乡镇的 1055 名儿童提供预防大骨节病的措施,即提供含碘、硒、维生素 C 和维生素 E 的食品,帮助当地改善饮用水的质量;无国界医生组织还为拉萨医院提供了医疗设备,并为治疗大骨节病的医务人员提供培训。

2005 年无国界医生组织的中国项目一共花费 150 万欧元,资金全部来自于私人捐助,7 名长驻专家,15 名中国医生和工作人员。自进入中国以来,无国界医生组织先后在中国的云南、四川、陕西、西藏、新疆和广西等省区推行了长期医疗项目,从事改善基本医疗条件、改善农村饮用水卫生、防治肺结核病并提供有关性病方面的资讯,这些项目在运作成熟后将逐步移交给当地政府。

"无国界医生是人道救援组织,并非卫生部。因此我们所做的只是催化剂的作用。"无国界医生组织新任主席卡云勒卡亚(Unni Karunakara)解释说,"我们提出问题,并展示解决问题的方法。现在(中国)当地的治疗队伍和设施已经完成,我们的任务便基本完成了。我们不可能在一个地方呆很长时间,也不可能对每个患者施以治疗。"

随着中国在全球政治经济角色的变化,卡云勒卡亚认为,中国作为大国,无论是医药或者人员方面都有很好的资源,希望更多的中国人参加到人道救援行动中去。中国对非洲也有一定的影响力,包括政策制定等。这不仅关乎 13 亿中国人口的福利,也影响到非洲等发展中国家地区的福利。

(李文敏　李跃坚)

💬 关键术语

比尔及梅琳达·盖茨基金会(Bill & Melinda Gates Foundation)

催化式慈善(catalytic philanthropy)

大挑战(Grand Challenges Explorations)

红十字国际委员会(International Committee of the Red Cross,ICRC)

无国界医生组织(Doctors Without Borders,Medecins Sans Frontieres,MSF)

👁 思考题

1. 与其他慈善组织相比,比尔及梅琳达·盖茨基金会参与全球健康治理有哪些特点?

2. 红十字国际委员会参与全球健康治理的运作模式是什么?

3. 无国界医生组织参与全球健康治理的方式与红十字国际委员会有哪些异同点?

参 考 文 献

1. 马克·扎克,塔尼亚·科菲. 因病相连:卫生治理与全球政治. 晋继勇,译. 杭州:浙江大学出版社,2011.

2. Cooper AF,Kirton JJ,Schrecker T. 全球健康管理—挑战、应对和创新. 邓洪,王中立,译. 成都:四川大学出版社,2009.

3. 李安山. 非洲:无国界医生在行动. 当代世界,2010(7):71.

4. 孙茹. 无国界医生组织. 国际资料信息,2002(10):30.

5. Kryptoners. 比尔·盖茨与他的慈善基金会:通过资助旨在解决全球贫困问题的科学研究来改变世界. [2013-11-20]. http://www. 36kr. com/p/207794. html.

6. 王端,姚远. 无国界医生新任主席:人道救助的践行者.《新世纪》周刊. [2010-9-27]. http://finance. sina. com. cn/roll/20100927/00348707415. shtml.

7. ICRC. 以色列及被占领土:红十字国际委员会继续在加沙提供援助并密切监督绝食抗议被拘留者的状况. [2012-8-15]. https://www. icrc. org/chi/resources/documents/update/2012/palestine-israel-update-2012-08-15. htm.

8. McCoy D,Kembhavi G,Patel J,et al. The Bill & Melinda Gates Foundation's grant-making program for global health. The Lancet,2009,373(5):1645-1653.

9. Bill & Melinda Gates Foundation. 基金会概况. [2014-12-28]. http://www. gatesfoundation. org/zh/Who-We-Are/General-Information/Foundation-Factsheet.

10. Lancet T. What has the Gates Foundation done for global health? Lancet,2009,373(9675):1577.

11. ICRC. About the International Committee of the Red Cross. [2014-12-28]. http://www. icrc. org/eng/who-we-are/index. jsp.

12. MSF. Our finances. [2014-12-28]. http://www. msf. org/our-finances.

13. 无国界医生组织. [2014-12-28]. http://baike. sogou. com/v5687198. htm? syn = MSF.

14. MSF USA. History & principles. [2014-12-28]. http://www. doctorswithoutborders. org/about-us/history-principles.

第七章　公私伙伴关系与全球健康治理

🌐 **学习目标**

通过本章的学习,你应该能够:

掌握　健康领域内公私伙伴关系的概念,公私伙伴关系在全球健康治理中的作用。

熟悉　企业参与全球健康治理的特点、全球基金的组织架构及运作模式。

了解　公私伙伴关系在健康领域的发展过程、主要的应用领域及其存在的问题和挑战。

全球化催生了许多新生事物,在健康相关领域内的公私伙伴关系(public-private partnerships,PPP)就是其中之一。公私伙伴关系的前身为英国财政部的私人主动融资项目(private financial initiative,PFI)。公私伙伴关系的发源地在英国,英国在公私伙伴关系实践方面走在世界前列。自 20 世纪 80 年代起,公私伙伴关系开始引入到健康相关领域,并逐渐在全球健康治理中发挥一定的作用。本章将从公私伙伴关系的概述、企业行为与全球健康治理、全球基金与全球疫苗联盟的组织架构以及运作模式等几个方面进行介绍。

第一节　公私伙伴关系概述

一、公私伙伴关系的概念

公私伙伴关系(PPP),也被译为公私合作伙伴、公共/私人合作关系、公私合作伙伴模式、官方/民间的合作、公共民营合作制等,一般常简称为 PPP。关于 PPP 的概念至今尚未统一,它最早是被作为一种项目融资方式应用于基础建设领域。随着对其研究和应用的领域不断扩展,PPP 已经不再简单地被视为一种融资模式,还被认可为是一种新型的管理形式和创新机制。不同的机构、不同的研究者从各自的应用领域出发,对 PPP 概念的理解都不尽相同。以下将分别从基础设施建设领域、管理领域以及健康相关领域这几个方面来解析这一概念的内涵。

(一)基础设施建设领域中的公私伙伴关系

2002 年,美国民营化专家萨瓦斯(E. S. Savas)提出,广义的 PPP 首先是指公共部门和私人部门共同参与生产和提供物品和服务的任何安排;其次,它指一些复杂的、多方参与并被民营化的基础设施项目。

狭义的 PPP 可以理解为一种融资模式,即政府公共部门在不同的领域,通过私营资本来为社会提供公共产品和服务,从而弥补政府向社会提供公共产品和服务过程中资金的不足。在这个融资过程中,政府公共部门与私人部门之间通过正式的协议确定适当的资源分配、风险分担和利益共享机制,最好地满足事先清晰界定的公共需求。PPP 兴起之初就是为基础设施融资。例如,政府在建设公路、铁路等基础设施时,由于资金不足而让民营部门进行投资,民营部门通过收费的形式收回投资。PPP 的这种融资功能被不断地运用到基础设施的各个方面,如自来水提供、污水处理、隧道建设、公共卫生以及基础教育等。这类的公私伙伴关系既可以用于公路、水厂和电厂这样的基础设施的投资建设,也可以用于很多非盈利设施的建设(如监狱、学校等)。我国在基础设施建设领域中也引入了 PPP 模式,例如,北京地铁四号线以及六个奥运场馆等都是在 PPP 的基础上建设完成的。

(二)管理领域中的公私伙伴关系

在管理领域,PPP 被视为一种创新的管理模式,强调的是一种相互合作的制度安排,其实质就是公共部门与私营部门一起,使得公共产品和服务的提供更为有效的过程。在合作过程中,政府公共部门与私营部门以公私合作形式结成伙伴关系,让非公共部门(如某些私营企业或金融机构等)所掌握的资源参与提供公共产品和服务,从而实现政府公共部门的职能,同时也为私营部门带来一定的利益。通过这种合作伙伴关系的建立,有利于政府公共部门与私营部门的资源互补,使合作双方各展所长,从而提升公共事业管理的效率。

在 PPP 初起之时,人们就把它当成一种融资方式,后来随着对 PPP 认识的不断深入,它的管理概念才逐渐被人们认识。作为管理模式的 PPP 显然有别于普通融资模式的项目,主要表现在:一是融资并非 PPP 的主要目的;虽然一般的 PPP 项目都会涉及融资但不仅限于融资问题,政府和公共部门在利用私营部门的资本之外,多数也还利用了其生产和管理技术。二是普通的融资多是考虑将自己的风险最小化,而 PPP 管理模式中,更多是考虑双方的风险而将整体风险最小化。三是 PPP 管理模式是以社会综合效益最大化为导向,这就意味着 PPP 的合作双方不允许过分追求局部的利益,因为这一模式往往涉及更多的公共利益。

(三)健康领域中的公私伙伴关系

随着 PPP 的不断扩大,自 20 世纪 80 年代末期开始,在健康相关领域,如重大疾病防治、重大医学难题攻关,重大生命科学课题研究,基本医疗卫生服务等方面都实施了众多的 PPP 项目并取得了良好的经济效益和社会效益。联合国和 WHO 也将 PPP 模式引入健康相关领域中,此时的 PPP 已经不再是简单的融资工具或管理模式,而是作为一种新型的、长期的合作协议的形式出现。

WHO 和很多学者对健康领域尤其是公共卫生领域的 PPP 给出了定义,但也未能统一。被引用较多的是来自耶鲁医学院的肯特·巴斯(Kent Buse)在 2000 年提出的定义,他将 PPP 的核心内涵界定为一个超越国界的合作协议,并强调其中有三个组成部门,即公司、协会和政府组织,这三者为实现公共健康的目标而达成的分工合作协议。哈佛大学教授迈克尔·瑞奇(Michael R. Reich)认为,不论从何种角度提出界定,健康领域合作伙伴关系的定义应该包括三个方面:一是合作方至少有一方是营利的私人组织,一方是非营利组织或政府;二是合作的目的是创造社会价值,通常是为社会弱势群体服务;三是合作方共同分担风险和共享利益。三方均比较一致地认可其合作协议,合作范围包括与私人合作的单一产品到与联合国代理机构或非营利性组织合作的项目。

二、公私伙伴关系在全球健康领域的兴起

(一)公私伙伴关系在健康领域的引入

随着全球经济的快速发展,PPP 模式涉及的行业领域也空前扩展。PPP 进入健康领域是其应用发展的必然结果。自 20 世纪 90 年代后,国际上随着 PPP 机制导入公用基础设施的深入发展,私人资本开始转向医院。早期健康领域的 PPP 形式主要是建设医院。为了克服当时普遍面临的政府财政压力、垄断势力的影响以及公共设施建设中的低效率现象,一些国家开始尝试采取 PPP 模式建设医院。1997 年,英国在国家卫生服务制度(National Health Service,NHS)领域投入的资金大约 87% 是来自于私人主动融资模式;至 2003 年,已实施了 64 所医院的 PPP 项目。此外,英国在社区卫生服务医院的建设中也大力引入了 PPP 模式。澳大利亚、意大利、南非等国家以及我国台湾省也纷纷建成了多家 PPP 项目医院。现在,英国已经开始将 PPP 模式建设医院的经验向不发达国家如赞比亚、贝林和肯尼亚等推广,帮助这些国家建立 PPP 模式医院。当前,无论是在高收入国家、还是在中等或低收入国家,PPP 项目都已经被非常广泛地运用于交通、教育、国家安全部门、公共健康以及提供广泛公共服务的部门。

(二)公私伙伴关系在公共卫生领域的早期发展

采用 PPP 模式建设医院是公私伙伴关系迈入健康领域的第一步,其在健康领域的进一步发展则得益于这一模式被广泛用来解决公共卫生问题。PPP 引入公共卫生领域,早期主要运用于药物和疫苗的研发上。药物和疫苗研发领域 PPP 是指由公共部门的资助者和研究人员以及私立部门的实物支持者和研究人员通过合作的方式,以公共健康为主要目标,对一个或几个主要的疾病进行科学研究,以期开发出有针对性的药物、疫苗或研究工具的合作关系。一般来说,一种新药从研发到被使用于临床治疗,需

要花费大量的人力和物力。在制药业的新药开发流程中，药物研发先期、临床前实验阶段和临床实验阶段都需要巨额的资金投入，这就促使制药企业迫切地想要建立起风险分摊机制，因此 PPP 项目也就应用到了医药卫生领域中。

国外卫生服务机构对药物、疫苗研发领域 PPP 实践的经验进行总结后发现，在这一类型的 PPP 中，从药物和疫苗研发不同阶段的成本分配来看，临床前期阶段所需投入费用较多，由 PPP 中的公立部门或私人基金会承担，这样就大大减轻了私人部门的经济负担，使其能够较大程度地利用自身的研发优势、技术条件和创新实力，将合作重点放在药物和疫苗的研发上，而不必过多地关注研发中的经济风险。英国伦敦经济和政治学院的"药物、疫苗研发政策项目"对已实施的几个 PPP 项目进行了调查分析，结果发现在这些项目研发的 63 种"被忽视疾病"（如疟疾、肺结核等）的药物或疫苗中，除了 16 种为制药企业自行研发之外，其余 47 种全都是采用 PPP 模式开发的。

（三）公私伙伴关系在全球健康领域的兴起

全球健康领域 PPP 的兴起是全球化经济效应向纵深发展的结果。全球化作为一个不可逆转的客观历史进程，已成为了当代社会最重要的特征之一，而伴随着全球化的发展，人口、商品、劳务也开始在全球范围内流动，使原来仅限于特定区域的疾病得以迅速传播与蔓延，因此全球化也带来了重大突发传染性疾病以及慢性非传染性疾病的全球化。与此同时，公共卫生服务问题也开始具有了国际化的特点。例如，对艾滋病、重症非典型肺炎这类传染性疾病的预防和控制需要跨国的联合行动，部分低收入国家和地区的初级卫生保健服务由于其落后的经济和技术水平而离不开国际社会的援助。

全球化的纵深发展，并没有持续地改善社会不平等现象，在某些领域这一不平等现象反而越来越显著，如健康不平等（health inequality）。从区域水平上来看，健康不平等主要表现为高收入国家的居民享受着高质量的医疗服务，支出高额的医疗保健费用，整体健康水平较高；而在低收入国家（如南部非洲地区和南亚地区的国家）生活的人们却饱受疟疾、河盲症、肺结核等治疗技术成熟且费用低廉、但却因经济原因无法得到有效治疗的疾病的困扰，在这些地区每年还有数百万的儿童死于疫苗可预防的疾病。同时在各国内部，随着经济水平的提高，医疗卫生事业备受重视，生命科学的基础研究、新药的研发和临床实验，以及与公众健康密切相关的传染性疾病、慢性病的防治等公共卫生问题，都需要大量的资金和资源。要解决上述健康相关问题，已绝非某个国家的政府或机构所能独自承担和组织的。全球化还促进了非政府组织（尤其是跨国的非政府组织）的快速成长，最具代表性的就是无国界医生组织。这些非政府组织日益增长的影响力也有力地推动了 PPP 在全球健康领域的发展。

PPP 在全球健康治理领域中最成功的表现是在对贫穷国家的药物提供和疫苗开发项目中，其中又以美国的大型基金组织和医药巨头的 PPP 最具代表性。1987 年美国默克公司帮助西非国家和拉丁美洲国家治疗河盲症的"美迪善捐助计划"（Mectizan Donation Program，MDP）就是 PPP 引入全球健康领域的标志性事件，后来也成为了其成功运作的典型。1997 年克拉克基金会和美国辉瑞公司又启动了消灭致盲性沙眼行动。美国还利用 PPP 模式建立了国家临床研究公司（National Clinical Research Enterprise，NCRE），开展临床基础研究。

全球健康领域的 PPP 参与者，除了私人企业之外还有许多国际性的组织，如 WHO、WB、UNICEF 等。这些组织机构早在 PPP 项目尚未成熟和规范之时就促进并参与了全球范围内许多健康相关项目，并在这些项目的执行过程中履行了项目管理的职责。这些组织机构的工作经验和大力支持也极大地推动了 PPP 在全球健康治理中的广泛应用。进入 21 世纪后，越来越多的私营企业、基金组织、非营利性机构以及非政府组织都在健康领域通过 PPP 开展了为数众多的合作项目。通过这些项目，政府、基金会和非政府组织以及项目的受益者都得到了实惠；在执行这些项目的过程中，也动员了社会各界的力量，有效地改善了全球健康不平等状况，这些工作成果都很好地契合了全球健康治理的目标。

三、公私伙伴关系在全球健康治理中的作用

（一）有助于实现"人人享有健康"的目标

"人人享有健康"（health for all），不仅是人类一直追求的美好理想，更是一项基本权利。众多国际

人权法律文件都明确规定这一点。全球健康治理是在公共卫生问题全球化、全球健康状况差距逐渐增大、全球卫生投入不足且分配严重不均、各国公共卫生治理效率低下等背景下提出的,目的就是要构建全球卫生治理的机制,提高全球卫生治理的效率,促进全球健康的平等,增强各国公共卫生治理的能力,最终完成在全世界范围内实现"人人享有健康"的目标。

在当前全球健康不平等日益严峻的形势下,国际社会也在非常积极地做出各种努力以缓解这一问题。联合国和WHO在全球范围内积极地推动PPP项目来帮助低收入国家或地区得到更多的医疗卫生服务,尤其是公共卫生服务。WHO在其2001年的年度报告中就已指出,支持和发展公共卫生领域的PPP将是其在21世纪的一项战略,并发布了"全球卫生领域公私合作伙伴关系指南",在这份指南中,WHO列出了91项可以被视为卫生领域PPP的案例(其中的76项是涉及传染病的预防和控制,4项涉及生命健康问题,3项涉及营养缺乏,其余涉及卫生政策和医学研究)。

（二）为解决全球健康治理领域的问题提供了新思路

PPP为全球健康治理提供了一种新的工作思路和方式,丰富了全球健康治理的机制和途径。这一方面表现为PPP作为一种风险分担机制,解决了部分全球健康项目的资金筹措问题,提高了全球健康治理的效率;另一方面,PPP作为一种沟通协调机制,相比单方面地由政府部门或私营组织(或其他社会组织)参与全球健康的治理,具有更强的灵活性,更能充分发挥公私双方的优势。

从政府的角度而言,涉及全球健康的问题,往往也是本国内部的重要公共卫生服务内容之一,而提供公共卫生服务一直被视为是各国政府部门的职责与任务。公共卫生服务是一种成本低、效果好,但社会效益回报周期相对较长的一种服务。在全球化的健康问题前,各国政府都在积极参与并在努力尝试一种能将政府、市场以及私人部门各自的优势同时兼顾,有效生产和提供公共卫生服务的新机制。PPP模式在全球健康领域引入后,政府部门借助自身作为政策引导者和项目牵头组织者的地位,在PPP的搭建平台上,最大限度地放大其作为公共管理者可以组织、调配的公共资源,为解决好这些亟待解决的卫生问题打下了良好的基础。

对私有部门而言,全球化下的产品市场空前扩大,这大大增加了一个公司要维持市场的占有率和支配率的难度。这些私营企业也纷纷寻找参与合伙企业和战略同盟这种方式来竞争,以确保产品的高质量,降低研发、信息技术和销售、配送的成本,提高产品的市场竞争力。私有部门参与PPP项目后,其产品多数会由政府以公共产品的方式购买,还能享受很好的政策优惠;这些私营企业通过参与PPP,得到合法地位的担保,通过资源和信息共享还可以很好地提升自己的研发能力、提升其品牌形象和知名度,从长远来看可获得长期而稳定的收益。

（三）产生了良好的社会效益

国际性的PPP项目为有效解决全球健康问题带来了希望,产生了良好的社会效益。默克公司的MDP项目就很好地帮助非洲、拉丁美洲消除了致盲的盘尾丝虫病。比尔与梅琳达·盖茨基金会和默克公司,为帮助艾滋病流行的中低收入国家发展有效的艾滋病防治政策,对与其建立了PPP项目关系的国家的政府部门、非政府组织机构和其他项目参与者提供了500多次培训,受训人数达到1200人,对推动当地艾滋病防治工作发挥了重要作用。在中国,默克公司与中国医师协会在2006年启动的全国社区医务工作者培训、赠送《默克诊疗手册》公益项目中,对全国13个省市5000多名相关人员进行了面对面培训,发放了五千余份《默克诊疗手册》。通过这类PPP项目,参与国家在合作伙伴关系中得到了大量的资金、技术以及人力资源方面的支持,在有效解决这些国家所面临的重大公共卫生问题的过程中发挥了巨大的作用。

四、公私伙伴关系在全球健康治理中的应用及面临的挑战

（一）公私伙伴关系在全球健康治理中的主要应用领域

1. 药物研发及疫苗开发　开展药物以及疫苗研发是PPP在全球健康领域应用最为有效的一个方面。药物提供方面代表性的案例就是美国的著名制药公司——默克集团,在WHO的协助下将其研发的特效治疗药物(ivermectin)向西非和拉丁美洲的34个盘尾丝虫流行的国家和地区投放,对控制和治

疗因盘尾丝虫而导致的河盲症发挥了巨大的作用。另外,在疫苗开发方面,成立于1999年的"全球疫苗免疫联盟"(the Global Alliance Vaccines and Immunization, GAVI)就是一个全球健康领域的公私合作组织,其工作宗旨是与政府和非政府组织合作促进全球健康和免疫事业的发展。该组织根据 GAVI 理事会的决议,为符合支持条件的国家提供资金,以改善其免疫服务质量及支持新疫苗的应用。早在2002年,GAVI 与中国原卫生部(现国家卫生和计划生育委员会)就启动了乙肝疫苗合作项目,该项目已经为中国12个西部省以及10个中部最贫困县的1110万儿童接种了乙肝疫苗,降低了这些地区的孩子们患肝癌的风险。

2. 传染性疾病和慢性非传染性疾病的防治　以结核病、疟疾、麻风病和艾滋病等传染性疾病的防治为目的 PPP 项目,是其在全球健康领域中参与最多、影响最广的领域。例如,为加大在世界上最贫穷地区和国家中艾滋病治疗药物以及诊断仪器的可获得性,比尔与梅琳达·盖茨基金会和美国默沙东公司基金会,在 PPP 模式下协助全球艾滋病疫情最为严重的博茨瓦纳共和国政府开展艾滋病防治项目,以降低艾滋病的死亡率;全球基金会在中国开展的艾滋病和肺结核防治项目也为我国政府和疾病防治部门遏制艾滋病、肺结核在中国的流行传播提供了有力的帮助。

自20世纪60年代开始,全球的健康状况逐渐发生转变,主要表现为慢性非传染性疾病取代传染性疾病,成为人类面临的主要健康威胁,世界各国都已将对慢性非传染性疾病的预防和控制列为政府卫生部门首要的工作任务之一。在 PPP 引入健康领域之时,欧洲和美国已开始在心血管、糖尿病以及抑郁症等慢性疾病的防治中采用 PPP 模式。加拿大、巴基斯坦等国也先后以社区为基础开展了针对血管系统疾病防治的 PPP 项目,这些项目的核心目标就是通过政府、社会组织以及私营机构建立的 PPP,帮助基层医疗机构更有效地开展血管系统疾病的防治、改善低收入的血管系统疾病患者的健康结局。

3. 解决卫生保健问题　让公民能平等地享有卫生保障,享受高质量、高效率的医疗卫生服务,不仅是实现"人人享有健康"的前提,也是当前各国政府在健康领域实施各项医疗改革措施的初衷。在国际社会中,已有不少国家正在利用 PPP 模式解决所面临的卫生保健问题。例如,美国卫生保健系统中,由私营部门提供的卫生保健服务已覆盖全美1.65亿人口。此外,PPP 模式被应用到了一些为特殊人群提供医疗救助的项目。例如1996年建立的"伊利诺斯聋人服务2000"(Illinois Deaf Service 2000)项目,就是在 PPP 的基础上由州政府的人类服务部等三个合作方组成。该项目主要针对聋人、听力困难者、迟发性耳聋及聋盲对象提供精神卫生服务。英国卫生部门在社区卫生保健领域中也开始采用 PPP 模式。例如,他们把对老年人的卫生保健和社区照顾工作整合在一起,以 PPP 委托给初级医疗联合体项目(Primary Care Groups and Trusts, PCG/Ts)完成。通过对该项目实施三年后的终期评估调查显示,这一模式是完全可行的。

PPP 在卫生保健领域的成功运作并不只限于发达国家,一些资源有限的国家也大胆地引入了 PPP 模式。如孟加拉国在政府财政不足的困境下,为有效实施"人人享有健康"行动,解决普通群体尤其是贫穷阶层人们的基本卫生服务,将 PPP 模式运用在一些基本医疗保健服务项目上,从而有效地保障了低收入人群的基本卫生服务提供,解决了单凭政府部门而无法应对的难题。

(二) 全球健康治理中的公私伙伴关系存在的问题和挑战

PPP 给全球健康治理带来了机遇,但它在全球健康领域的实践才起步不久,仍面临着一系列的问题和挑战,这主要体现在以下几个方面:

1. 全球健康治理领域的 PPP 存在局限性,缺乏长期性和稳定性　首先,全球健康领域中的 PPP 概念尚未被公众充分理解,在一定程度上还缺乏公众的支持;而一些政府部门,包括卫生部门对这种新生的运作方式还不够了解。其次,资源来源的不同导致合作伙伴之间风险承担从一开始就存在不对等性,这主要是因为作为公共部门的参与方,本身或其身后就是政府(或政府行政机构),政府拨款是其资金的来源,他们一般较少承担经济后果;而私有部门,尤其是私营企业的背后则通常是股东,这就使得他们必须对付出的成本有明确的收益预期。一旦合作项目失败,私有部门往往会承担大量的损失,这就促使他们在签订合作协议时有更多地诉求且非常关注安全保障,因而容易在与政府参与者合作时产生许多矛盾,影响到合作关系的建立。

非政府组织和基金会作为PPP的另一支重要力量,主要是依靠接受捐助作为收入来源的,一般情况下难以承担长期重大的合作项目,因此导致一些PPP项目缺乏长期性和稳定性,存在较多的不确定因素。这也是为什么只有那些实力雄厚的基金组织才能够活跃在全球健康治理领域的幕后原因。在那些参与到PPP项目的大型基金组织中,多数也是由企业发起并围绕企业目标设立的基金会,私有部门的风险规避动机也会强烈地影响其参与PPP项目的广度,这些都反映出了PPP的局限性。

2. 公私伙伴之间的目标诉求存在差异,信任关系尚需经受考验　私有部门的合作者,不论参与的是短期的还是长期的合作项目,大都需要经济利益的回报,这在一些药品研发和生命科学项目研究中有明显的体现;而政府机构却是以非营利性作为根本特征,更重视社会公众的需求和项目本身的社会价值。这样就带来利益分配上的难题。在药物研发的PPP项目中,如果参与的私人企业只顾利用合作的项目成果赚取高额利润,则必定会导致公众的不满。

公共部门和私人部门间良好的信任关系是公私伙伴关系项目成功的前提和保障,一旦公私双方的这种信任关系出现问题则极有可能导致合作项目的失败。在美国,一项开发儿童疫苗的PPP项目就是因为双方缺乏信任而最终以失败而告终。在这类情况下,私有部门和公共部门能够成功合作的前提条件就是相互理解和信任,这包括公共部门必须对私有部门的利益驱使的正当性表示认同和接受,而私人部门也要对公共部门的社会责任以及医药卫生市场中必须要面对的伦理问题有充分的理解和认识,否则就会产生隔阂和不信任并最终导致合作无法完成。

3. 存在导致公共部门职能下滑的隐患　要解决健康领域所面临的问题常常需要巨额的投入。在PPP参与的全球健康相关项目中,这些资金的投入很大程度上是依靠大型的企业或者实力强大的基金组织,如果这些私有部门的实力过于强大,则很可能会干扰公共部门制定政策的多元性。在有国际机构、私营企业或基金组织参与的全球健康领域的PPP中,即使是联合国这样的机构,在面对强大的合作伙伴时,也会出现被对方追求自身利益的行为影响,从而导致联合国的一些决策或政策向私有化和私人利益倾斜的情况发生。并且,在类似的PPP项目中,甚至还可能导致一些国家的政府放弃促进和保护本国公民健康的基本责任,无法维护其应尽的公共职能。

在由PPP开展的新药、疫苗研发等医学领域的科学研究项目中,由于研究经费的原因,在这些研究领域的专家们可能会出于自己所属集团利益的考虑而使科学研究蒙上商业色彩。因为,如果科学研究人员都要与自己的集团利益保持一致,那么科学研究的独立性将难以保证。实力雄厚的基金会组织,它们参与资助的研究项目往往也都有自己的偏好,而这些基金会选择支持项目的决策对世界范围内的卫生机构和医学科研组织都有举足轻重的影响力。

4. 参与方多元文化背景所带来的冲突为项目开展带来了障碍　在全球健康治理领域中建立PPP的各方都来自不同的组织机构,尤其是在一些跨国的合作项目中,各参与方的行为和信念都不可避免地打上了原有组织文化的烙印。而这些由于文化背景差异而形成的偏见、个人和组织之间的信念冲突以及各个不同参与主体之间的价值观念的冲突常常是PPP顺利发展的现实障碍。这一客观现实也提示,在全球健康领域开展PPP项目,要特别注意考虑不同国家和区域的文化价值观,应充分尊重当地公民的选择,尽量避免以先入为主进行判断。因为,贫穷国家的地方政府也会比那些来自富裕国家的非政府组织机构更懂得本国居民的真正需要。

正因为这种合作模式尚不完美,一些业内的专家指出,需要采取一些措施来改善现存的PPP工作机制,如建立一个普遍的原则,以此确定WHO的职权范围;对合作伙伴不能涉及的领域和如何拒绝都应该作出规定,另外还需要制定明确的问责机制,增加透明度等。尽管存在种种问题,但却并未影响PPP在全球健康治理中的广泛应用。在全球范围内,绝大多数PPP的各种卫生项目都获得了很大的成功,成为全球健康治理的有效补充。在全球各地如火如荼开展的PPP项目的实践,也证实了其在解决当前国际社会普遍面临的公共卫生投入不足、医药研发和转化速度过慢、卫生不公平现象这些难题中的积极效果,因此,PPP已经成为世界各国解决公共卫生问题、参与全球健康治理的积极推崇的模式。

第二节　企业行为与全球健康治理

一、企业行为概述

（一）企业行为的定义

企业行为（enterprise behavior）是指企业追求一定目标的企业社会活动。企业作为社会经济的基本活动单位，总是会在其目标的驱使之下，对来自外部环境的刺激做出各种反应。全球化在某种程度上可以视为来自企业外部环境的一种刺激。各国企业也纷纷根据自身的需要制定了一些企业行为的规范（或标准）。来自工业社会学的观点认为，企业行为的最高标准就是有益无害，具体就是指企业在保证盈利的同时，应做到对人类无害，对自然无害，对社会无害。

（二）全球健康治理中的企业行为

企业参与全球健康治理也是企业行为之一。最近的几十年来，许多私人企业，尤其是医药公司纷纷参与了许多重大的全球健康治理领域的卫生项目，被认为是全球化格局中卫生合作的重大贡献者与参与者，并且出现了很多成功的案例。表现突出的企业主要有德国的默克集团（Merck KGaA）、英国的葛兰素史克公司（Glaxosimthkline，GSK）、美国的通用电气公司（General Electric Company，GE）和百时美施贵宝公司（Bristol-Myers Squibb Company）等。

除了通过 PPP 积极参与全球健康治理之外，一些大型的制药企业还通过国际卫生援助项目，为全球健康治理捐献资金和药品。在 2002 年，制药公司就已为救灾援助计划捐助了 5.64 亿元美元，主要用于疫苗以及治疗药物的供应。从 1998 年起，10 家主要的药品公司通过"优质医疗捐助"（quality medical donations）伙伴关系，捐助了价值达 27 亿美元的药品。其他的一些私人企业也提供了公共卫生援助。例如，GSK 在参与"在 2020 年前根除淋巴丝虫病项目"的过程中，捐赠了约为 10 亿美元的治疗药物——阿苯达唑（丙硫咪唑）；诺华公司为在新加坡建立热带病研究中心捐赠了 1.22 亿美元。越来越多的制药公司在参与全球健康治理领域的 PPP 项目同时，也通过这种企业捐助行为成为了卫生慈善领域的重要参与者。

二、企业参与全球健康治理的特点

私营企业在全球健康 PPP 中常常由于潜在的利益冲突而饱受争议，但其参与全球健康治理的实践已经很好地证实了他们所做出的贡献。这些企业参与全球健康治理的过程中的主要特点包括以下几个方面。

（一）体现了全球健康治理的多方参与理念

公共卫生是关系到一个国家或一个地区人民大众健康的公共事业。公共卫生的内容包括对疾病尤其是传染病的预防、监控和医治；对食品、药品、公共的监督管理，以及相关的卫生宣传、免疫接种等。尤其是在全球化进程中，在一些重大的公共卫生问题也具有了"全球化"特征后，公共卫生可以说是整个人类的事业。在另一方面，全球化所带来的健康不平等问题，使得卫生资源在不同国家和地区的差异巨大，要解决全球性的重大公共卫生问题，尤其是在资源有限的发展中国家，例如要应对诸如艾滋病、结核病以及 SARS 这类社会因素非常复杂、需要消耗巨大社会资源的传染性疾病，或者与当地自然和文化因素有密切关系的常见病、多发病，仅仅依靠单个国家或政府部门的力量是难以实现目标的。在全球健康治理的趋势下，要解决那些跨区域的、涉及社会系统工程的重大公共卫生问题，仅靠当地政府的力量是远远不够的，这种情况下就需要外部力量的参与。在本节将要介绍的 PPP 的案例部分，那些成功参与了全球健康治理相关的 PPP 项目企业，都是在当地面临着紧迫而重大的公共卫生问题、需要多方力量支持之时成功建立 PPP 的。

（二）立足于政府部门的决策主导

在世界各国，提供公共服务，包括公共卫生服务是政府的职责。在由政府提供公共卫生服务的传统模式下,都不同程度地出现了供给不足和低效的局面,所以,当公共卫生问题的全球性特征显现后,为了更好地解决公共卫生事业问题,促进全球健康发展,各国政府、国际卫生组织以及非政府组织在政策和行动上更加开放,越来越多地尝试向私人团体(如大型企业,尤其是跨国企业)谋求协助,积极地尝试在国家的公共卫生服务中引入私人部门的提供,特别是在涉及公共卫生服务的提供中。因此在全球健康领域已经开展的 PPP 项目,绝大多数都是由地方政府,大多有中央政府的直接牵头,联合多方力量共同参与的。

(三)充分实现了公私双方的共赢

全球健康治理中引入 PPP 机制,并不意味着私营资本对卫生领域项目的直接投资。其关键是通过建立起来的伙伴关系,在公共卫生事业中输入 PPP 的融资和先进的管理理念。这一创新方式可提高相关公共卫生产品质量并提高服务的效率,有利于完善本土的全球健康治理机制;同时,由于有那些财力雄厚的企业以 PPP 形式参与公共卫生项目,政府可以大大减少近期对公共卫生投入带来的压力,节省的资金可以用于其他急需解决的卫生领域,促进卫生事业的全面发展。而对私营企业而言,参与 PPP 往往只需较少的成本投入,就能借助政府部门的强大支持获得可观的利润,并分担投资风险。例如百时美施贵宝公司每年在 PPP 项目中的投入为 2000 万美元,而它每年的销售收入则为 183 亿元;通用(中国)医疗集团(以下简称 GE 医疗)以 PPP 模式在中国投入了大量的经费研发,推广物美价廉的 X 光机、CT 等诊断仪器和设备,帮助广大基层医疗机构迅速提升其诊疗水平,GE 医疗在此过程中也成功地确立了其在中国医疗器械市场中的优势地位。目前,我国国内几乎每一个省的医疗设施中都有 GE 医疗系统的影像诊断设备。GE 医疗的例子只是企业成功参与 PPP 项目并获得满意回报的一个缩影。在全球健康治理中引入 PPP 机制带来的是公私双方的共赢。

三、企业参与全球健康治理存在的问题

药品研发以及生命科学的研究项目是企业在全球健康治理中参与最多、最为成功的领域,而也正是在这个领域中暴露出了企业行为在此过程中存在的一些问题。

1. 企业的盈利目标与医疗卫生事业的公益性存在冲突　私人企业追求商业利益的目标会对政府决策造成干扰,影响其公共职能发挥。私营企业的特点决定了其参与 PPP 项目的最终目的是盈利,因此尽管一些大型的制药公司通过向发展中国家捐赠药物的慈善形式在促进全球健康治理上做出了突出的贡献,但同时,这些巨头制药公司往往也在慈善捐助的同时与受援助国家的地方或政府部门达成了药品研发或医学研究的 PPP 项目。在这类合作项目中,企业有可能会利用合作项目抢占医药市场话语权,或者利用合作成果赚取高额的利润;甚至还会有一些实力较强的医药集团利用和政府签订的长期合作关系进行政府公关,不断吸引政府资金投入,从而带来政府资源投入的不公平问题,并最终导致公众的不满。

2. 私人企业的强大经济实力对国际组织机构的中立性也造成了一定影响　制药企业在医药卫生领域的商业竞争中看到了 PPP 带来的好处,非常积极地与政府部门、WHO、联合国这样的国际机构建立起合作关系,在这个过程中,如果私人企业或者代表其集团利益的企业基金会(如美国的默克公司、福特公司、宝洁公司等大型企业就建立了自己的企业基金会)的实力过于强大,就有可能左右国际组织或机构的一些政策导向,使其向私人利益倾斜,从而损害国际组织的形象,干扰其在全球健康治理中重要功能的发挥。

企业行为对全球健康治理有利也有弊,我们需要对企业参与 PPP 的成功经验进行总结,使其能够有助于未来的新的项目的建设;同时也要清醒地认识到企业行为对全球健康治理的消极影响,从而对该领域中同类项目建设和实施中的风险和危机保持警惕。

四、案例分析

(一)默克公司

1. 默克公司与默克集团概况　默克集团(Merck)创建于 1668 年,总部位于德国达姆施塔特市

（Darmstadt），是国际著名的化学及制药公司。该集团特别重视的领域是创新型制药、生命科学以及前沿功能材料技术等方面。截至 2012 年，默克集团在全球 67 个国家和地区拥有 154 个分支机构以及大约 38 000 名员工。该集团的全球业务由德国总公司统筹管理。由于在美国的出口业务异常成功，早在 1887 年默克集团在纽约成立了一个分公司。1889 年，乔治·默克（George Merck）接管德国默克集团在美国纽约的分公司并创立美国默克公司。1953 年，公司与沙东公司（Sharp and Dohme）合并，正式成立默沙东药厂（Merck Sharp & Dohme，MSD），成为了一个具有一体化的跨国药物生产及分发的实业。根据德国默克集团与美国默沙东公司的协议，默沙东公司只可在北美地区（美国和加拿大）使用"默克"之名，在美国之外的地区必须使用"默沙东"的称呼开展业务，并使用 EMD（即 Emanuel Merck，Darmstadt）代表达姆施塔特伊曼纽尔默克品牌进行营销。美国和加拿大的默克公司总部设在新泽西州白宫站，2013 年年营业额达 440 亿美元，目前拥有 7 万余名员工，为全球 140 个国家生产药品、疫苗、生物制剂和动物健康产品。1992 年，默沙东（中国）有限公司在香港成立，目前的总部设在上海。根据默克集团的协议，默克在中国使用的是"默沙东"这一名称。

2. 默克公司建立的 PPP　默克公司将"救治人类生命，提高生命质量，同时改善动物健康"作为公司的使命，比较重视企业的社会责任，其在医药卫生领域开展了多项以 PPP 为基础的项目，积极帮助受援国家推进各地医疗卫生基础设施建设，改善当地医疗卫生服务能力，以应对全球各种健康挑战，同时还成功实现了企业经济效益与社会效益的双赢。以下将以默沙东公司为例，介绍其与中国相关政府部门以及世界其他国家政府部门在公共卫生领域建立的 PPP。

（1）乙肝疫苗技术转让中国：据原国家卫生部统计数据结果，在 1984—1987 年，全国每年约有 10.1% 的人口（约 1.2 亿人）感染乙型肝炎病毒。当时，在每年的 2000 万新生儿中，有接近十分之一的婴儿受到乙肝病毒感染。中国卫生部门高度重视，如何及时而有效地解决这一关系到国民健康的公共卫生问题已成为卫生部门迫在眉睫的一项大事。而在当时，默沙东公司的疫苗研发团队已于 1986 年成功研制了"乙型肝炎重组疫苗"，正在寻找合适的时机投入大规模生产并上市使用。经过一番协商与谈判后，在 PPP 的框架下，中国默沙东公司在 1989 年与中国政府达成了技术转让许可协议，并指导和培训中国科学家在北京、深圳组建了乙肝疫苗生产车间，利用默沙东的技术生产了国产乙肝疫苗。有了疫苗供应后，我国自 1992 年开始对新生儿接种乙肝疫苗，1996 后各地开始逐步将乙肝疫苗纳入免疫规划管理，2002 年国家开始对新生儿免费接种乙肝疫苗，并自 2005 年 6 月 1 日起在全国实施免费乙肝疫苗接种，现在，乙肝疫苗已成为国家计划免疫接种项目的免费疫苗之一。中国实施乙肝疫苗接种后的健康收益巨大。自 1994 年开始至今，已有超过 2 亿的中国儿童通过接种乙肝疫苗免受乙肝病毒感染。2006 年，中国疾病预防控制中心的数据显示，中国 5 岁以下幼儿的乙肝表面抗原（HBsAg）流行率已经降至 1% 以下，大大低于 1987 年 10.1% 的水平。正是在 PPP 达成的乙肝疫苗技术转让项目下，默沙东公司成功地进入了中国的疫苗市场，使我国居民尤其是儿童的健康水平也得到了显著的改善。

（2）与中国原卫生部（现国家卫生和计划生育委员会）的艾滋病合作项目：流行病学家把中国的艾滋病流行大致分为三个阶段：第一阶段为传入期（1985—1988 年），感染者主要是外国人或海外华侨；第二阶段为扩散期（1989—1993 年），该阶段的感染者主要为我国西南边境的吸毒人群，除云南省有艾滋病流行外，全国其他地区均为散发；第三阶段为快速增长期（1994 年至今），主要表现为在我国中部和东部的流动有偿献血人员等人群中发现大量感染者；除云南省外，新疆、广西、四川等地在吸毒人群中发生局部暴发流行。四川是我国艾滋病疫情严重的六省之一，HIV/AIDS 的累计报告数列全国第四位，其中尤以川西南少数民族地区的吸毒人员中感染情况最为严重。中国政府部门虽然自 2002 年后已开始大幅度增加中央财政的防治艾滋病专项经费拨款，但无论从人力、物力还是技术层面上来看，要遏制艾滋病的快速流行态势还面临着重大的挑战。

为了帮助中国政府部门更好地控制艾滋病，2005 年 5 月默沙东与中国原卫生部（现国家卫生和计划生育委员会）签署了全面预防和治疗艾滋病的合作项目（简称中默项目），以支持中国政府通过国际合作更好地开展艾滋病防治工作。该项目是中国迄今为止最大的政府与国外私营企业合作的艾滋病综合防治项目，项目以疫情严重的四川省作为现场，为期 5 年，先后在四川省凉山州 17 县（市）及凉山州以外35个县(区)、10个市开展项目活动,项目领域覆盖了大众健康教育、高危人群综合干预、检测与治疗、关怀与支持、能力建设、督导评估与总结推广等。经过五年的实施,中默项目较好地完成了预定计划,圆满实现了预期目标,对四川省,特别是凉山州的艾滋病防治工作起到了巨大的推动作用,全面提升了项目地区,特别是凉山州的防治工作水平。该项目也是中国在新形势下探索政府与非政府组织、公共部门与私营企业合作,建立新型合作伙伴,共同应对艾滋病而开展国际合作的重要实践。通过中默项目,中国政府部门开始构建起了政府与企业合作的模式,树立了企业参与公益事业的典范。2011年,该项目还荣获民政部颁发的第六届"中华慈善奖",这是中国慈善领域的最高政府奖。

(3)在西非和拉丁美洲国家开展消灭河盲症项目:在非洲、拉丁美洲及其他一些地区,黑蝇的叮咬使人们感染盘尾丝虫,产生瘙痒、皮肤脱落、关节突出及失明,这种疾病称为河盲症。据WHO估计,全球约有1.26亿人受到河盲症的威胁。默沙东公司自1975年开始投入大量的成本,经过数十年的研发终于研制出了治疗河盲症的特效药——美迪善(ivermectin)。由于河盲症流行的这些国家经济水平落后,根本无力支付药品费用,1987年,默沙东公司启动了MDP,决定向西非和拉丁美洲国家提供免费的药物,以帮助他们治疗河盲症。由于免费药品的投放还包括巨额的配送费用以及后续成本,另外还面临因某些社会文化因素所带来的道德风险等一系列问题,默沙东公司决定在全球范围内寻求合作者来共同推动这一项目的实施。最后,默沙东与以"尽最大可能促进所有人的卫生公平"为目标的WHO达成了合作协议,双方决定成立一个专门的委员会来负责这项捐赠计划。MDP被认为是世界上最大的药物捐赠行动(每年超过1800万人免费获得此药),也是有史以来最庞大的PPP之一,并成为了PPP样本项目。WHO通过MDP获得巨大成功,很好地履行了国际组织特设机构的职能,大大促进了低收入国家卫生事业的发展和传染病防治的能力,同时也推动了各国政府部门纷纷开始考虑成立相关的专门机构以促进与私营企业建立合作关系。

(二)GE公司

1. 关于GE公司　通用电气公司(General Electric Company,GE),又称奇异公司,是世界上最大的提供技术和服务业务的跨国公司。目前,公司业务遍及世界100多个国家,拥有员工315 000人。GE现有6个产业部门,包括基础设施、工业、医疗、商务金融、消费者金融以及NBC环球。GE公司医疗业务的主要领域包括医学成像、信息技术、医学诊断、患者监护以及生命支持系统,疾病研究、药品开发、生物药品生产技术的专业技术处于全球领先地位。GE医疗集团(简称GE医疗)的总部位于英国伦敦,隶属于通用电气公司。该集团是全球最大的医学影像设备研制、生产厂和供应商。GE医疗于1979年开始在中国发展业务,当前拥有3000名员工,在中国已建成4个工厂,成为GE医疗全球三大生产基地之一,其业务遍及北京、上海、无锡、广州等全国29个地区。与此同时,GE医疗利用业务全球化的优势将"中国制造"的GE医疗产品(如患者监护仪、磁共振及X线机)推向全球市场,也把国际先进的技术和服务带给中国。统计数据显示,目前全世界CT销售的四分之一是来自GE医疗在中国的制造工厂。

2. GE医疗与政府的合作　GE医疗将"致力于更早地发现疾病,并帮助治疗"作为公司的主要目标之一。在中国医疗改革的浪潮中,GE医疗积极响应中国政府加强和改善农村医疗服务基础设施、发展城市社区卫生服务的号召,利用自身的资源优势在基层医疗卫生服务领域积极开展公私合作伙伴关系。2009年5月该公司在全球启动"健康创想"战略计划,承诺6年内投资60亿美元用于改善公众健康,通过创新科技降低医疗成本、增加医疗机会、提高医疗质量。这项战略计划用30亿美元开发100种能够增加医疗覆盖率、提高质量和降低成本的新产品;20亿美元为IT项目和农村以及全球不发达地区的医疗事业发展提供融资;10亿美元用于开发与健康相关的新闻和教育内容,建立多种形式的合作伙伴关系。

GE医疗的"健康创想"计划实施之后,GE公司与各国政府合作,推出了疾病早期发现、早期诊断、早期治疗的系列活动,并积极研发推出适合农村市场的普及型医疗产品。我们不难看出,GE医疗的这项战略计划让各国政府认识到,GE希望成为合作伙伴,而不是一个设备供应商;另一方面,GE医疗通过制订和实施该项计划,将自身的企业定位于不仅是生产机器设备,而是为了帮助包括中国政府在内的各国政府去改善国家层面的医疗状况,研发出更好的、有针对性的产品来不断发展当地的医疗卫生事业。

在"健康创想"战略下,GE 医疗以公益活动的形式,与各国政府部门开展了多种疾病的早期诊断、早期治疗系列活动,例如,在中国持续开展了多年的"粉红十月"的活动,旨在通过提升乳腺癌防治公众意识、推进技术创新、促进筛查实施三大举措,形成全面整合的防治体系,以实现乳腺癌的"早预防、早发现、早治疗"。另外还共同开展了预防脑卒中等项目。与此同时,GE 医疗积极配合政府"保基本、强基层"的方针和健全基层医疗设施与机构的目标,积极开拓基层医疗市场,帮助广大基层医院迅速提升医疗诊断水平,陆续研发推出了一些适合农村市场的普及型医疗产品,如 CT 和 X 光机、超声仪、心电仪、监护仪、呼吸机等。从某种意义上来说,GE 医疗的"健康创想"既是一个聪明的商业战略,也是一个很好的社会战略,实现了企业经济效益和社会效益的双赢,同时可以视为企业与政府结成 PPP 的典范。

第三节 全球基金

一、全球基金概述

(一) 全球基金成立的背景

20 世纪 90 年代后,随着全球化进程的快速推进,便捷的运输手段使得大量的商品、食品以及人口在全球范围内的流动成为了社会常态;而与此同时全球化也带来了传染性疾病的快速传播与流行。早在 20 世纪 70 年代已经被较好控制的传染性疾病(如梅毒、肺结核)死灰复燃,重新传播流行;并且一些以前未出现过的新传染性疾病〔如艾滋病、牛海绵状脑病(疯牛病)、埃博拉出血热、SARS、甲型 H1N1 流感等〕开始在全球大规模暴发并迅速扩散。这些新发现的传染病和重新流行的老传染病,不仅严重损害人们的健康,还影响了社会和经济的发展,甚至威胁到国家和区域间的安全与稳定。传染性疾病的全球化使得传染病疫情成为了全球性的公共卫生危机,同时也暴露了只依靠单一主权国家内部治理开展传染病防治的弊端,人们开始反思国家治理模式的局限性并在此时提出了全球治理的概念,其核心就是强调多元主体以多种方式共同参与传染病的综合治理。在此的多元主体不仅限定于主权国家,还包括各种非政府组织、私人团体、公私合营机构及区域性卫生组织。

在另一层面上,国际社会也在积极地发展和完善传染病的全球治理机制,并在应对全球公共卫生危机的实践中探索着多元主体之间的合作机制。这些具体措施包括:转移 WHO 的工作重点并扩展其职能,改变过去以消灭单一传染病为目标的工作方针;修订《国际卫生条例》,强化主权国家在防治传染病中的国际义务;与大量新兴的非政府组织合作,共同参与传染病的防治等。

(二) 全球基金的成立

全球基金于 2002 年正式成立,总部设在瑞士日内瓦。该基金会是在来自机构和个人捐款的支持下,旨在为抗击世界上最具有灾难性的疟疾、肺结核和艾滋病这三类涉及全球健康治理的疾病增加资金,并将这些资金送往最需要援助的地区,同时推广各国在防治这些疾病方面的经验和模式。全球基金自成立以来,该基金会成为了全球范围内抗击艾滋病、结核病和疟疾项目的主要金融来源,目前的业务范围已经覆盖了 150 多个国家和地区,共实施了 500 多个项目,它提供了 21% 的全球艾滋病防治经费,82% 的全球结核防治经费,以及 50% 的全球疟疾防治经费。

全球基金的成立来自于 WHO 的全力推动。WHO 自 1948 年成立以来,对于提升全球人类健康水平有很大的贡献与成就,但随着国际形势改变以及全球环境的快速变迁,WHO 也面临着经费短缺、工作效率低下、受到政治力量干扰等困境。特别是在全球化进程加剧后,在疟疾、肺结核和艾滋病这三类涉及全球健康治理的疾病防治面前,WHO 已感到力不从心。在当时的联合国秘书长安南的积极倡导以及诸多国家政府和国际组织的支持下,2001 年 6 月,联合国大会艾滋病特别会议承诺设立全球基金,由政府、公民社会、私营部门(包含企业与基金会)及疾病地区团体组成,旨在缓解传染病的影响并减缓贫困,安南向该基金会募捐了 10 万美元,成为基金会的第一位捐款人,其主要的捐助国家及国际组织有美国、英国、意大利、日本、法国、德国、荷兰、欧洲委员会和比尔和梅琳达·盖茨基金会。基金会的合作成员来自发达与不发达国家的政府、不同的民间团体、私人代表以及疫区的各种组织。2002 年 1 月,全球基金在瑞士日内瓦召开了第一次理事会,标志着该基金会正式运作。

二、全球基金的组织架构及运作模式

全球基金是一个独立的基金会,但其运作方式很是特殊,因为它并不重新处理现有资源,而是向需要的国家发放新的经费。因此,既可以将其视为一个融资机构,也可把它看成是一个信托机构。它通过接受募集补充现有基金,同时也吸收、管理和发放更多基金。全球基金与双边援助机构(如美国国际开发署)紧密配合,而 WB 就作为全球基金的受托人,根据全球基金的要求接受捐赠国的资金同时也向需要的国家发放资金。

全球基金设置了一个国际理事会全权负责基金会的管理,其下设的机构分为理事会、秘书处、国家协调委员会、技术审核小组、中央执行机构以及当地基金代理处等。理事会是全球基金的主要决策核心,由 18 位具有投票资格的成员与 5 位没有投票资格的代表组成。这 23 名成员分别来自捐助国以及受捐国的政府、非政府组织、企业、基金和疫区的各种团体。该理事会也被称为国际顾问组。这个理事会的主要任务是对全球基金内所有政策做出决定,其中包括全球基金的政策、策略以及指导方针,甚至是挑选秘书长。秘书处负责监管基金在世界各地的运作,包括所有全球基金业务与监管国际事务、从公共和私人部门筹资、管理赠款、提供法律与行政方面的帮助,并将全球基金的活动信息报告给理事会以及社会大众。技术审查小组的职责是对提交全球基金的计划申请进行评估与审核,确保审核过程的公开、完整与一致,并且推荐理事会做最后裁决。国家协调委员会主要是让所有股东共同讨论全球基金的发展,将建议提交给理事会,监督补助金的使用方式,与其他捐赠方进行合作,以及协调各国国内计划。中央执行机构的成员并不一定是政府,也可能是非政府组织、私营部门或是多边组织。中央执行机构从世界银行账户中定期接受基金款项,然后根据所批准申请计划书的程序来执行,定期向全球基金或国家协调委员会报告计划进展。当地基金代理机构是受聘于秘书处的独立机构,负责评估赠款接受者的能力,以及避免与中央执行机构发生潜在利益冲突。在以上不同机构的合作下,中央执行机构在接受赠款之前,必须与秘书处协商,并起草一份为期两年的赠款协议,以明确报告未来应取得的成果。在赠款协议实施过程中,中央执行机构会根据计划进展而申请追加拨款,并负责定期监督计划成果与财务状况。由于全球基金并不具体实施某个卫生项目,所以它的各合作成员的职能也与它非常相似,都代表该基金进行筹资,协助制定宏观政策和资金分配条例。

三、案例分析:在艾滋病防治领域中的公私伙伴关系项目

全球基金实质上是一个官方与私人团体合作的组织,其目的在于集结政府、私人机构、基金会、宗教团体、非政府组织以及个人资源,共同对抗艾滋病、疟疾及肺结核。可以说,该基金会从成立之日始,就确定了其是以 PPP 模式进行运作和管理,而这样的模式也是国际卫生治理的新途径。以下将以全球基金在艾滋病领域的全球治理实践作为案例,说明全球基金所开拓的全新 PPP 模式。

全球基金在各受助国所开展的艾滋病防治项目一般都包含有四个主要步骤:第一步是全球基金将联合国艾滋病规划署、世界卫生组织以及世界银行吸纳为其理事以负责监督基金运作,获得他们所提供的相关知识、技术与资源支持。第二步是全球基金将公共部门、私营企业以及各类非政府组织当作不可或缺的合作伙伴,发展并维护与它们的合作伙伴关系;而这些合作伙伴们一方面为全球基金改善计划申请和执行过程中的透明度,发展一套清楚且透明的评估标准;另一方面,它们也为全球基金提供技术与财政上的支持、监督受赠国艾滋病专项项目基金支出情况,评估计划成果并定时向全球基金报告。第三步是全球基金通过援助计划与国家开展合作与互动,支持各国政府部门将艾滋病防治计划推行落实,具体包括制定、实施并推广有效的艾滋病防治项目,为艾滋患者提供基本医疗服务,强化艾滋病防治的宣传教育,推广安全套普及活动并提供测试母婴垂直传播的设备,降低医疗人员被感染的概率,增加对艾滋病孤儿的照顾与援助,以及建立各区域对艾滋病的监督与评估机制等。第四步是全球基金发动公司、商业协会以及个人在内的私营部门通过捐赠(现金和实物)、运作支持和国内协助等方式促进艾滋病防治的可持续发展。与全球基金合作的私营部门一般直接为全球基金提供物资和资金捐献、信息传播、基

层教育,以及技术合作方的支持。

全球基金在运作实践中也存在一些遗憾,例如,在中国国内全球基金的项目(已于 2013 年关闭了其所有的在华账目)的运行过程中,不同程度地暴露出了诸如项目绩效良莠不齐、资金低效运转、在建设民间事业中出现了意外变故等,但总的来说还是功大于过。作为全球基金最大的受助国,中国正是在全球基金艾滋病防治项目的大力支持下,不仅有效地开展了抗击艾滋病的全民总动员,同时该项目还对中国国内健康治理的理念、制度和政策领域做出了突出的贡献。

第四节　全球疫苗免疫联盟

一、全球疫苗免疫联盟概述

全球疫苗免疫联盟(the Global Alliance for Vaccines and Immunization,GAVI)成立于 1999 年,是一个建立在 PPP 上的全球卫生合作组织。其工作宗旨是与政府和非政府合作促进全球健康和免疫事业的发展。主要参与国包括发展中国家和捐助国政府、WHO、UNICEF、世界银行、发达工业化国家和发展中国家的疫苗产业界、比尔与梅琳达·盖茨基金会、非政府组织和科研及卫生技术研究机构。全球疫苗免疫联盟的主要工作职责是为发展中国家提供技术和财政支持以改善发展中国家免疫服务状况,提高疫苗免疫接种覆盖率并扩大新疫苗的可及性。目前,该组织推广的疫苗主要有乙型肝炎、流感、黄热病等疫苗。

GAVI 特别为儿童疫苗设立了一个经济独立的机构,即疫苗基金。该机构最初由盖茨基金会中划出7.5 亿美元组成,后来陆续得到挪威、英国、美国、荷兰、丹麦及瑞典等国政府的投资,其在 2005 年的总资金就已超过了 10 亿美元。疫苗基金通过以下两种形式为各国提供援助:一是提供新的和未应用的疫苗及安全免疫设施;二是给各国政府拨款以加强基础免疫设施建设。疫苗基金根据 GAVI 董事会的决议来确定受援国家并进行拨款。

二、全球疫苗联盟的组织架构及运作模式

GAVI 的管理机构是董事会,负责制定各项政策,由各成员推选出的四个最高代表组成,包括 WHO、UNICEF、WB 和比尔与梅琳达·盖茨基金会,有专人负责汇总各专家和机构的意见。董事会下设秘书处、独立审查委员会和工作组。GAVI 的秘书处设在日内瓦,负责协调成员间关系,审查各国申请疫苗基金的计划并向董事会报告。10 位主要来自发展中国家的成员组成独立审查委员会,他们有丰富的经验,负责对各国提出的计划做全面而仔细的审查,并将结果呈报给董事会。工作组负责落实董事会决议,由 GAVI 成员机构中的中层管理者构成(现包括 9 名成员)。

与全球基金类似,GAVI 的工作不是对公共卫生和疫苗领域中任何一方的重复,而是通过建立合作伙伴关系集合各方独特优势进行协同作业。GAVI 联合了公私部门一同努力达成单个组织无法达到的目标。GAVI 的联盟成员参与其战略和政策制定、筹资、疫苗开发和采购、国家支持和疫苗接种等活动。每一方合作伙伴的作用和承诺对于合作关系的成功都至关重要,例如在 GAVI 的几大成员中,UNICEF负责疫苗采购,其服务能力覆盖了许多国家和地区;WHO 为疫苗的使用制定政策和策略,提供疫苗质量控制的指导原则;WB 在筹资创新方面扮演重要角色,帮助发展中国家政府开发可持续的公共卫生系统筹资方案;比尔和梅琳达·盖茨基金会是联盟的创始者之一,该基金会一直提供全方位的协助,持续支持 GAVI 的项目;对联盟最重要的贡献来自发展中国家政府的承诺,因为这些国家通过申请 GAVI 资金,用于实施本国的儿童的疫苗免疫项目;捐款国家政府通过政府开发援助(official development assistance,ODA)为联盟项目提供资金支持;民间组织在许多国家的疫苗免疫和卫生服务中发挥着不可或缺的作用;研究机构把它们的知识和经验带到 GAVI 来,并助其建立研发能力;疫苗厂商确保了疫苗的开发和供应,并提供技术支持;独立董事对 GAVI 董事会进行监督,也带来了其他领域中的经验和能力。GAVI的首席执行官(CEO)是董事会的一员,但没有投票权。可见,GAVI 是一个为提高全球免疫水平而努力

的各组织之间的联盟。它不同于以往出现过的任何一个开展免疫相关工作的组织或部门,其成员有多国机构、双边机构、国际发展银行、基金会、制药厂和非政府组织。此外,最重要的是 GAVI 项目总是与各国政府卫生计划有关。各参与成员分工明确,各司其职,由疫苗基金提供强大的经济支持,疫苗生产商也首次在 GAVI 董事会和工作组中设有代表对全球的免疫现状达成共识,制定出一系列的战略方针,为实现共同的目标而努力。

三、案例分析:中国的全球疫苗免疫联盟项目

根据 GAVI 制定的资助原则,中国并未进入其免疫资助计划。这主要是因为经过新中国成立后数十年的努力,中国国内目前的常规免疫接种率达到并保持在较高水平。但我国在 20 世纪 90 年代乙肝疫苗免疫接种工作的发展不平衡,贫困地区儿童乙肝疫苗接种率处于相对较低水平;同时,在实施预防安全注射中也面临挑战。我国于 2001 年 6 月向 GAVI 提出申请并递交了项目建议书,希望 GAVI 支持我国西部各省和其他省贫困地区的乙肝疫苗免疫工作以及在预防接种中引入自毁型注射器。在现场考察、调研与充分讨论的基础上,借鉴中国肝炎基金会乙肝疫苗扶贫项目实施经验,2002 年中国政府与 GAVI 经过协商达成共识,确立了乙肝疫苗免疫及安全注射五年合作项目,合作双方共同资助该项目。

2002 年 6 月 1 日,中国政府、GAVI 和疫苗基金三方在人民大会堂举行了隆重的签字仪式,签署了《中华人民共和国、全球疫苗免疫联盟(GAVI)儿童疫苗基金合作项目谅解备忘录》(简称《谅解备忘录》);至此,原卫生部(现国家卫生和计划生育委员会)/GAVI 乙肝疫苗免疫与安全注射合作项目在中国正式启动。随后,原卫生部((现国家卫生和计划生育委员会))向全国下发了《中国政府与全球疫苗免疫联盟(GAVI)/儿童疫苗基金合作项目实施方案》(简称《实施方案》),确立了项目总目标为:通过项目的实施,促进西部 12 个省和其他省国家级扶贫工作重点县(又称国家级贫困县)乙肝疫苗纳入儿童计划免疫工作的落实,使项目地区所有的新生儿能够接种乙肝疫苗,推行预防接种安全注射,降低乙肝病毒表面抗原携带率和乙肝发病率,加强项目地区乙肝控制工作。项目实施的具体目标为将乙肝疫苗预防接种全部纳入儿童计划免疫。GAVI 项目期限为 2002—2007 年,为期五年,覆盖了包括四川、贵州、云南、西藏等 12 个省(自治区、直辖市)的所有县和湖南、湖北、山西、江西、吉林等 10 个省的国家级贫困县。项目目标人群为项目实施期间上述地区的所有新出生儿童。2003 年公布的 GAVI 相关数据显示,项目共覆盖 22 个省的 1301 个县。

GAVI 项目的支持方式为为项目覆盖的县提供乙肝疫苗、接种计划免疫疫苗用自毁型注射器以及安全盒,其所需经费由中国政府和 GAVI 各承担 50%。在项目期间,中方经费由中央财政和省级财政共同承担。中央财政在"十一五"期间每年提供 3600 万元专项资金,五年共计 1.8 亿元人民币。根据双方签署的协议《谅解备忘录》有关条款,GAVI 理事会承诺在 2002—2007 年财政年度提供约合 3 亿元人民币的项目经费,用于购买乙肝疫苗、自毁性注射器和安全盒。根据《实施方案》,GAVI 项目为西部 12 个省所有县(市、区)以及中部 6 省的国家级贫困县提供全部乙肝疫苗,并提供 70% 乙肝疫苗用注射器材和其他计划免疫疫苗用注射器材。在原卫生部(现国家卫生和计划生育委员会)、中国疾病预防控制中心、财政部、国家食品药品监督管理局等多部门的大力合作下,GAVI 项目在中国得到顺利实施,有效保障了中国贫困和落后地区儿童的健康;项目的执行过程也充分体现了国际合作的理念,为我们今后开展 PPP 模式下的健康治理提供了宝贵的经验。

(罗 丹)

💬 关键术语

私人主动融资项目(Private Financial Initiative,PFI)

公私伙伴关系(public-private partnerships,PPP)

国家卫生服务制度(National Health Service,NHS)

健康不平等(health inequality)

"美迪善捐助计划"(Mectizan Donation Program, MDP)

国家临床研究公司(National Clinical Research Enterprise, NCRE)

联合国儿童基金会(United Nations International Children's Emergency Fund, UNICEF)

人人享有健康(health for all)

全球疫苗免疫联盟(the Global Alliance for Vaccines and Immunization, GAVI)

伊利诺斯聋人服务 2000(Illinois Deaf Service 2000)

初级医疗联合体项目(Primary Care Groups and Trusts, PCG/Ts)

企业行为(enterprise behavior)

优质医疗捐助(quality medical donations)

政府开发援助(official development assistance, ODA)

思考题

1. 健康领域内公私伙伴关系的概念是什么？公私伙伴关系在全球健康治理中的作用有哪些？
2. 简要论述企业参与全球健康治理的特点。
3. 全球基金的组织架构及运作模式有哪些？

参 考 文 献

1. 贾康,孙洁. 公私合作伙伴关系理论与实践出版社. 北京:经济科学出版社,2014.
2. 黄严忠,贾平. 全球基金的中国遗产. "国际机构和全球治理"项目工作论文,2014.
3. 张彩霞. 传染病问题的全球治理机制及其完善. 中国卫生政策研究,2012,(5)1:62-68.
4. Osborne SP. The new public governance:emerging perspectives on the theory and practice of public governance. London: Rouledge,2010.
5. Widdus R. Public-private partership for health:their main targets,their diversity,and their future directions. Bulletin of WHO, 2001,79(8):713-720.
6. Buse K,Waxman A. Public-private partnership:a strategy for WHO. Bulletin of WHO,2001,79(8):748-754.

第八章 智库与全球健康治理

🌐 **学习目标**

通过本章的学习,你应该能够:

掌握 智库的基本概念与特点。

熟悉 智库对全球健康治理发展的推动作用;熟悉美国、英国、中国主要全球健康智库的基本运作模式及与全球健康治理密切相关的代表性智库。

了解 智库的发展历程及分类。

经济全球化使得国与国的交流与合作更加频繁,传染病、非传染病、卫生体系、贫富差距、社会发展等各方面导致的健康问题发展为全球问题。一国健康问题的恶化不仅威胁他国人口的健康,而且对世界经济发展、社会稳定、国家安全等方面均将产生直接和间接影响。全球健康治理(global health governance)需要跨国界、跨政府、跨部门的社会各方通力合作。由于政府决策面临的健康问题日益复杂,20世纪末服务于决策者的智库开始广泛研究全球健康问题。

第一节 智库概述

当今世界,智库已成为影响政府决策、推动社会发展的重要力量,成为国家"软实力"的重要组成部分。研究全球健康问题的智库为推动全球健康治理发挥了重要的作用。

一、智库的概念

智库(think tank)是"思想库"、"脑库"、"外脑"、咨询公司、智囊团、情报研究中心或其他智囊组织的统称。不管采取何种名称,智库泛指储备知识和提供思想的"仓库",是由多方专家、研究及实践人员组成的跨学科公共研究机构,主旨是为决策者提供政策建议和决策咨询,目标定位是政府决策者和社会大众,通过研究成果和公共媒体影响公共政策和社会舆论。

世界顶级智库已经开始越来越多地介入全球健康领域并开展大量相关项目研究。有些智库还成立了专门针对全球卫生政策的部门以开展全球健康领域的政策类研究,比如,美国兰德公司的研究与分析部设有专门的"兰德健康"项目组,主要针对医疗卫生服务和人口健康开展全球范围内的相关政策研究;美国战略与国际研究中心设有"全球健康政策研究中心",开展国家健康战略与政策、健康外交等一系列研究,使政府关注全球健康及其对美国国家安全的重要性,使美国的全球健康活动保持其战略性、一体性和可持续性。美国对外关系委员会(Council On Foreign Relations,CFR)成立了全球健康项目组,独立开展实证研究为政策制定者、商界领袖、记者、大众等提供建议以应对全球健康挑战。

智库与古代的智囊具有明显区别。古希腊亚历山大身边著名学者亚里士多德等谋士、我国古代历朝统治者的"食客"、封建社会朝廷行军打仗的"军师""师爷""幕僚"等,只能视为智库产生的雏形。智囊往往作为个体为组织建言献策,而智库作为一个群体,以集体的智慧服务于决策的稳定的社会组织机构。

二、智库的特点

(一) 从事政策研究

政策研究包括对外政策和对内政策两个方面,大到国家安全战略、对外战略以及政府改革纲领,小到对某个国家或地区的援助等。智库一般不以纯学术研究以及学科建设为己任,而是以解决现实性政策问题为主要业务重心,强调实用性、时效性及对策性强的"经世致用"式研究。智库主要从事对各类公众关心的或者国家地位和安全的政策问题研究,就某些特定公共政策问题提供最优化的理论、策略和方案。为了增强研究的现实性,智库更强调集体合作式的研究,研究方法和研究视角多种多样,但其最终目的都是为解决现实问题服务。

(二)以影响政府的政策选择为目标

智库虽然研究公共政策,但不像政府机构那样拥有实在的权力,即智库本身并没有任何行政执行能力。智库是依靠"影响"而存在的,只能通过为决策部门提供智力产品,借政府之手发挥其对社会运行的思想影响。为了达到影响政府决策的目的,智库的产出往往既讲深度,也讲速度;既搞大部头著作,也追求短小精悍的政策性报告;注重产出质量,更重视成果的推广和传播。

(三)非营利性

非营利性包含两个方面,一方面指研究机构的宗旨并非为了赚钱、获利,另一方面指研究产出不会直接转化为财富。尽管几乎现在所有的智库都在宣称自己"非营利",实际上大部分智库均有不同的资金来源渠道。一旦研究成果被政府机构所采纳,或其研究人员成为政府官员,其潜在的、隐形的"利"可能比现实利益要大得多。

三、智库的发展历程

现代意义上的智库产生经历了相当长的发展历史,大致可以划分为三个阶段。

(一)早期发展阶段

从西方启蒙运动和工业革命开始至 20 世纪 40 年代中期第二次世界大战结束。英国被认为是智库最早的发祥地。1831 年,英国成立了"皇家联合研究所",最初研究方向为海战和军事理论。1884 年英国成立了费边社,以论证报告、研究方案和咨询建议为产品,为各类社会机构服务。在 20 世纪初,智库的发展还相当缓慢,智库数量寥寥无几。第一次世界大战之后,西方国家开始面临许多复杂的社会矛盾与问题,对政府内政管理和外交政策等方面的决策带来空前的挑战,传统意义上仅靠政府自身力量形成决策并说服公众变得越来越困难,西方国家政府开始向更为专业、系统的智库寻求帮助。1916 年,美国成立了专门的决策咨询、研究组织——政府研究所,即布鲁金斯学会前身。1920 年 7 月英国成立了英国国防事务研究所。进入 20 世纪 30~40 年代,为了满足各个政府战时策略需要以及政治与经济的发展需要,一些大型智库在这一阶段取得了较大发展,一些小型智库也开始涌现,美国的卡耐基国际和平基金会、CFR 等。法国于 1936 年成立了"外交政策研究中心",为政府外交政策的制定出谋划策。德国分别于 1914 年、1925 年成立了基尔世界经济研究所和德国经济研究所,至今在为德国经济的发展提供服务。

(二)实质发展阶段

从 20 世纪 40 年代中期至 80 年代末。由于第二次世界大战后各国经济均受到重创,恢复并促进经济的发展与维护社会的长期稳定成为各国政府关注的首要任务。20 世纪 50 年代,美国道格拉斯飞机公司的研究发展部独立为实体,成立了兰德公司,成为全球最有名的智库之一。进入 20 世纪 60 年代以后,世界各国以国内事务研究为导向的智库得到迅速发展。从 20 世纪 70 年代初期至 80 年代末。这一阶段美国智库的发展最为突出,政策研究机构的数量迅速增加,专业型智库开始出现,智库对公共政策进程的影响越来越大。20 世纪 70 年代之后,新科技革命和新技术的广泛运用使智库发展具备了应用现代方法、技术从事专业研究的更大可能。在这样的背景下,世界各国智库的发展如雨后春笋。它不仅囊括了各种交叉学科和边缘学科及其专家,专业分工的精细化和综合分析的系统化也有机地契合于一体,智库研究成果在政府决策中的作用越来越突出,政府委托性课题在智库研究中的比重也更为加大,同时,有关智库发展运行的法律制度也日渐健全,智库的行为与运作趋于制度化、规范化。

(三)深度发展阶段

从 20 世纪 90 年代至今。这一阶段是智库改革创新、力求实现新的突破的时期。伴随着全球化脚步的不断加快,各国之间形成了既存在竞争又存在合作的微妙局面,而谋求经济进步已经成为各国之间的共识,经济全球化极大地推动了国际间的全方位交流。智库作为各国政府智囊,随着与研究机构的联合,其研究视野与范围不断拓宽,逐步形成了面向国际事务、区域事务和国内事务的多层次智库体系,展现了强大的生命力。据统计,2013 年,全球智库数量为 6826 家。北美洲最多,共有 1984 家,欧洲有 1818 家,亚洲有 1201 家(排第三)。智库数量最多的国家是美国,有 1828 家;第二名是中国,有 425 家;第三名是英国,有 287 家。布鲁金斯学会、卡内基国际和平基金会、美国战略与国际研究中心、CFR、美国兰德公司等连续多年居国际排行前列。印度等"金砖国家"智库数量也在不断增加。

四、智库对全球健康治理发展的推动作用

全球健康治理朝什么方向发展、全球健康政策(global health policy)及全球健康战略(global health strategy)的制定,其核心思想基本来源于智库。智库对全球健康治理发展的推动作用主要具体表现在以下方面。

(一)参与政府在全球健康领域的决策

在全球健康领域,智库大都以承担政府委托的相关研究课题作为自己的业务重心,经常围绕本国政府所关注的全球健康问题提出自己的政策主张,定期或不定期推出有关具体政策问题的研究报告或书籍。对国家权力内层的影响是智库发挥决策影响力最直接同时也是最有效的方式。智库通过与决策机构建立各种正式与非正式的沟通渠道,把自己的政策方案及观点提供给政策决策者,并努力游说决策者采纳自己的政策主张,让自己的研究方案最终成为政策现实。

(二)追踪全球健康政策及反馈

一项全球健康政策在制定之后,其效果如何,是否需要进行修订或调整,往往需要一定的专业团队进行长期追踪评估,而智库作为专门机构,并且具有一定专业知识的政策经验力量,在政府政策与决策的持续发展中发挥着重要作用。通过对政策进行检查、评估和衡量,是否有效运转,是否符合政策制定规则,是否或如何影响或改变了政治体系所面临的政策问题,从中不断地寻找和发现所存在的问题,提出解决问题的方案,从而影响政府决策实施的持续时间和范围,改进政策的实施战略和程序,强化政府的施政能量,独立客观地并且更为广泛地对政策进行评价和鉴定。

(三)储备与周转全球健康人才

智库的核心是研究人员,而人才是决定智库生存与发展的最关键因素。智库的人才功能之一是培养未来的全球健康领域的意见领袖和决策者。例如美国智库十分重视高素质研究人员的培养,将"出人才"与"出成果"视为同等重要。二是网罗社会各个阶层的精英。三是人才交流功能,为学界与政界人才思想交流构建桥梁。四是在政府与智库之间进行人才周转。智库由此有"蓄水池"的功能,将各种与全球健康治理相关的人才储备起来,等待重用机会。

(四)传播和引导舆论

智库的专家学者大都是研究经济社会问题的精英人物,其关于全球健康治理的思想观点和研究成果对于社会舆论的形成与发展趋势具有重要影响。智库对社会舆论的推动和引导功能主要有以下三种方式:一是发行全球健康相关出版刊物,出版发行和传播出版物是智库扩大其社会影响力的主要方式;二是召开全球健康相关研讨会或举办相关培训活动,通过这些活动,在社会公众与专家、政府官员之间构建了一个面对面的沟通平台,达到交流思想及影响政府决策的目的;三是与媒体建立联系,智库学者们通过在电视、报纸以及网络等大众媒体中的频频亮相,引发公众对全球健康治理政策问题的关注,形成有利于其政策主张被决策者采纳的公众舆论。

第二节 美国智库与全球健康治理

近几十年来,智库是美国政党和各级政府的重要参谋力量,具有独特的敏感性,紧跟形势,对当今世界或美国国内的热点和难点开展研究,以便随时为决策部门提供咨询与政策建议,在美国内政外交政策

的制定过程中发挥着重要的作用,它以全面的分析研判、与政界广泛深入的联系以及在社会公众中的影响力,左右着美国政治、经济、社会、军事、外交、科技、教育、健康等方面的重大决策。

一、美国智库概述

(一)美国智库的分类

美国是国际上公共政策研究与咨询业最发达的国家,在全球六千多家智库中拥有两千多家,在智库十强国家中,比其他九国的总和还要多。美国智库不仅数量全球最多,类型也极为多样化。

1. 按起源分类 美国智库可分为由某些大富豪出资建立、由政府组织资助成立、由社会力量倡议集资组建、由离任总统或为纪念某个政治人物设立。

2. 按规模分类 美国智库可分为小、中、大型智库。小型智库的专职研究员一般在 10 人以内,一般没有能力从事广泛的外交政策研究,而将有限的经费投注某一专门领域,多依赖大学学者撰写报告,更注重通过出版学术刊物间接影响政府决策。中型智库的专职研究员人员规模大致在 10 ~ 100 人以内,这类智库对外政策具有一定影响力,长期看来影响决策能力逊色于大型智库。大型智库的研究员数量一般在 100 人以上,这类智库较之小、中型智库对政府外交政策起着更为重要的作用。

3. 按资金来源分类 美国智库可分为受政府资助型(合同型)和基于社会力量筹资型。政府资助型智库有的属美国国会拨款,有的通过与美国联邦政府签订研究合同作为其获得研究经费的主要来源;社会力量筹资型智库多数依赖公司、机构和个人捐款,其中部分智库还开始接受国外基金的捐款。

4. 按隶属关系分类 美国智库可分为独立的民间研究机构、依附于政府,接受政府或其所属部门的委托进行研究的机构、依附于大学的研究机构、党派隶属研究所等。

5. 按照职能性质分类 美国智库可分为学术型、政府合同型、政策鼓吹型。学术型智库为政府官员提供政策专业知识,他们提供一种氛围,鼓励学者开展社会、经济、政治、卫生问题调查,而不游说政府部门去执行他们的政治议程的智库。政府合同型智库通常与政府签订合约,以开展针对性研究和评估性研究为主要职能。政策鼓吹型智库强调推销主张、进行观念争辩甚于进行政策研究的智库,其成果多以政策简报和报道等简短、快捷的形式出现,而不重视出版书籍和著作。

6. 按政治倾向分类 美国智库还可分为自由派、保守派和中间派。自由派智库强调社会福利,提倡政府干预社会和经济事务,强调政府职能,支持温和、宽容的外交政策。保守派智库主张市场经济,反对政府管制经济,支持强硬的外交政策。中间派智库介于两者之间。但是,并非所有智库都有明显的观念倾向。

(二)美国智库的运作模式

1. 独立的机构治理 美国大多数智库都是不受国家控制的独立法人研究实体。这些智库无论是财团富豪出资建立,还是政府部门资助成立,抑或由社会名流倡议设立,在体制上都是独立的,不受政府或财团的直接控制。智库最高决策机构一般为理事会或董事会,理事和董事大多由大财团的经理、董事、律师、学者和社会知名人士等组成。人员招聘无信仰、肤色以及党派之分,研究经费和人力资源全都围绕课题进行配置,大部分在申请项目的时候就已经将课题申请人的工薪纳入经费预算。用人坚持效率至上,重视研究人员与辅助人员之间的合理配置,并建立了一整套严格的人员绩效评估制度和考核聘任制度,研究人员的晋升、续聘或解聘基于定期考核结果做出。

2. 决策交流机制 美国智库通过不同领域的专家学者的集体智慧为政府决策服务,为政治、经济、社会、军事、健康等方面的政策设计提出具有针对性的理论知识、思想模式和政策建议。有时针对某些特定的公共政策方面的问题,智库还会根据实际需要来吸收不同知识背景和意识形态的专家学者,邀请国外同行交流和探讨,使智库的运作范围超越了国家和地区的限制,促使其酝酿制定的政策思想和政策设计具有更为广阔的深度及视野,成为官方间磋商对话的补充和前奏,有利于消除决策者之间的分歧和误解。

3. 旋转门(revolving door)机制 智库与政府机构的人员交流互换是智库影响决策行之有效的途径。卸任的美国总统及政府官员可以到智库从事政策研究,新上任的总统也可以从智库挑选人才担任政府高级官员。通过旋转门的作用,美国的学界和政界、知识和权力都得到了有效的结合与充分的交流,保证了智库对美国政策产生相当大的影响力。智库的著名专家学者经常应邀到大学进行学术演讲或者开设课程,而大学教授也经常到智库参与学术会议,或者开展联合研究。

4. 筹资机制　资金的充足保障是智库生存和发展的基础。美国智库具有广泛的筹资渠道,如与政府签订委托研究合同、发行出版物、召开学术讨论会、提供培训、接受各类捐赠等。美国鼓励富人捐款并对捐款人的背景进行严格把关,智库的社会影响力越大,在获得捐助方面就越有利,而那些募集来的资金又通过一系列的研究工作和宣传活动进一步扩大了智库的社会影响力。政府对智库给予了很多优惠政策,智库不仅自身可以免交所得税和财产税,而且个人或公司对智库的捐赠也相应地可以从他们应纳税额中扣除。

5. 传播机制　智库通过承担政府委托的研究课题,直接向委托人提出自己的政策主张;定期出版刊物,发表专题研究报告和著作,广泛传播智库的研究成果,并就重大政策问题提出自己的政策思想和战略规划;举办高层论坛和演讲活动,为政策思想的交流提供相互展示的平台;就突发的重要性事件发表声明或评论,直接影响政府决策;出席国会听证会,展示智库政策主张;借助媒体宣传政策主张,影响社会舆论和决策环境;开展企业咨询,推销政策和管理理念并获得经费资助。

二、美国智库影响美国引领全球健康治理的方式

美国是全球唯一超级大国,其影响力延伸到全球各个领域。美国多年来一直通过政府卫生援助、国际组织、慈善机构、公私伙伴关系组织等多种方式引领全球健康治理。由于美国智库是"制定国家政策的中心协调机构"和"国家政策的核心",美国顶级智库均设有专门项目部开展与健康相关的各种活动和研究,在很大程度上影响美国全球健康战略的制定,主要通过以下几种方式。

(一)与政府如影随形

尽管美国智库标榜自由、独立,强调学术性和严谨的科学研究精神,不受政治力量的左右和影响,以凸显其干净、纯洁、独立的思考者身份,但与政府保持着盘根错节的关系。政府在资金、人力资源、信息等方面为智库机构提供了大量支持。从事全球健康研究的美国智库通常以影响政府决策为己任,热衷于输出全球健康政策思想,制造话题,通过各种方式向政府提供咨询或研究报告。美国政府作为买家在令人眼花缭乱、目不暇接的研究报告、成果里进行比较筛选,甚至出资订制某种全球健康政策的思想产品,使智库与他们默契配合。长期以来,这种心照不宣的合作,提升了美国引领全球健康治理的软实力。

(二)旋转门将思想转化为政策

美国智库与政府的密切关系,还体现在人力资源的相互支持与共享上,智库有着很重要的人才培养、储备和交流功能,它能直接输送全球健康政策方面的专家到政府部门供职,使他们由研究者变成决策者。某一相关领域的教授或研究人员可能从昔日的智库专家,转眼变身政府官员、驻外大使等重要决策者,于是其全球健康政策方面的研究成果或思想自然转化为具体政策。高官也能在瞬间变身普通的全球健康领域的研究人员或大学教授。智库通过这种人才的流动,巧妙地对政府的全球健康决策施加影响。

(三)舆论领袖,塑造话题

美国智库热衷于召开或举办各种与全球健康相关的研讨会、学术交流活动,为官员、专家学者、企业家、媒体和自由撰稿人提供交流的机会,也对公共舆论产生影响。智库对舆论的影响越大,对决策的影响就越大。这些研讨会积极调动专家意见,宣传支持其立场的实例、数据和民意调查结果。有的智库还建立了培训项目,帮助行政部门培训新上任的全球健康领域的官员,使之尽早顺利进入角色。智库活动有较大的开放性、专业性和权威性,常常有政府官员、意见领袖或著名学者参与;也注重时效性,紧跟当前国际国内形势和动向,全球健康领域一旦有重要事件发生,就有相应的研讨会。大量全球健康领域的著名专家学者是智库的领军人物,是美国领域全球健康治理话语权的源头活水。

(四)多管齐下,影响政府

1. 通过出版全球健康领域的书籍、专著和提交各种政策报告影响政府决策,将研究成果转化为生

产力　依仗自己的各路人马、专家的研究和分析,形成新的政策主张,再通过出版物、报告、各类交流活动、媒体宣传等方式,力图使这些主张获得公众的支持和决策者的认同。

2. 通过出席国会的听证会,直接输出思想,影响立法部门　每年针对不同的全球健康话题和事件,美国国会要举行各种各样的听证会,这时需要邀请有关领域的专家作证,向国会议员陈述有关看法和研究,提供建议。出于扩大影响、推销思想产品、代表背后的各种利益集团等种种目的,各智库均积极安排有关人员到国会委员会的听证会上作证。他们发表的著作文章也常被引用为支持某一立场观点的论据。

3. 积极为各方提供咨询,扩大其社会影响,并获得丰厚的资金支持　他们不仅仅满足于当独立的思考者、政府的军师,为美国的世界霸主地位充当排头兵,也极愿意作为各利益集团的军师出谋划策,为客户的利益而奔走呼号,成为美国国内各方力量博弈话语霸权的急先锋。社会各方也希望借助智库聪明的大脑、四通八达的渠道、深厚的人脉关系,解决问题,反映诉求,并通过深谙公共外交之道的智库,与政府、媒体之间保持畅通的联系,以营造于己有利的舆论环境。

三、案例分析:战略与国际研究中心

(一)战略与国际研究中心概况

战略与国际研究中心(Center for Strategic and International Studies,CSIS)成立于1962年,地处美国首都华盛顿,与石油财团关系密切,中心主要开展政治、经济及安全方面的全球政策研究和战略分析。在宾夕法尼亚大学开展的2013年全球智库排名报告中,CSIS在全球安全与国际事务领域智库中排名第一,在全球智库综合排名第四,被誉为美国最受尊重的华盛顿智库之一。CSIS一直致力于寻找方法使美国的卓越和繁荣成为使世界更加和谐美好的重要力量。该智库被美国新闻与世界报告评为中间派智库,对美国两党都很重要。

40年来,CSIS云集了大批国际关系学界泰斗和政坛精英。截至2014年8月,中心共有157名专业学者、理事及咨询顾问,并有269名外部顾问和专家团,奠定了自身在美国乃至世界战略与政策研究机构中的前沿地位。研究人员的观点跨越各个政治派系。他们经常邀请美国议会和执行分支的外交政策及公共服务领域的民主党、共和党政府官员及具有各种政治背景的其他国家官员,以发言人论坛的形式进行观点交流。曾特邀联合国秘书长潘基文(Ban Ki-moon)、美国国家安全顾问汤姆·多尼伦(Tom Donilon)等进行专家讨论。中心大部分捐助来自基金会和公司,少部分来自个人捐赠。由于CSIS研究的是国际安全与稳定以及建立国家长期战略等内容,而全球健康问题长期被美国视为影响美国国家安全的重要因素之一,CSIS加强了对美国参与全球健康治理的研究及对中国的研究,包括对新兴国家参与全球健康治理的研究。

(二)CSIS与全球健康治理

CSIS在比尔及梅琳达·盖茨基金的资助下成立了专门的全球健康政策研究中心,顾问委员会有9名公共卫生和外交政策精英成员,致力于确定中心的工作重点和不断变化的重要议程,作为引领角色参与中心的活动和宣传,与资深政策制定者保持积极持续的对话,对全球重大健康话题发表意见和评论,在政策制定者之间搭建开展全球健康活动的知识桥梁。CSIS具有8名专业从事全球健康研究的专家,研究美国开展全球健康的国家战略及政策,在对外政策与公共卫生的圈内人士之间建立沟通桥梁。该中心经常邀请国内国际知名要员开展全球健康政策领域的重要发言,并作为健康与发展领域新思想和新声音的论坛,与圈内人士开展互动,通过网站传播论坛视频和研究成果。截至2014年8月,该中心已发表上百部专家撰写的报告和书籍、时事通讯,以及关于当前全球健康重要话题的评论等出版物。研究项目的活动领域主要有食品、水与健康,全球健康外交,全球健康政策,HIV/AIDS等。具体如下:

1. 全球食品安全　由于农业日益成为国际事务中的一个重要领域,CSIS成立了一个项目组专门开展相关研究、分析与政策推荐,为有效改善全球食品安全状况提供政策建议。项目组围绕食品安全面临的挑战致力于提升相关对话水平,同时帮助开发政策方案及政治意志来予以应对,雇员来自美国及他国政府部门、国会、私人部门、学术界及非政府组织,通过强调以下几个方面来取得全球长期的食品安全:

①投入农业研究和开发来提升农业生产率(特别是发展中国家);②使私有部门有机会参与农业开发;③创建有利的贸易和投资环境来改善食品的全球可及性。

2. 全球健康外交(global health diplomacy)　CSIS 在全球健康外交领域的活动主要包括 CSIS 全球健康政策中心在中国、俄罗斯、南亚、非洲以及美洲开展的关于金砖四国(BRIC)和南非兴起的健康外交方面的全球健康活动、实务和战略。除了开展研究和及时传播分析结果,CSIS 在全球外交方面致力于促进他们与各个国家的相关机构之间发展伙伴关系来一起开展共同关注的研究项目、组织国际讨论、传播政策分析结果和推荐方案来鼓励各方对一直以来全球健康政策和合作的变化进行更深的理解。

3. 全球健康政策　为美国制定参与全球健康的国家战略,并在外交政策与公共健康圈子之间建立沟通桥梁,唤醒美国两党对全球健康的认识及其对美国国家安全的重要影响。CSIS 还开展了大量对华研究,如中美对非卫生援外的对比研究、中美在促进非洲全球健康项目中的责任研究、中美合作开展联合全球健康治理项目研究等。除此之外,CSIS 还开展了中国医疗体制改革关键问题研究,从支付制度和卫生技术评估的角度探讨中国医疗体制存在的问题。

4. HIV/AIDS　对美国主导的 HIV/AIDS 项目开展评估,研究 HIV/AIDS 如何对全球不同地区产生影响,研究如何增加美国的全球引领力来对抗 HIV/AIDS,对美国与南部非洲建立合作伙伴关系来共同对抗 HIV/AIDS 的未来进行预测,等等。

第三节　英国智库与全球健康治理

英国被认为是欧洲智库的创始国,经过两个多世纪的发展,英国的智库已经发展成了一个规模较大、行业发展较成熟的体系。活跃在英国政治舞台上的各类智库,或是制定出政策问题的分析框架,或是帮助政府向公众解释政策,或是对中长期社会重点问题提出"预警",提醒政府防止出现重大失误和偏差,都为政府提供了直接的政策建议和解决问题的方法,为英国引领全球健康治理做出了重要的贡献。

一、英国智库概述

(一)英国智库的分类

英国的智库很多,几乎没有一个智库能在公共政策和思想领域垄断,他们私下可能相熟,但也常公开辩论,从而在各种类型的智库间形成一定的竞争。

1. 按研究主题分类　英国智库可分为政治类、经济类、外交类智库,也可以分得更细,分为研究经济、社会政策、宪法等。例如,公共政策研究会(the Institute for Public Policy Research,IPPR)属政治类智库,海外发展研究所(Overseas Development Institute,ODI)、经济政策研究中心(Centre for Policy Studies,CPS)、改革研究所(REFORM)是经济类智库,而欧洲改革中心(Centre of European Refo,CER)属外交类智库。

2. 按隶属关系分类　英国智库可分为政府型、政党型、独立型智库等,例如,知名智库查塔姆学会(Chatham House)就是政府型的。一些智库虽然强调自身的独立性,但实际上主要支持者和服务对象是政府或某一党派,例如,ODI 主要支持者实际上是英国国际发展署,而 CPS 和 REFORM 实际上都是保守党的智库。独立型智库中还包括一些大学和企业智库,如伦敦政治学院的国际事务、外交与战略研究中心(the Centre for International Affairs,Diplomacy and Strategy,IDEAS),以及个人智库。

3. 按思想倾向性分类　英国智库可分为左翼倾向智库、右翼倾向智库和中立倾向智库。或者说智库的理念不同:有信奉马克思主义的,如费边社(the Fabian Society);有信奉自由主义的,如亚当斯密研究所(Adam Smith Institute,ASI)和 REFORM;还有成员中理念不尽相同的。正因为如此,这些智库及其成员间经常有思想冲突和碰撞,但也会因此产生思想火花和创意。

(二)英国智库的运作模式

1. 研究领域及质量管理　英国智库的研究领域非常广泛,包括国际事务、军事安全、能源与环境、科学技术、国家司法、教育、人口与老龄化、医疗健康与保健、儿童与青年、交通与基础设施、国家安全与公共安全、国际贫困与援助、反恐等。通常，新生智库会选择现有智库没有涉及的或不擅长的某一领域开展深入研究，以避免不必要的竞争。英国智库注重研究质量，在由外部专家对研究所的研究成果、开题项目书、会议纪要及文献进行严格审查后，研究所必须就评价意见提交一份详尽的解释说明并公之于众。所有研究成果均以影响政府决策为科研目标，甚至提出科研工作要"紧紧跟上国家的决策进程"。

2. 人力资源管理　研究人员既有来自在野党的政党领袖和官员、大学的教授、企业家，还有刚毕业的博士生、退休的公务员，甚至拾荒者。只要有想法、对问题有独到见解，无论是何种背景、何种身份和何种信仰的人，都有可能成为智库的研究人员。他们的专业背景"多且强"，可以对许多复杂多样的综合性课题进行富有成效的研究。英国智库与政府、大学、企业有着良好的人才流动关系，借此保持智库的新鲜活力。研究人员通常通过访谈或者邀请政府官员到智库作报告的方式与政府亲密接触。此外，也有很多研究人员被政府直接接纳任职。

3. 筹资机制　为了捍卫研究的独立性和公正性，研究项目委托方通常不能直接付费要求智库按照自己的意图出研究报告。智库的资金来源主要有政府资助、欧盟资助、企业(含慈善机构)和个人捐赠、信贷支持、研究委托五大渠道。此外，也会通过出版专著、收取会费、召开收费论坛或会议、提供有偿培训、咨询服务等方式来拓展更多的资金渠道。

4. 成果传播　英国智库充分利用大众传播媒体，就国内外发生的重大事件进行背景介绍、根源分析、点评、给出对策，以此吸引公众关注和引导舆论动向；组织各种各样的会议和讲座，要求政府官员和著名学者到智库演讲或参加讨论；为报纸、政治性杂志撰写文章、发表新闻预测并及时通告当前的发展事态。智库内部还专设外联部门进行媒体关系的维护。

二、英国智库影响英国引领全球健康治理的方式

长期以来，英国一直通过建立跨部门机制、通过国际卫生伙伴关系推动卫生系统发展，支持国际机构及其在低收入和中等收入国家的卫生项目等方式引领全球健康治理。传统上政党和政府通过传统媒体与公众沟通，但随着互联网的发展，传统媒体的传播质量下降，故而在英国政治体系中出现空当，需要智库这类机构来解决由此产生的问题。英国智库通过发挥多种功能，填补了这一政治空当，主要通过以下几种方式。

(一) 保持课题研究的独立性

独立型智库(指独立选题的智库)为了追求其观点的中立和独立性，会要求其研究资助者不能干涉其研究成果中的观点，一些独立型智库甚至明确规定每个资助者的最高资助金额，以防止课题研究成果明显偏向于课题资助者。在课题选题阶段，会听取议员、政府官员的意见，以提高研究的实效性和针对性。在课题研究阶段，会邀请外部专家参加，对国际问题方面的研究，会通过与国际组织合作来进行研究，以提升资源共享性并传播自己的理念。在课题评审阶段，邀请所外的同行专家担任课题评委，匿名反馈其意见，注重研究质量。在课题成果的发布阶段，常会邀请大众传媒(包括报纸、广播、电视、网络)，开小型发布会对其成果进行报道。

(二) 平时追踪与应急相结合

通过小组研究，研究所能对热点问题做出快速反应，保持在媒体和外界的声音和声望，为未来发展打下基础。通过组织各种主题的会议，邀请政客、某一主题的利益相关方(行业协会、企业家、工会、普通百姓等)、同行专家学者以及记者参加会议，以了解各方观点、形成自身的观点并尽量使自己将提出的方案能为各方接受，或是借此帮助政府去做些沟通和了解实情的工作。除了正式会议，智库的资深研究人员还会私下与官员、议员交换意见，智库内的研究人员也会频繁地进行讨论，以及在平日里通过与相关行业的业内人士保持联系、做些抽样或问卷或实地调查来收集情报。

(三) 改善国际发展环境

配合政府专注于国际发展与人道主义问题的研究，海外发展研究所(ODI)在广泛的领域开展工作以促使发展中国家增进最贫困人群的福利，如援助与公共开展中心项目，增长、贫困和不平等项目，社会

发展项目,社会保护项目,水资源政策项目等,来解决全球健康治理的外部环境问题。特别是它在 1963 年启动的资助计划,承担了非洲、加勒比海及太平洋等 40 多个低收入国家和地区聘请研究人员发生的费用,为发展中国家的政府培养了高水准的初级专业经济学家,为处在研究生阶段的经济学家提供在发展中国家的实际工作经验。

（四）影响政府的改革方案

配合政府的自由市场改革,亚当·斯密学会(ASI)在许多政策领域积极开展意义深远的自由市场解决方案的活动。它主张在医疗领域建立内部市场,在健康领域,提出附加税法规以使医院将附属服务外包。公共政策研究会(IPPR)则常年致力于公共服务领域的改革。IPPR 指出,公共服务正面临着一系列前所未有的挑战,伴随着社会需求和公共期望的持续上升,公共财政预算却在下降。如果英国要保持高质量的公共服务,就必须使这些服务更有效率,并具备创新性。

三、案例分析:查塔姆学会

（一）查塔姆学会概况

查塔姆学会(Chatham House)又名皇家国际事务研究所,1920 年在伦敦成立,是一家登记在册的非政府、非盈利性组织。查塔姆学会是一个独立的国际事务研究所,采取会员制组织方式。世界闻名的"查塔姆准则"即由该学会产生。2012 年在宾夕法尼亚大学的权威调查中连续第四年被评为非美国最佳智库,并被评为全球智库第二名。

（二）查塔姆学会与全球健康治理

查塔姆学会专设外联部门,建立"媒体每日报送"制度,将政策见解第一时间发给媒体。为了能给媒体和社会提供更多便利,只要登录学会网站,就能在网页上看到该学会定期更新的研究动态和活动信息,同时可以在网站上收看查塔姆学会的专家评论视频,收听查塔姆学会的活动音频信息。其对"全球健康治理"的影响主要体现在:

1. 促进 WHO 的改革　查塔姆学会认为,WHO 应为促进和维持全球健康安全提供战略技术援助,以及支持各国提供全球公共物品。在内部治理上,WHO 应设两名副总干事,分别负责技术和管理部门,而总干事只有一名,任期七年,不能连任。财务审查方面应关注如何将 WHO 的效益得到加强,如何提高其区域和国家办事处的附加值,并且降低行政和管理的成本。在地区办事处的设置上,要坚持单一性原则,避免与其他联合国组织的重复设置,并由区域成员国直接评估区域办事处的贡献,重点审查工作人员是如何适应东道国的需求从而将 WHO 的建议变为现实的。

2. 建立协调一致的全球卫生筹资框架　查塔姆学会认为,为建立协调一致的全球卫生筹资框架,第一,每个政府应至少花费 5% 的国内生产总值(gross domestic product,GDP)用于健康,并逐步迈向这个目标,从而确保至少 86 美元的人均政府卫生支出。第二,通过促进全球医疗保险,建立全民医疗体系来完善初级卫生保健、高级的专业医疗和公共卫生措施,从而确保每个人负担得起医疗服务。第三,全球公共健康产品(global public goods for health,GPGHs)的关键是卫生信息和监测系统,应为其提供充足的资金。第四,高收入国家应承诺提供的外部健康筹资要不少于本国 GDP 的 0.15%,大部分的中上收入国家应承诺遵照同样的贡献率向前发展。第五,应建立强有力的问责机制和责任、目标和战略的全球协议。

第四节　中国智库与全球健康治理

改革开放的 30 年是中国智库迅速发展的 30 年,智库的迅速发展一方面得益于我国哲学社会科学的发展和繁荣,另一方面也因为决策者重视相关研究机构在决策过程中所发挥的巨大作用,重视一些专家学者所提出的治国方略。目前,中国已经有各类智库 2000 多家,其中大多数是官方智库,它们是国家"软实力"和"话语权"的重要组成部分,对政策决策、国际合作、社会舆论与公共知识传播具有深刻影响。

一、中国智库概述

（一）中国智库的分类

上海社会科学院智库研究中心发布的《2013年中国智库报告》，按照组织特性、业务内容、价值取向和运作机制的智库筛选标准，将中国智库划分为四种类型。

1. 党政军智库　指通过立法或者行政组织条例组建的存在于党、政、军系列内部，为各级领导层提供决策服务的智库机构，多以党政机关和军队内部直属的决策咨询机构身份出现。其主要工作是通过内部渠道向领导人直接提供决策参考，在党和政府内部发挥决策"内脑"的职能。党政军智库在纵向上可以划分为中央和地方两个层面，中央层面的如发展与改革委员会宏观经济研究院、国务院发展研究中心、国家行政学院等，地方层面则大体上参照中央智库的模式，反映出中国行政体制的"条线"特点。在横向上可以分为发展研究中心、党校、干部学院、各部委办的附属（对口服务）研究机构以及军方智库等不同类别。

2. 社会科学院（简称社科院）　新中国成立之后，中国在仿照前苏联模式的基础上建立起一整套具有中国特色的哲学社会科学研究机构体系，并在政府政策决策中发挥着重要的智力支撑作用。在经费来源上，社科院是由财政全额拨款或资助方式建立、通过项目委托等形式开展相关研究的政府咨询机构。在隶属关系上，尽管得到政府的资助，但社科院又不直接隶属于政府，服务对象也不局限于政府机构，还可以服务于来自企业、行业协会、社会方面等的委托。

3. 高校智库　即隶属于大学的从事政策研究和决策咨询的组织，其经费主要来自校方的拨款和一些基金会、企业赞助或私人捐助，研究人员多为校内各个学科的学者以及从其他大学和研究机构聘用的研究员，服务对象和研究课题亦相当广泛。由于这类智库一般没有权利和校外的独立法人签订合同，财务上不能独立核算，因此它们不属于独立法人智库，必须依附于所属大学。中国基本每所高校都下设有专门从事应用课题研究的科研机构，其中比较有影响的有清华大学国情研究中心、北京大学中国经济研究中心等。

4. 民间智库　主要是由民间出资组织并且体现社会公众呼声或者对政策需求的公共政策研究机构，大多由企业、私人或民间团体创设，在组织上独立于其他任何机构，且自筹经费。它们的研究人员大多由专家、学者或者前政府官员组成，可以自由选择服务对象和研究课题，规模大者设有专职人员队伍，规模小者除一些专职管理人员外，主要是根据课题的需要邀请各方面的专家和学者参加研究，组织形式相对比较松散。民间智库的声音大多围绕社会的公平与正义，希望政府的各项制度安排能够更多地倾向于社会底层成员。

（二）中国智库的发展阶段

改革开放以来，中国智库的演化动力内生于改革进程、政策需求、媒体推动、国际合作与世界形势的变化以及智库组织形态与运行规则的改变，大致经历了五个发展阶段。

1. 智库体系初步建立（1977—1987年）：政府研究机构和社科院系统蓬勃发展　改革开放伊始，中央制定改革方案，需要大量的政策分析与研究人员承担"智囊团""思想库"和"顾问机构"的角色，为改革献计献策；与此同时，政策研究方法与思路也逐步开始有针对性地从国外引入。在此情况下，中国智库发展出现了第一波"活跃期"，使党政军智库得到前所未有的发展与扩张，主要表现为大量知识分子进入国家政策部门甚至中南海参与决策制定和咨询。在中央层面建立的重要智库机构有中国社会科学院、国务院发展研究中心和中国现代国际关系研究所等，地方层面则以上海社会科学院为代表。

2. 智库体系多元发展（1988—1993年）：民间智库逐步兴起　20世纪80年代下半期，在改革开放的影响下，中国的一部分知识分子，从国家机关和政策研究部门"走出来"，并"下海"组建了中国第一批民间智库。比如，北京四通社会发展研究所、北京社会经济科学研究所、深圳综合开发研究院（China Development Institute, CDI）、中国国际公共关系协会（China International Public Relations Association, CIPRA）的成立等。1991年11月1日，中国（海南）改革发展研究院成立，这是一家由政府和企业共同投资兴办，以转轨经济理论和政策研究为主，培训、咨询和会议产业并举的网络型、国际化、独立性改革研究机构。此后,零点研究咨询集团、天则经济研究所、安邦智库等的成立,标志着具有影响力的民间智库研究机构得到进一步发展。

3. 智库体系基本形成(1994—2002 年):大学智库开始起航 20 世纪 90 年代中后期,高校智库蓬勃兴起,彰显出中国智库体系多元时代的到来。1994 年 8 月,北京大学创立中国经济研究中心;1999 年,清华大学公共管理学院创办国情研究中心;2000 年 2 月,复旦大学重建中国经济研究中心,同年 10 月被批准为"教育部人文社科百所重点研究基地"之一,后改名为中国社会主义经济研究中心,为日后成为上海首批 13 家高校智库之一奠定了基础。

4. 智库体系转型发展(2003—2012 年):地方社科院明确定位智库建设 面对中国经济社会转型的巨大现实需求,地方社科院相继明确向智库转型发展,积极探索地方智库创建路径,尤其是通过管理体制创新和信息化手段,围绕地方经济社会发展过程中遇到的紧迫和重大现实问题,提供高质量的决策咨询服务,推进决策的科学化和民主化进程。同时,民间智库数量大幅增加,新型智库开始显现,专业性分工逐步加强。

5. 智库体系创新发展(2013 年至今):中国特色新型智库创新与发展 党的十八大以来,中国改革进入到以利益关系协调为重点的攻坚阶段。深化改革既需要"顶层设计",又需要民间智慧,智库以其汇聚不同专业化研究的协同创新能力,在影响决策、拓展公众思维及开阔眼界、提供多元化思想及研究成果等方面,愈发深刻地改变和影响到民众、企业、社会和国家的思想与决策。在此背景下,党的十八届三中全会明确提出,要加强中国特色新型智库建设,建立健全决策咨询制度。新一轮的智库发展由此形成。

二、中国智库影响中国引领全球健康治理的方式

随着我国经济社会发展的深入、人口结构(规模)和疾病谱的改变,以及国际卫生交流与合作形势的变化,政府健康治理能力需要不断提高,官方智库和智囊是其中的关键构成部分。已有的一些民间智库,由于其公信力受到质疑,影响力很有限。智库为中央、地方决策提供服务的方式主要有以下几种。

(一)参与文件的讨论和起草

各级党委政府的研究室、党校、社科院、社科联等机构承担着各级决策咨询任务,参与党委政府有关重要工作调研,这些智库的专家除了参与一些规划和报告的调研和起草之外,还接受各级领导的委托课题研究,即"点题"研究。这些课题都与当前卫生计生事业发展的重大决策密切相关,具有很强的应用性。这种研究对决策的影响带有宏观性、指导性,并不介入具体事务决策。

(二)通过内参输送观点

各研究机构一般都有自己的公开刊物和内部参考性刊物(简称"内参刊物"),其中公开刊物面向所有读者,而内参刊物一般专门为上级决策提供参考性研究报告和论点。如《医院领导决策参考》是专门面向医疗卫生界领导层的内参刊物,中央党校有直接送达中央有关领导的《思想理论内参》,国家行政学院有《咨询与研究》,各省级党校一般也有自己的《决策参阅》之类的刊物送达省委、省政府。这些内参刊物的观点可能涉及敏感问题,但更多涉及技术层面,为决策提供技术方案。

(三)举办学术会议和论坛

一般来说,各种智库每年都有各种各样的学术会议、研讨会,在这些研讨会上每人都能畅所欲言发表自己的言论,因而具有开放性。特别是一些重要论坛,如在社会保障 30 人论坛、中国卫生论坛上,经常有一些重量级领导与会。这样,论坛和研讨会就可能成为影响领导决策的重要途径和方式。

(四)通过媒体影响决策

当前有些智库参与决策是间接地通过在媒体上刊登文章,参与电视新闻访谈、网络访谈评论等方式对当前社会政治、经济、文化、军事、外交等热点问题展开深入讨论,亮明自己的观点,从而引起社会的广泛关注,进而影响政府决策。特别是对一些突发性公共卫生事件和应急决策,这种通过媒体影响决策的方式是十分有效的。

(五)参与决策者的重要会议和讲课

一些决策机构在决策前,经常召集一些学者专家参加有关座谈会,听取他们的意见。这种影响决策

方式也非常直接和重要,专家观点有可能被决策者所采纳。同时,一些重要专家学者还能有机会给决策者讲课,对一些重要现实问题进行讲解,阐述自己的观点,通过这种途径也能对决策产生重要影响。如中央政治局每隔一段时间邀请一些著名专家学者为政治局成员讲课。

三、案例分析:北京大学全球卫生研究中心

(一)北京大学全球卫生研究中心概况

北京大学全球卫生研究中心(Institute for Global Health,IGH),成立于2006年9月,是在全国人大常委会副委员长韩启德院士的亲切关怀和指导下,由北京大学和原卫生部(现国家卫生和计划生育委员会)国际合作司共同建设的全球卫生政策研究和咨询机构,主要研究具有全局性、战略性、前瞻性的全球卫生问题,为我国卫生国际合作与交流提供政策建议和咨询。

(二)IGH 与全球健康治理

IGH 自成立之初,便将南南卫生合作作为其研究的重要领域。2010年主导建立了"中国南南卫生合作研究联盟",并牵头组织召开了两次中非卫生合作国际研讨会,与日内瓦高等研究院联合主办了两届"全球卫生外交培训班"。2013年5月,第四届中非卫生合作国际研讨会在博茨瓦纳哈博罗内举行,会议通过的《哈博罗内公报》同意非洲联盟委员会联合区域经济共同体与IGH每年举办一次研讨会,从理论上探讨和指导当今的卫生外交活动。IGH对"全球健康治理"的影响主要体现在:

1. 扩展南南卫生合作 IGH认为,要改进外援模式,首先在于加强中非卫生合作过程中的沟通,需要考虑非洲多元化的特性,尤其是那些政局不太稳定,经济欠发达地区,更应该深入了解其卫生发展最需要的领域。其次需要采用可持续性、参与式的援助模式,加大培训力度,确保中国专家离开非洲项目后,方法仍能应用、设备仍能使用,药品仍能发挥作用,医护人员能在医疗队离开后继续提供服务。最后要关注项目评估,设定可评测的成果指标并对其进行监测,及时改善项目设计,确保提供外援的有效性。

2. 降低非洲的孕产妇死亡率 IGH认为,要降低非洲的孕产妇死亡率,需要注意的要素,首先是人才培养。因为卫生人才在预防、诊断、治疗、及时转诊及妊娠综合征和紧急情况的有效处理等不同阶段发挥着不同的作用。其次是服务网络。三级卫生网络的纵向业务关系确保了卫生机构间的专业指导、培训和监测,而卫生机构与各级政府的横向行政关系则带来了政府的监管力度。在这个网络中,要定期汇报和反馈,及时地根据新的情况和问题,采取措施加强或调整。第三是激励机制。对于情况特殊的地区,政府应允许灵活的途径、提供适当的激励政策、技术和财政支持,以解决实际问题。第四是轮换支援。为确保源源不断的卫生人才资源支援偏远或贫困地区,需建立相应的定期轮换支援服务机制。

(黎 浩 胡小璞)

💬 关键术语

智库(think tank)

全球健康治理(global health governance)

全球健康政策(global health policy)

全球健康战略(global health strategy)

旋转门(revolving door)

全球健康外交(global health diplomacy)

👁 思考题

1. 智库的概念及特点。

2. 美国智库的运作模式及参与全球健康治理的方式有哪些?

3. 英国智库的运作模式及参与全球健康治理的方式有哪些?

4. 英美智库发展对我国智库建设有哪些启示?

参 考 文 献

1. 北京大学全球卫生研究中心. 全球卫生时代中非卫生合作与国家形象. 北京:世界知识出版社,2012.

2. 戴慧. 英国智库考察报告. 中国发展观察,2014,(1):34-38.

3. 李建军,崔树义. 世界各国智库研究. 北京:人民出版社,2010.

4. 刘宁. 智库的历史演进、基本特征及走向. 重庆社会科学,2012,(3):103-109.

5. 阮宗泽. 美国智库如何影响决策. 当代世界,2014,(5):27-30.

6. 上海社会科学院智库研究中心. 2013 年中国智库报告. 上海:上海社会科学院出版社,2014.

7. 孙蔚. 中国智库的现状及其参与决策研究. 中州学刊,2011,(2):119-122.

8. 王佩亨,李国强. 海外智库——世界主要国家智库考察报告. 北京:中国财政经济出版社,2014.

9. 中国现代国际关系研究所. 美国思想库及其对华倾向. 北京:时事出版社,2003.

10. 赵可金. 美国智库运作机制及其对中国智库的借鉴. 当代世界,2014,(5):31-35.

11. Canfield S,Ross H,Gleason C,et al. The future of the U. S. - South Africa HIV/AIDS partnership. A report of the CSIS Global Health Policy Center,2013.

12. Feldbaum H. U. S. Global health and national security policy. A report of the CSIS Global Health Policy Center,2009.

13. Freeman III CW,Boynton XL. China's emerging global health and foreign aid engagement in Africa. A report of the CSIS Global Health Policy Center,2011.

第九章　国际法与全球健康治理

🌐 **学习目标**

通过本章的学习,你应该能够:

掌握　全球健康治理的跨国法律体系。

熟悉　世界卫生组织在全球健康治理中的地位与作用;国际法上的健康权及其主要内容;世界贸易组织法中的公共健康例外原则及相关条款;气候变化、环境污染对公共健康的影响及其国际法律规范。

了解　国际法在全球健康治理中的作用及其发展趋势。

全球化给公共健康带来前所未有的机遇与挑战,呼吁全球健康治理以保障全球人口的安全与健康。全球健康治理是解决全球公共健康问题的正确途径,它的核心是多层次上的多主体间的合作与协调。国际法是全球健康治理顺利运作的重要保障。首先体现为它为各主体参与全球健康治理提供了共识性的价值观,这是全球健康治理发挥作用的前提保证;其次它为主权国家、国际组织、国际非政府组织等参与全球健康治理提供了制度保障,这是全球健康治理发挥作用的基础。

第一节　概　　论

一、全球健康治理的跨国法律进程

从发展历程来看,美国著名学者 Lawrence O. Gostin 认为全球健康治理经历了三个阶段:第一阶段为 1851—1948 年的国家卫生治理阶段,即国际卫生合作的萌芽阶段;第二阶段为 1948 年—20 世纪 80 年代末的国际卫生治理阶段,即政府间国际组织(WHO)领导国际卫生合作的全盛时代;第三阶段为 20 世纪 90 年代初至今的全球健康治理阶段,即非政府间组织迅速崛起并全面参与全球健康治理的全球化时代。

在国家卫生治理时代,国内立法和卫生政策是其主要工具,国家治理也会签订一些区域性的国际卫生条约进行国际卫生合作;在国际卫生治理时代,国际卫生法(International Health Law)与国际卫生政治承诺是其主要工具;在全球健康治理时代,由跨国硬法与跨国软法组成的全球卫生法(Global Health Law)是其主要工具。综观全球健康治理的跨国法律进程,有学者认为经历了国际卫生条约—国际卫生法—全球卫生法三个阶段。

(一) 1851 年至 1948 年:国家卫生治理阶段的国际卫生会议与国际卫生协议

1851 年,第一次国际卫生会议在法国巴黎召开,会上讨论了预防霍乱、黄热病、鼠疫的蔓延,促进地中海沿岸商业贸易正常发展等问题,并且通过了世界上第一个地区性公约——《国际卫生公约》。第一次国际卫生会议的召开显示了主权国家对传染病治理的国际合作意愿,标志着传统国际传染病控制体制初步形成,因而被视为国际卫生治理的起点。随后,国际卫生大会定期召开,并通过了一系列《国际卫生公约》。

由于当时国际卫生会议的召开并不稳定,会议决议对各国缺乏约束力,于是法国政府又提出建立永久性国际卫生组织的倡议。1902 年,国际卫生局(the International Sanitary Bureau)在华盛顿成立。1923 年,国际卫生局更名为泛美卫生局(Pan American Sanitary Bureau)。1924 年 11 月,《泛美卫生条例》在古巴哈瓦那签署。《泛美卫生条例》历经数年后获所有 21 个成员国的核准。自此,泛美卫生局有了稳定的预算经费,泛美卫生局终于发展成为一个真正的国际组织。另外,在法国政府的倡议下,1907 年国际卫生公共局(the Office International d'Hygiène Publique,OIHP)在巴黎成立。该组织设有一个常设秘书处和一个由来自各成员国的高级公共卫生官员组成的委员会。最初有 12 个签约国,分别是比利时、英国、埃及、法国、巴西、意大利、荷兰、葡萄牙、俄国、西班牙、瑞士和美国。后来逐渐发展为近 60 个成员国,其中包括英属印度和其他非主权国家。1920 年国际联盟成立后,又在日内瓦设立了国际联盟卫生机构。三大国际卫生机构互不隶属,主要履行下列职责:收集和发布成员国卫生状况的信息;协调成员国之间的检疫标准;主持有关国际卫生条约的缔结、修订和实施;充当非正式的有关国际卫生争端的调停者。

自 1851 年第一个次国际卫生会议开始至 1948 年 WHO 成立之前,这一时期属于国际卫生法的萌芽时期。由于国家几乎是卫生治理的唯一主体,因而又被称为国家卫生治理阶段。这一阶段的主要特征包括:首先,卫生治理的唯一主体是国家,国际卫生组织刚刚开始出现,数量、规模和职能范围有限,而且主要局限于欧洲、美洲等西方发达国家,亚非地区的发展中国家很少参与;其次,国际卫生合作的主要形式是召开国际卫生会议和签署区域性的国际卫生协议,全球性的卫生协议基本没有出现,更为重要的是,这些国际卫生条约的约束力不强,常常被违反,也没有设立任何监督与惩罚机制;最后,国际卫生条约的核心内容集中在协调各国的检验检疫制度以减少国际贸易的障碍,重点是防控鼠疫、黄热病、霍乱等烈性传染病。

(二) 1948 年至 20 世纪 80 年代末:国际卫生治理阶段的世界卫生组织与国际卫生法

第二次世界大战以后,作为主战场的欧洲损失巨大,不论是国际公共卫生办公室还是国际联盟内的专门卫生组织,都无法继续承担国际卫生重任。1945 年联合国成立后,建立国际卫生机构被提上议事日程。经联合国经社理事会决定,64 个国家的代表于 1946 年 7 月召开国际卫生会议,并签署了《世界卫生组织组织法》。1948 年 4 月该组织法经 26 个国家批准而生效,世界卫生组织(World Health Organization,WHO)正式成立,国际公共卫生办公室和国际联盟内的专门卫生组织合并入这一新的组织,其职能被取代。泛美卫生组织则与 WHO 签署合并协议,成为 WHO 的美洲地区办公室。WHO 的成立结束了战前多个与卫生相关的国际组织并存的局面,公共卫生国际合作开始出现统一的趋势。

《世界卫生组织宪章》第一条指出,"WHO 的目的是使全世界人民获得可能达到的最高的健康水平。"《世界卫生组织宪章》第二条,明确了 WHO 在卫生领域享有十分广泛的职权。根据《世界卫生组织宪章》的规定,WHO 在全球公共卫生中肩负关键使命,其触角可触及广泛的公共卫生领域,而不仅仅是狭义的医疗保健。尤其是《世界卫生组织宪章》不仅规定了它在制定国际卫生规则上的职责,还嵌入了对人权、贸易与环境的关注。

自成立 60 多年以来,WHO 在控制传染病、制定药物标准、安全饮用水和环境卫生、协助成员方建立卫生体系、消灭天花、扩大免疫规划,推动人人享有卫生保健战略实施以及提高人类生活质量等方面,都取得了很大的成就,逐步形成了以《世界卫生组织宪章》和《国际卫生条例(1969)》为核心的国际卫生法律体系。

在这一阶段,WHO 始终处于国际卫生治理的和核心地位,属于政府间国家组织领导国际卫生治理的鼎盛时代。WHO 成为当仁不让的国际卫生领导者与协调者,卫生治理的主体主要包括国际组织与国家。国际卫生治理的重点内容依然主要是传染病的防控,但传染病的种类和范围大大增加了,而且扩展到非传染病、职业病、地方病等的防控。国际卫生治理的工具包括《世界卫生组织宪章》和《国际卫生条例(1969)》等国际条约,也包括以 WHO 为主的政府间国际组织和非政府组织通过的旨在保障和促进全球人口的健康的宣言、建议、指南、行动计划等国际软法。

(三) 20 世纪 90 年代至今:全球健康治理阶段的全球卫生法

自 20 世纪 90 年代以来,经济全球化日益向社会、文化、法律、政治等领域的不断扩展。全球化对人类健康的影响是全方位的,既有积极的一方面,也有消极的一方面。积极方面表现为:全球化促进了全球贸易增加和经济繁荣,这为改善人类健康奠定了良好的物质基础;全球化加速了技术进步与信息交流,这为全球疾病的监测、预警和防控提供了便利的技术支持;全球化促进了各国文化和生活方式的交流与融合,这使得在全球范围内传播积极的健康观和倡导健康的生活方式具备了现实的可能性。消极方面表现为:全球化带来的货物与人员高速、频繁流动,便利了病原生物体及有害物质的跨国界快速传播;全球化加剧了国家之间和国家内部的贫富悬殊,使得全球健康不平等的状况日益严重;全球化催生并加剧了大量全球性突发公共卫生危机事件(如局部冲突、恐怖主义等),对各国卫生系统的应急机制带来挑战。

全球化的深化发展打破了甲国卫生与乙国卫生之间、卫生部门与非卫生部门之间的界限,使得人群健康问题的性质发生了根本性的转变,从一个纯粹的国内问题变成了一个全球性问题。各国的卫生政策制定者越来越深刻地认识到,一国国内公共卫生问题的解决和国民健康水平的提高不仅需要本国政府各部门之间的团结合作,也需要各国政府间的团结合作;不仅需要政府、政府部门等公共部门的团结合作,也需要非政府组织、跨国公司、虚拟网络平台、文化传媒等私人机构的广泛参与。在全球化背景下,必须充分调动全球各种力量及其资源,推动多层次、多渠道、多维度的全球合作机制,对全球健康问题进行全球治理。这就是所谓的全球健康治理。全球健康治理是在不同层次(全球、国际、区域)通过不同形式的机构和行为体之间的互动关系,集体解决健康问题的机制。与国际卫生治理相比,全球健康治理更强调治理主体的多元化(尤其强调非政府组织的共同参与)、治理内容的全面化(不仅包括传染病、非传染病、职业病、地方病等疾病的预防与控制,还包括广泛的健康决定因素,如生活环境、遗传因素、行为方式和卫生体系,以及政治制度和文化等)、治理手段的多样化(立法、行政、激励、劝导等)、治理工具多元化(硬法与软法并重)、治理价值基础的普世化(全人类的安全与健康、全球健康平等)等特征。

全球健康治理阶段具备以下两个重要特征。一是随着比尔及梅琳达·盖茨基金会、全球基金、全球疫苗免疫联盟等全球健康行为体的迅速崛起,越来越多的私人机构、公私合营机构在全球健康领域发挥重要作用。二是全球健康的治理手段和治理工具日益多元化,形成了硬法(卫生立法)与软法(政治承诺、业务指南、行业标准等)并重的趋势,蓬勃发展的全球健康治理实践大大推动了国际卫生法的体系不断扩展,日益向全球卫生法转变。

在国际法领域,国际卫生法的内容与体系日益向国际人权法、国际环境法和国际贸易法渗透。首先,随着人权意识在全球范围内的普遍觉醒,众多的国际人权条约不再专注于选举权、被选举权等政治权利,而开始关注健康权、平等权、教育权、社会保障权等经济、社会与文化权利,从而发展出国际人权法(包括健康权)分支。其次,随着工业化的全球进程加快,气候变化与环境污染问题成为全球性难题,给人类健康带来不利影响。20世纪90年代以来,全球范围内环保运动风起云涌,涌现了大量环境保护国际条约、宣言、议定书等,形成了一个独立的新兴国际法部门——国际环境法分支。再次,经济全球化促进了全球统一市场的形成。随着自由贸易与公共健康的矛盾在全球范围内愈演愈烈,WTO 法律体系发展出一套以 GATT 一般例外条款、TBT 协议、SPS 协议、TRIPS 为核心的国际贸易规则,处理国际贸易与公共健康、知识产权与公共健康之间的矛盾,这就是以 WTO 为主的国际贸易法分支。

在政治领域,健康问题开始进入联合国相关机构议程的主流。2000 年联合国首脑会议上,千年发展目标的通过开启了改善世界最贫穷人口生活与健康状况的全球运动。这是一份为期 15 年的、雄心勃勃的、描绘未来和谐世界的雄伟蓝图。从此,健康问题进入人类发展议程的中心话题,卫生领域的政治协商与全球合作越来越频繁。卫生领域的政治协商与全球合作进一步促使了新的国际文书的诞生,目的是减少跨越国境的健康威胁。2003 年《控烟框架公约》的顺利通过和 2005 年《国际卫生条例(2005)》更新并取代《国际卫生条例(1969)》,这是全球健康治理阶段国际卫生组织所取得的两大标志性成果。此外,还通过了关于共享流感病毒以及获得疫苗和其他利益的《大流行性流感防范框架》,旨在双边、国家、区域和全球层面应对卫生人员移徙和加强卫生系统挑战的《世界卫生组织全球卫生人员国际招聘行为守则》,载有全球、区域以及特别是次区域层面的《控制青蒿素耐药性全球计划》,以及在非传染性疾病预防控制方面建议的自愿目标和指标。上述国际文书、国际倡议的达成与实施,标志着公共卫生的治理正在由国际卫生治理转向全球卫生治理,也标志着以跨国硬法和跨国软法并重的全球卫生法的形成。

二、全球健康治理的国际法律体系

全球治理突破了单一的国家权威主义,构建了一个由国家、国际组织、非政府组织、私人机构等国家与非国家行为体组成的全新治理模式。全球治理的规则体系由纯粹依靠法律约束力的"硬法之治",转向"硬法"与"软法"并重,以多种形式来适应与推动全球治理往深度方向迈进。目前,全球健康治理的国际法律体系既包括具有法律约束力的国际条约、国际协定等硬法,也包括不具有法律约束力但具有实效影响力的国际组织决议、宣言、指南、行动计划等软法,内容囊括了传染病和非传染病控制、食品安全、职业安全、健康权、平等权、国际贸易与公共健康、知识产权与公共健康、气候变化与公共健康、环境污染与公共健康、生物安全与公共健康等众多领域,形成四大方面的国际法律体系,它们分别是国际卫生法、国际人权法、世界贸易组织法和国际环境法。

(一)国际卫生法

传统的国际卫生法是指调整国家、国际组织之间在协调公共卫生活动中所产生的各种关系的有约束力的原则、规则和规章、制度的总称。最初起源于协调欧洲检疫制度的国际卫生会议通过的国际卫生条约。第二次世界大战结束初期,国际卫生法主要指普遍适用于战时受难者权利保护的日内瓦四公约。WHO 成立后,国际卫生法突破了战时的受难者权利保护,跨越到和平时期安全指导人类健康的多个领域,内容涉及传染病和非传染病控制、食品安全、药品安全、职业安全、妇幼保健、老年人健康、患者安全、生物安全、精神卫生、传统医学、环境保护等。自 20 世纪 90 年代以后,在全球化的背景下,国际卫生法开始向全球卫生法发展,不仅主体突破了国家与政府间国际组织的限制,内容也日益丰富。目前,全球卫生法主要由以《国际卫生条例》《烟草控制框架公约》为首的国际卫生条约和以联合国大会决议、世界卫生大会决议为首的跨国软法组成。

(二)国际人权法

国际人权法是国际法中与保护人权和基本自由相关的各种原则、规则和制度的总和。健康问题进入人权领域,起源于 19 世纪的公共卫生运动和自 19 世纪末以来对经济社会和文化权利的逐步承认。自联合国成立以来,国际社会通过了一系列国际性和专门性的人权条约,对健康权以及与健康有关的人权,包括获得食物、住房、工作、教育和人的尊严的权利,以及生命权、不受歧视的权利、平等、禁止使用酷刑、隐私权、获得信息的权利等作出了规定。除条约规定之外,联合国经济、社会和文化权利委员会还对健康权作出了全面的诠释。2003 年,联合国发展集团就以人权为基础的方法促进发展合作发表了共识声明,提出所有的规划、政策和技术援助应推动人权的实现,应以人权原则和标准指导各个领域的工作,世界卫生组织据此制定了中期战略计划(2008—2013)和国家合作战略。

(三)世界贸易组织法

第二次世界大战之后,美国等 23 个国家于 1947 年 10 月在日内瓦缔结了《关税及贸易总协定》(General Agreement on Tariffs and Trade,GATT)。1986 年 9 月,GATT 成员国的贸易部长启动了乌拉圭回合贸易谈判,并于 1994 年 4 月 15 日在摩洛哥正式签署了《乌拉圭回合多边贸易谈判最后文件》,成立了世界贸易组织(WTO)。WTO 所构建的自由贸易法律体系主要由《建立世界贸易组织的马拉喀什协定》《多边货物贸易协定》《服务贸易总协定》以及《与贸易有关的知识产权协定》等组成。这些协定中均规定了公共健康例外条款,目的在于在保护人类的生命或健康与消除贸易保护主义,促进自由贸易之间达成平衡。除上述协定之外,WTO 机构通过的法令以及 WTO 的司法判决也有诸多涉及公共健康例外条款解释和适用的内容。

(四)国际环境法

国际环境法(International Environment Law)是指调整国际法主体在利用、保护和改善自然环境与自然资源中所形成的各种法系的法律规范的总称。国际环境法是当代国际法中的一个新领域,由各国为了保护自然环境而缔结的一系列国际条约和国际会议决议、国际组织文件等。1972 年斯德哥尔摩人类环境会议是国际环境法诞生的标志。目前,国际环境法已经发展成为一个独立的国际法部门,内容包括土壤和森林保护、海洋环境保护、大气保护、废弃物的处置、海洋生物和野生动植物的保护等诸方面。

尤其值得注意的是,在国际环境法体系中,有关环境保护的国际会议(如斯德哥尔摩大会、里约热内卢环境与发展大会以及联合国环境规划署组织的会议)和国际组织(尤其是联合国组织)的宣言、决议、建议等国际软法对国际环境法的发展具有重要意义。另外,非政府间环保组织就自然环境某些部分的保护而通过的许多具体纲领和决议,对国际环境法体系的完善起着推动作用,极大地增加了国际环境软法的数量、丰富了其内容。

第二节　世界卫生组织与国际卫生法

世界卫生组织(WHO)是联合国系统内卫生问题的指导和协调机构,具有指导协调国际卫生工作、制定相关国际规则的职能。它不仅通过行使组织法赋予其的立法功能制定具有法律约束力的硬法,还通过协调、指导等职能发布各种不具法律约束力的宣言、声明、行动计划、建议、指南、标准等不具有法律约束力的软法,形成并发展了国际卫生法分支。

除了 WHO 之外,世界粮农组织(the Food and Agriculture Organization,FAO)、国际劳工组织(International Labour Organization,ILO)、联合国麻醉药品委员会(Commission on Narcotic Drugs,CND)等国际组织发布宣言、指南、战略和建议,缔结国际公约,丰富了国际卫生法的内容。

一、国际卫生法及其发展趋势

传统的国际卫生法是指调整国家、国际组织之间在协调公共卫生活动中所产生的各种关系的有约束力的原则、规则和规章、制度的总称。在全球化日益深化发展的背景之下,传统国际法正向全球卫生法(Global Health Law)转变。自 20 世纪 90 年代以来,越来越多的主体参与到全球健康事务中来。从世界卫生组织到世界银行、世界贸易组织、世界粮农组织、联合国儿童基金会、联合国人口基金会、联合国联合艾滋病规划署等政府间国际组织,从全球基金、全球疫苗免疫联盟等公私合营机构到比尔与梅琳达·盖茨基金会、克林顿基金会等私人慈善机构,从跨国公司到市民社会,越来越多的主体对全球健康问题日益关注,越来越多的宣言、议程、建议、指南、建议、行动计划等不具有法律约束力的跨国软法被颁布并在全球健康领域发挥实际作用。它们向艾滋病、SARS、疟疾、肺结核等新发或旧发传染病宣战,向心血管疾病、癌症、慢性呼吸道疾病和糖尿病等非传染病宣战,向缺少运动以及烟草、酒精、毒品滥用等不良生活方式宣战。这些跨国软法与日益增多的国际卫生公约共同组成了全球卫生法。

与传统的国际卫生法相比,全球卫生法具有如下特征:①主体不同。前者的主体主要是国家与政府间国际组织,后者的主体还包括非政府组织、跨国公司、公私合营行为体、社区、家庭及市民社会等。②理念基础不同。传统的国际卫生法传承的是以国家为中心的传统途径,强调国家与国家之间处理公共卫生问题的规则;全球卫生法却是建立在把整个世界看作是一个大社区而非民族国家集合的基础之上。也就是说,全球卫生法是真正意义上把公共卫生问题当作是一个全球问题看待,并在全球层面上寻求合作,以实现全球公共健康的目标。③法律渊源不同。全球卫生法是一个开放的法律体系,它超越了传统国际卫生法的正式渊源,不仅包括全球卫生治理的正式制度,如国际卫生条约,而且包括全球卫生治理的非正式安排,如宣言、指南、劝告性意见等软法。④法律结构不同。传统国际卫生法的结构,主要是规范国家卫生治理的共存法。它强调公共卫生事务属于国内事项,奉行互不干涉原则,而只在有限的范围内进行国际卫生合作。而全球卫生法的结构,主要是规范全球卫生治理的合作法。它更强调公共卫生事务的全球化特征,主张多元主体通过多样化的全球卫生合作来提高全人类的健康水平和促进全球健康的公平与正义。⑤价值取向不同。传统的国际卫生法的核心价值在于国家主权与国家利益,而全球卫生法建立在全人类的共同利益与社会正义的道德基础之上,即全球卫生正义要求卫生资源公平地分配给全球最贫穷与健康水平最低的人口,在满足全人类基本生存需要的前提下,尽可能提高全人类的健康水平。

二、国际卫生法的基本原则

国际卫生法的基本原则可上溯到《联合国宪章》《世界卫生组织宪章》《世界人权宣言》《公民权利

和政治权利的国际公约》与《经济、社会和文化权利的国际条约》等国际法律文件和《阿拉木图宣言》、"千年发展目标"以及"2015 后可持续发展议程"等国际政治承诺。

1. "人人享有尽可能高的健康水准"原则　1946 年《世界卫生组织宪章》将全人类获得最高可能的健康标准确定为该组织及其会员国的最终目标，并指出"健康不仅指没有疾病或残弱，而是指身体、精神与社会适应性的圆满状态"。1977 年世界卫生大会，WHO 将"人人享有最高水准的健康"这一基本权利表达为"人人享有卫生保健"。1978 年《阿拉木图宣言》重申健康是一项基本人权，政府为其人民的健康负有责任，达到尽可能高的健康水平是世界范围的一项最重要的社会性目标，并明确提出了"2000 年人人享有卫生保健"的口号。《阿拉木图宣言》还指出，推行初级卫生保健（Primary Health Care，PHC）是实现"2000 年人人享有卫生保健"战略目标的关键和基本途径。1998 年 WHO 召开第 51 届世界卫生大会，对 WHO 的工作进行了总结，肯定了过去 50 多年工作的显著成就，也认识到 21 世纪世界卫生的形势不容乐观。大会通过了"21 世纪人人享有卫生保健"的总目标与具体目标，并再次确认"人人享有卫生保健"的目标需要通过初级卫生保健来实施。

1945 年《联合国宪章》第一条第三款规定，"促成国际合作，以解决国际间属于经济、社会、文化及人类福利性质之国际问题，且不分种族、性别、语言或宗教，增进并激励对于全体人类之人权及基本自由之尊重。"即规定了联合国的宗旨之一是在包括公共卫生在内的各个领域促进国际合作，解决国际问题，且强调了平等权问题。1946 年《世界卫生组织宪章》宣言也指出，"全世界人民的健康是谋求世界和平与安全的基础，它的实现有赖于个人与国家的充分合作。"1948 年《世界人权宣言》宣言强调"通过国家的和国际的渐进措施，使这些权利和自由在各会员国本身人民及在其管辖下领土的人民中得到普遍和有效的承认和遵行"。1966 年《经济、社会和文化权利的国际条约》第二条规定，"每一缔约国家承担尽最大能力个别采取步骤或经由国际援助和合作，特别是经济和技术方面的援助和合作，采取步骤，以便用一切适当方法，尤其包括用立法方法，逐渐达到本公约中所承认的权利的充分实现"，这些权利中就包括人人享有健康的权利

2. 保护健康权原则（参见本章第三节）。

3. 预防原则　预防原则不仅是医学和卫生法的基本原则，也是国际卫生法的基本原则。无论是传染病、非传染病、职业病或地方病的防控，还是食品安全、药物安全还是患者安全保障，或是环境保护，预防为主是关键。预防为主是保护健康、促进健康的根本原则。预防原则不仅是人类经验的结晶，也是被国家卫生治理、国际卫生治理乃至全球卫生治理等实践证明的人类社会最有效的应对疾病和促进健康的根本法则。

三、国际卫生法的法律渊源

国际卫生法渊源，是指国际卫生法的具体表现形式。除国际条约、国际协定和极少数的国际卫生习惯法（如预防原则）等正式渊源之外，国际卫生法还包括政府间、非政府间国际组织发布的有关保障和促进人类健康的决议、宣言、建议、意见、劝导及指南等大量软法。

1. 国际卫生公约和国际卫生条例　国际卫生条约是国家之间、国家与国际组织之间或国际组织之间缔结的为确定它们之间维护人体健康的权利义务关系而达成的协议，其名称各异，如条约、协定、公约、议定书。国际条约对所有参加该条约的成员国具有法律约束力，是国际卫生法最重要的渊源。按缔结主体的个数不同，可分为双边条约和多边条约。多边条约因其多边性而更具影响力和权威性，如《麻醉品单一公约》（1961）、《联合国禁止非法贩运麻醉药品和精神药物公约》（1988）、《世界卫生组织控烟框架公约》（2003）、《国际卫生条例（2005）》等。

2. 国际组织和国际会议的决议　国际组织决议是指国际组织和在其职权范围内作出的涉及国际卫生关系的决定或决议，包括采取"宣言"形式的决议。联合国作为重要的世界性国际政治组织，它的主要机关——联合国大会的决议，不仅在国际政治上有重大影响，而且在国际法上也有重要意义。联合国大会的决议"反映了各国政府的意愿"，是世界舆论的积累和集中表达，有很大的政治影响力。历史上，联合国大会曾通过多项决议关注全球健康问题。WHO 长期作为国际卫生事务的领导者与协调者，

其最高权力机关——世界卫生大会通过了大量有关全球卫生事务的决议。这些决议内容丰富,对各国卫生部门具有强大的号召力与执行力,对国际卫生法尤其具有特别重要的意义。它们不仅是国际卫生法不可分割的重要组成部分,也是最终促成具有法律约束力的国际卫生条约诞生和促进国际卫生共识形成的基石。

一些有明确主题的国际会议也会通过有关决议,一般是建议性质,没有法律拘束力,不构成法律规范,如《儿童生存、保护和发展世界宣言》《阿拉木图宣言》《国际人口与发展大会行动纲领》等。这些决议虽然是原则性的规定,有待具体化,但仍是不可忽视的国际卫生法非正式渊源。

四、世界卫生组织"硬法"规范

自 1948 年至今,WHO 仅一次利用第 19 条规定的立法权威,即制定并通过《烟草控制框架公约》;仅两次依第 21 条通过条例,即《国际疾病分类法》与专门关于传染病国际控制的《国际卫生条例》。迄今为止,WHO 具有法律拘束力的"硬法"只有上述三项。鉴于《国际卫生条例(2005)》和 2003 年《烟草控制框架公约》在国际卫生法律体系中的重要作用,下面分别做重点介绍。

1.《国际卫生条例(2005)》 《国际卫生条例(2005)》的前身是 1969 年的《国际卫生条例》。在相当长的一段时间里,《国际卫生条例(1969)》是国际卫生领域内的唯一国际法律规范。20 世纪 90 年代以来,随着全球化带来的商品、人员在全球范围内频繁流动,艾滋病、埃博拉病毒、SARS、禽流感、H1N1 等新发传染病先后引发一轮又一轮全球卫生危机。面对新发传染病的威胁,国际社会修改《国际卫生条例(1969)》的呼声越来越高。2005 年 5 月 23 日,第 58 届世界卫生大会审议通过了对旧条例的修订,修订后的条例定名为《国际卫生条例(2005)》,并于 2007 年 6 月 15 日起生效。根据《世界卫生组织宪章》,WHO 所有的 193 个会员国自动受该条例的约束,除非在限定期限内(即 2006 年 12 月 15 日前)肯定地宣布退出。到目前为止,没有会员国完全退出,只有极少数国家提出了保留。

《国际卫生条例(2005)》确立了新的国际卫生规则,是国际卫生法发展的一个重大进步。新条例的目的是"以针对公共卫生风险,同时又避免对国际交通和贸易造成不必要干扰的适当方式,预防、抵御和控制疾病的国际传播,并提供公共卫生应对措施",这有助于保护全球所有国家免受疾病国际传播之害。为保持其相关性和实用性,新条例不仅适用于各种新发传染病,也可以适用于其他突发公共卫生事件,例如化学品溢流、泄漏和倾倒或核熔化等。

新条例最重要的一个成就是建立了公共卫生突发事件的全球监测体系,该监测体系在原有成就的基础上取得了重大进展。以 WHO 在全球疾病监测、预警和应对方面的独特经验为基础,新条例规定了各成员国向 WHO 报告公共卫生事件的权利和义务,同时对 WHO 在维护全球公共卫生安全工作中必须遵循的一系列程序也进行了规定。当然,有效地实施新条例的监测目标需要克服技术、资源、管理、法律和政治等方面的阻碍。尽管新条例制定了一些可以直接克服这些阻碍的规定,但仍需 WHO 及其成员国采取积极的行动来加强国家和全球的监测能力。

新条例还更新和修订了许多技术职能及其他管制职能,包括适用于国际旅行和运输的证书以及国际港口、机场和陆路口岸的要求。新条例还要求各国加强其公共卫生监测和应对现有卫生威胁的能力建设。

2.《烟草控制框架公约》 烟草在全球盛行了 200 多年。直到 20 世纪,人类才开始认识到烟草对人类的危害。全球范围内已有大量的流行病学研究证实,吸烟、被动吸烟是导致多种疾病的危险因素。目前全球约有 11 亿烟民,每年因吸烟而死亡者高达 500 多万。到 2030 年,由于烟草使用导致的年死亡人数将超过 800 万,且四分之三将集中在发展中国家。因此,烟草控制不仅是一项公共卫生应该优先考虑的问题,而且也是一个重大的发展问题。

WHO 及其成员国认识到烟草的广泛流行是一个对公众健康具有严重危害的全球性问题,早在 1996 年开始其就呼吁所有国家就有效、适宜和综合的国际应对措施开展尽可能广泛的国际合作。2003 年 5 月 21 日,在瑞士日内瓦召开的第 56 届世界卫生大会上,WHO 的 192 个成员国一致通过了旨在限制全球烟草和烟草制品的《烟草控制框架公约》(WHO Framework Convention on Tobacco Control, FCTC)。

2005 年 2 月 28 日,公约正式生效。目前世界卫生组织的 193 个成员中已有 168 个成员国签署了该公约。

《烟草控制框架公约》是 WHO 第一次行使《世界卫生组织宪章》第 19 条关于"世界卫生大会有权通过有关本组织职权范围内的任何公约或协定"的权力而制定的第一个国际卫生公约;是针对烟草控制的第一个多边协议;也是联合国历史上第一个最快被核准生效的国际条约。该公约的签署与生效代表着国际卫生法发展到了一个重要的分水岭。公约重申所有人民享有最高健康水平的权利。与以往的药物控制条约不同的是,《烟草控制框架公约》坚持减少需求战略和供应问题的重要性。公约的主要目标是提供一个由各缔约方在国家、区域和全球各级实施烟草控制措施的框架,以便使烟草使用和接触"二手烟"频率大幅度下降,从而保护当代和后代人免受烟草对健康、社会、环境和经济造成的破坏性影响。公约对缔约方及核准、加入公约的成员方提出了一系列必须遵守的目标与原则,具体内容包括对烟草及其制品的成分、包装、广告、促销、赞助、价格和税收等问题均作出了明确规定。此外,缔约方会议(《烟草控制框架公约》的管理机构)还根据公约的若干条款发布了一些非约束性的具体指导原则。迄今为止,缔约方会议已发布以下指导原则:公共场所吸烟禁令、限制烟草行业参与烟草政策和监管法规的制定。

五、世界卫生组织"软法"规范

软法概念出自西方,与硬法相对。硬法是指具有法律约束力的行为规范,它以国家强制力保障其实施。软法是指不具有法律拘束力,但却可能具有直接或间接的法律效果,针对实践并可能产生现实影响的、成文的行为规范。在全球化的深刻影响之下,面对经济、人权、环境、恐怖主义等全球性问题,以国家主权为中心的传统国际法向多元化的跨国法体系发展。跨国法不仅包括国家间制定的以国际条约及国际习惯为主要渊源的国际法;还包括由政府间组织、非政府组织、跨国公司等制定的、对当事方具有实效力的国际软法。这些软法具体表现为政府间与非政府间国际组织发布的有关保障和促进人类健康的决议、宣言、准则、原则、建议、意见、劝导、指南、行动计划等。

自 WHO 建立以来,《国际卫生条例》作为唯一的、全球性的关于传染病防治国际条约,对成员国的权利义务都作了明确、细致的规定,但在面对公共卫生中复杂多变的医学问题时,常常显得束手无策,因此经常被各缔约方违反。而就在这项国际硬法规范对国际传染病控制失灵的情况下,WHO 随即以建议、指南和标准等多种形式对相关问题做出及时的调整。由于世界卫生组织的成员国众多,且经济发展与国情各异,这些成员国一方面对全球化背景下的国际卫生合作具有广泛的共识,在不愿放弃公共卫生权利的情况下,这些建议、指南、标准不仅实现了与医学科学认识的同步,而且为各成员国提供了更多的行为选择,因此也受到各方的积极响应。

第三节 国际人权法与健康权

一、健康权的起源与发展

健康作为一项人权,起源于 19 世纪的公共卫生运动和自 19 世纪末以来对经济社会和文化权利的逐步承认[1]。1945 年通过的《联合国宪章》第 55 条规定,"联合国应促进……国际间经济、社会、健康及有关问题的解决……"

1946 年《世界卫生组织组织法》的序言中指出,健康不仅为疾病或羸弱的消除,而是身体,心理与社会的良好状态。序言中首次规定,享受最高而能获致的健康标准,为人人基本权利之一,不因种族、宗教、政治信仰、经济或社会条件而有所差别。自此以后,健康权作为一项普遍接受的人权,得到了一系列国际人权文件的承认。

在多边层面,诸多国际人权条约中均规定了健康权。例如,1948 年《世界人权宣言》第 25 条第 1 款

---

[1] Brigit Toebes. The Right to Health as a Human Right in International Law, Oxford: Intersentia, Hart Publishers, 1999, p. 7.

规定:人人有权享受为维持他本人和家属的健康和福利所需的生活水准,包括食物、衣着、住房、医疗和必要的社会服务。1966 年《经济、社会和文化权利国际公约》第 12 条首次对健康权作出了完整的规定,承认人人有权享有能达到的最高标准的身体和心理健康,并规定了缔约国为充分实现这一权利而应采取的步骤。1979 年《消除对妇女一切形式歧视公约》第 12 条和 1989 年《儿童权利公约》第 24 条也分别规定了妇女和儿童的健康权。

此外,一系列区域国际人权文件,例如,1948 年《人的权利和义务美洲宣言》第 11 条,1998 年《关于经济、社会和文化权利美洲公约附加议定书》第 10 条,1961 年《欧洲社会宪章》第 11 条和第 13 条,以及1981 年《非洲人权宪章》第 16 条,均对健康权作出了规定。

在国内层面,许多国家的宪法中都有关于健康权或保护人民健康的规定,例如芬兰 1995 年宪法第15a 条、匈牙利宪法第 70/D 条、荷兰宪法第 22 条第 1 款以及南非宪法第 27 条等[1]。

二、健康权的主要内容与衡量标准

健康权是经济、社会和文化权利中的一项权利,是一种融合性的权利[2]。人们常常将健康权与获得卫生保健和获得医疗服务联系起来。但健康权的内容不仅于此,它还包含了广泛的能有助于人类实现健康生活的社会经济因素。2000 年 8 月 11 日,联合国经济、社会和文化权利委员会通过了第 14 号一般性意见:"享有能达到的最高健康标准的权利(第 12 条)",对《经济、社会和文化权利国际公约》第 12 条规定的健康权作出了全面的诠释。

(一) 健康权的主要内容

健康是行使其他人权不可或缺的一项基本人权,也是人类过上有尊严生活的一个基本前提。构成健康权的元素可分为两个范畴:一种与"治疗以及预防性健康保健"相关;另一种与一系列"健康的基本前提"相关[3],包括为实现可达到的最高标准的健康所必需的多种设施、产品、服务和环境,以及决定健康的根本因素,例如使用安全和洁净的饮水、享有适当的卫生条件、充足的安全食物、营养和住房供应、符合卫生的职业和环境条件,以及获得卫生方面的教育和信息,包括性和生育卫生的教育和信息。因此,享有健康权,不应仅仅理解为身体健康的权利。健康权既包括自由,也包括权利。自由包括掌握自己健康和身体的权利,包括性和生育上的自由,以及不受干扰的权利,如不受酷刑、未经同意强行治疗和试验的权利[4]。

根据《经济、社会和文化权利国际公约》第 12 条第 2 款的不完全列举,健康权的权利内容包括:参加健康保护制度的权利,这套制度能够为人们提供平等的机会,享有可达到的最高水平的健康;预防、治疗和控制疾病的权利;获得基础药品的权利;产妇、儿童和生育卫生权;享有健康的自然和工作场所环境的权利;平等和及时地获得基本卫生保健服务和卫生教育的权利;以及在社区和国家层面参与与健康相关的决策的权利。此外,从享有健康权的不同主体角度而言,健康权的专项议题包括妇女的健康权、儿童和青少年的健康权、老年人的健康权、残疾人的健康权、移民的健康权以及武装冲突中平民的健康权等。

从平等享有健康权的角度,一项基本的原则是不歧视和平等待遇,亦即在获得卫生保健和基本健康要素方面,以及在获得的手段和条件上,不得有任何种族、肤色、性别、语言、宗教、政治或其他见解、国籍或社会出身、财产、出生、身体或精神残疾、健康状况(包括艾滋病/病毒)、性倾向,以及公民、政治、社会和其他地位上的歧视,从而可能或实际上抵消或妨碍平等享有或行使健康权[5]。

(二) 健康权的衡量标准

衡量所有形式和所有层次上的健康权有四个标准:可提供性、可获得性、可接受性以及质量[6]。

---

①　Brigit Toebes. Right to Health as a Human Right in International Law, Oxford: Intersentia, Hart Publishers, 1999, pp. 81-83.

②　联合国经济社会和文化权利委员会第 14 号一般性意见:"享有能达到的最高健康标准的权利(第 12 条)",2000 年 8 月 11 日,第 11 段。

③　B. 托比斯. 健康权. [挪]艾德等著,黄列译. 经济、社会和文化的权利. 北京:中国社会科学出版社,2003,第 198 页。

④　第 14 号一般性意见第 8 段。

⑤　《经济、社会和文化权利国际公约》第 2 条、第 3 条,第 14 号一般性意见第 18 段。

⑥　第 14 号一般性意见第 12 段。

1. 可提供性 这一标准用来衡量公共健康和保健设施、产品、服务、人力资源和计划在数量上的充足性。这些设施、产品和服务的具体性质,会因各种因素而有所不同,包括缔约国的发展水平。但它们应包括一些基本的卫生要素,如安全和清洁的饮水、适当的卫生设施、医院、诊所和其他卫生方面的建筑、经过培训工资收入在国内具有竞争力的医务和专业人员,以及 WHO 基础药品行动纲领规定的基础药品。

2. 可获得性 缔约国管辖范围内的卫生设施、物资和服务,必须面向所有人,不得歧视。包括四个彼此之间相互重叠的方面:

(1)不歧视:卫生设施、物资和服务必须在法律和实际上面向所有人,特别是人口中最脆弱的部分和边缘群体,不得以任何禁止的理由加以歧视。

(2)实际获得的条件:卫生设施、物资和服务,必须是各部分人口能够安全、实际获得的,特别是脆弱群体和边缘群体,如少数民族和土著人、妇女、儿童、青少年、老年人、残疾人和患有艾滋病/携带病毒的人。获得的条件还包括能够安全、切实得到医疗服务和基本的健康要素,如安全和洁净的饮水、适当的卫生设施等,包括农村地区;以及建筑物为残疾人配备适当的进入条件等。

(3)经济上的可承受性:卫生设施、物资和服务必须是所有人能够承担的。卫生保健服务以及与基本健康要素有关的服务,收费必须建立在平等原则的基础上,保证这些服务不论是私人还是国家提供的,应是所有人都能承担得起的,包括社会处境不利的群体。公平要求较贫困的家庭与较富裕的家庭相比不应在卫生开支上负担过重。

(4)信息的可获得性:包括查找、接受和传播与健康有关的信息和思想的权利。但是,获得信息的条件不应损害个人健康资料保密的权利。

3. 可接受性 要求所有卫生设施、物资和服务,必须遵守医务职业道德,在文化上是适当的,即尊重个人、少数群体、人民和社区的文化,对性别和生活周期的需要敏感,遵守保密的规定,改善有关个人和群体的健康状况。

4. 质量 卫生设施、物资和服务不仅应在文化上是可以接受的,而且必须在科学和医学上是适当和高质量的。这要求除其他条件外应有熟练的医务人员、在科学上经过批准、没有过期的药品,医院设备,安全和洁净的饮水和适当的卫生条件。

三、缔约国的义务

(一) 一般性义务

根据各项国际人权条约的要求,缔约国在保护人权方面主要承担三类义务,即尊重、保护和实现人权。根据 1966 年《经济、社会和文化权利国际公约》第 2 条,缔约国承担的一般性义务是保证行使这项权利不得有任何歧视,以及采取措施充分实现第 12 条的义务。但由于各国的经济和社会发展程度不同,国家政策的优先考虑和可资利用的资源也不同,因此公约第 2 条第 1 款也提出,各国应采取步骤,以便用一切适当方法,尤其包括用立法方法,逐步实现公约中所承认的健康权。

国家在健康权方面负有以下尊重、保护和实现的义务[①]:

1. 尊重的义务 要求国家避免直接或间接地干涉健康权的享有。

2. 保护的义务 要求国家采取立法或其他措施确保可平等地获得由第三方提供的保健以及与健康有关的服务,同时应采取措施防止第三方对公约第 12 条的干涉,对第三方提供的医疗设备和医药市场进行管理和控制,确保健康领域的私有化不构成对健康设施、产品和服务的可提供性、可获得性、可接受性及其质量的威胁。

3. 实现的义务 包括便利、提供和促进,这要求缔约国在国内的政治和法律体系中,尤其是通过立法实施,对健康权给予充分承认,并对健康权的实现制定包含详细规划的国内健康政策。同时,实现的义务还要求,特别是当个人或群体因无力控制的原因其自身无法实现健康权时,国家应采取积极措施促进个人和社区对健康权的享有。

---

① 第 14 号一般性意见第 33-37 段。

此外,为帮助贫穷国家实现健康权,各国还应根据公约第 2 条所规定的国家义务提供国际援助和合作,尤其是经济及技术援助和合作。同时,根据《联合国宪章》第 56 条,国家应依据其承诺采取集体和单独的行动以全面实现健康权①。

（二）核心义务

国家在健康权方面的核心义务包括②:

1. 确保在非歧视的基础上,尤其是对弱势或社会边缘群体而言,获得健康设施、商品和服务的权利。

2. 确保每个人可以获得最低限度的基本食品,这些食品充足、营养充分和安全,可确保他们免于饥饿。

3. 确保获得基本的住宿、房屋和卫生设施,以及安全和可饮用水的充分供应。

4. 根据世界卫生组织不时公布的基础药品行动计划提供基础药品。

5. 确保所有健康设施、商品和服务的平等分配。

6. 基于流行病学的研究,制定和实施国内公共健康行动策略和计划。

经济、社会和文化权利委员会指出,其中居于优先的义务包括③:确保生育、产妇(产前和产后)和孩子的卫生保健;对主要传染性疾病进行免疫接种;采取措施预防、治疗和控制流行病及地方病;提供有关社区主要健康问题的教育和信息,包括预防和控制的方法;为卫生工作人员提供适当的培训,包括卫生和人权教育。

四、健康权与其他人权的关系

健康权包含了广泛的社会经济因素,这些因素促进了人们能过上健康生活的条件,并且扩展到决定健康的根本性决定因素。因此,健康权与其他人权的实现密切相关,也有赖于其他人权的实现,促进其他人权,例如获得食物、住房、工作、教育和人的尊严的权利,以及生命权、不受歧视的权利、平等、禁止使用酷刑、隐私权、获得信息的权利等,都是实现健康权的重要路径④。

一个能说明健康权与其他人权关系的例子是贫困。对于生活在贫困中的人们而言,健康可能是他们唯一的财产,凭此他们才能够行使其他的经济和社会权利,例如工作权和受教育权。成人身心健康才能工作,儿童身心健康才能学习。反之,个人健康权的享有也有赖于其他人权的实现,而对工作、食品、住房、受教育等权利和不歧视原则的漠视,往往是贫困和不健康的根源⑤。

第四节　世界贸易组织法与公共健康

第二次世界大战结束之后,美国等 23 个国家于 1947 年 10 月在日内瓦缔结了《关税及贸易总协定》(GATT)。GATT 的目标是通过削减关税与非关税壁垒,促进贸易自由化。1986 年 9 月,GATT 成员国的贸易部长启动了乌拉圭回合贸易谈判,并于 1994 年 4 月 15 日在摩洛哥正式签署了《乌拉圭回合多边贸易谈判最后文件》。乌拉圭回合的重大成就之一是将 GATT 的临时性机构安排发展成为一个正式的国际机构,即世界贸易组织(WTO)。此外,乌拉圭回合还将在此之前未涉及的领域,例如,服务贸易、纺织品与服装以及知识产权,纳入到 WTO 新协定的监管范围之下,并建立了贸易政策审议机制。截止到2014 年 6 月 26 日,WTO 共有 160 个成员。

一、WTO 法中的公共健康例外条款

WTO 的宗旨之一是消除国际贸易关系中的歧视待遇,促进自由贸易。不歧视的核心是两项基本原

---

① 第 14 号一般性意见第 45 段。
② 第 14 号一般性意见第 43 段。
③ 第 14 号一般性意见第 44 段。
④ 第 14 号一般性意见第 3 段。
⑤ The Right to Health. Fact Sheet No. 31, p. 6. Office of the United Nations High Commissioners of Human Rights and WHO.

则:最惠国待遇与国民待遇。《1994 年关税及贸易总协定》(GATT 1994)第 1 条第 1 款就规定了无条件的最惠国待遇条款:"一缔约国对来自或运往其他国家的产品所给予的利益、优待、特权或豁免,应当立即无条件地给予来自或运往所有其他缔约国的相同产品。"简言之,最惠国待遇禁止歧视来自不同国家的产品,而国民待遇原则禁止在国内生产的产品与进口产品之间构成歧视。

在遵守不歧视义务的前提下,WTO 法也规定了各种例外,其中之一就是公共健康例外。WTO 法下的公共健康例外条款主要包括 GATT 1994 第 20 条第 2 款、《技术性贸易壁垒协定》(TBT 协定)、《实施卫生与植物卫生措施协定》(SPS 协定)、《与贸易有关的知识产权协定》(TRIPS 协定)和《服务贸易协定》(GATS)中有关为了保护人类的生命或健康而采取贸易限制措施的例外性规定。这些例外性规定是为了在保护人类的生命或健康与善意履行 WTO 下的义务、尊重其他 WTO 成员的权利之间达成平衡。

二、GATT 1994 第 20 条第 2 款和 GATS 第 14 条第 2 款

GATT 1994 第 20 条第 2 款规定:"在遵守关于此类措施的实施不会在情形相同的国家之间构成任意或不合理的歧视或构成对国际贸易的变相限制的前提下,本协定的任何规定不得解释为阻止任何成员采取或实施以下措施:……(2)为保护人类……的生命或健康所必需的措施"。

GATS 第 14 条第 2 款采用了与 GATT 1994 第 20 条第 2 款相同的措辞,规定各成员可为保护人类的生命或健康,对服务和服务提供者采取贸易限制措施。

GATT 1994 和 GATS 中的公共健康例外条款表明了 WTO 成员在保护健康方面的自主性。WTO 的司法判决也明确承认,WTO 成员有权决定他们认为适当的健康保护水平[1]。根据 WTO 的有关案例,要成功援引 GATT 1994 第 20 条第 2 款,必须满足四个条件:

1. 有关措施是为了保护人类的生命或健康[2] 裁决机构会继而决定是否存在危害健康的风险,如果存在,将对该措施的目标加以评估,以决定是否该措施背后的政策旨在减轻此等风险[3]。

2. 该措施是为了实现上述政策目标所必需的 在决定一项措施是否为"必需的"时,涉及对一系列因素的评估,例如该措施所保护或促进的利益或价值的重要性,该措施对实现政策目标的贡献,及其对进口或出口的限制性影响。通常,所涉及的价值或利益越重要,专家组或上诉机构就越容易认为某项旨在促进这些利益的措施是必需的[4]。

3. 是否存在与 GATT 一致或比较一致的合理有效的替代措施也能实现成员的政策目标 对替代措施的评估标准是:为实现政策目标所必需的,对贸易的限制更少,能为成员合理的利用,而且是真正的替代措施而不是补充性的措施[5]。

4. 在同时满足前三项条件之后,该措施还应符合第 20 条前言的规定 如果所涉措施在情形相同的国家之间构成任意或不合理的歧视,或构成对国际贸易的变相限制,那么成员就不能援引第 20 条第 2 款。第 20 条的前言是为了防止成员滥用第 20 条下的例外性规定,其中包含了善意的义务,目的是"在一成员有权援引第 20 条下的例外规定与该成员尊重其他成员的条约权利之间谋求平衡"[6]。

如果满足上述条件,就允许 WTO 成员为了保护人类的生命或健康采取贸易限制措施,包括不实行关税减让或不履行对服务贸易的具体承诺。这些规定所体现的,正如 WTO 的司法判决所承认的,人类健康具有"至高的重要性"[7]。

---

① 参见荷尔蒙牛肉案,上诉机构报告第 104 段、第 186 段;欧共体石棉案,WT/DS135/AB/R,上诉机构报告第 167-168 段。
② 参见欧共体石棉案,WT/DS135/AB/R,上诉机构报告第 156-163 段。
③ 参见巴西轮胎案,WT/DS332/R,专家组报告第 7.42 段。
④ 参见韩国牛肉案,WT/DA161/AB/R,WT/DS169/AB/R,上诉机构报告第 162 段;欧共体石棉案,WT/DS135/AB/R,上诉机构报告第 172 段。
⑤ 参见欧共体石棉案,WT/DS135/AB/R,上诉机构报告第 171-174 段。
⑥ 美国虾案,WT/DS58/AB/R,上诉机构报告第 156、158-159 段。
⑦ 参见欧共体石棉案,WT/DS135/AB/R,上诉机构报告第 172 段;巴西轮胎案,WT/DS332/R,专家组报告第 7.111 段。

三、TBT 协定和 SPS 协定

如上文所述,GATT 1994 第 20 条第 2 款允许 WTO 成员为保护人类的生命或健康采取贸易限制措施,条件是所实行的贸易限制措施必须是非歧视的,而且不得用于贸易保护主义。除此之外,还有两个专门的 WTO 协定处理食品安全和动植物卫生与安全以及产品标准问题,即 TBT 协定和 SPS 协定。

(一) TBT 协定①

随着生活水平的提高,各国越来越多的采用技术法规和标准,以满足消费者对安全和高质量产品的需求,但由此也带来了技术性贸易壁垒问题。1979 年东京回合结束时,32 个 GATT 缔约方达成了《技术性贸易壁垒协定》,首次在多边贸易体制内规定了技术法规和标准的制定、适用和评估程序。乌拉圭回合在 1979 年协定的基础上达成了新的 TBT 协定,进一步完善了 1979 年协定的内容。

TBT 协定重申了国家可在其认为适当的程度内决定公共健康保护水平的主权权利,但同时也要求所采取的措施不能作为对情况相同国家进行任意或无端的歧视或变相限制国际贸易的手段,并且应符合协定的规定②。TBT 协定规定了 WTO 成员的国民待遇和最惠国待遇义务,即所采取的措施不得在同类的进口或本国产品之间造成歧视,也不得在来自不同国家的同类产品之间造成歧视③。为了实现保护人类健康或安全这一合法目标,TBT 协定规定,WTO 成员制定、批准或实施的技术法规应包括为实现合法目标所必需的条款,同时也要求 WTO 成员保证技术法规的制定、批准或实施在目的或效果上均不会给国际贸易造成不必要的障碍。为达此目的,技术法规除为实现保护人类健康或安全这一合法目标所必需的条款外,不应有额外限制贸易的条款④。在评估未能实现保护人类健康或安全所导致的风险时,尤其需要考虑到的因素包括可获得的科学和技术信息,以及有关的加工技术或产品的预期最终用途⑤。

TBT 协定下的技术法规主要是指对产品特性或相应加工和生产方法的强制性行政管理规定⑥,例如,要求在香烟上标注"吸烟有害健康"。TBT 协定鼓励成员采用已有的相应国际标准作为制定本国技术法规的基础⑦,而标准指的是为了通用或反复使用的目的,由公认机构批准的非强制性的文件。标准规定了产品或相关加工和生产方法的规则、指南和特性。标准也可以包括或专门规定用于产品、加工或生产方法的术语、符号、包装标志或标签要求⑧。WTO 的争端解决机构在评估技术法规的必需性时,会参考相关的国际标准。一般来说,根据相应的国际标准制定、批准和实施的技术法规,均应当有理由被认为是没有给国际贸易造成不必要的障碍⑨。

TBT 协定规定了通知义务,WTO 成员在拟实施一项与相关国际标准不一致,或没有相应国际标准的技术法规时,如果该技术法规对其他成员的贸易可能有重大影响,应通过秘书处通知其他成员⑩。截止到 2014 年 8 月 25 日,在 WTO 成员提交的 18607 份常规通知中,有 5630 份是为了保护人类健康或安全提交的通知⑪。此外,TBT 协定还要求 WTO 成员须在技术法规的公开和生效之间留出合理的时间,以便使产品出口成员中的生产者,特别是发展中国家成员中的生产者有时间依照产品进口成员的要求

---

① 参见 WTO:"Technical Information on Technical Barriers to Trade",http://www. wto. org/english/tratop_e/tbt_e/tbt_info_e. htm,2014-08-25.

② TBT 协定序言。

③ TBT 协定第 2 条第 1 款。

④ TBT 协定第 2 条第 2 款。

⑤ TBT 协定第 2 条第 2 款。

⑥ TBT 协定附件一第 1 段。

⑦ TBT 协定第 2 条第 4 款。

⑧ TBT 协定附件一第 2 段。

⑨ TBT 协定第 2 条第 5 款。

⑩ TBT 协定第 2 条第 9 款。

⑪ 参见 http://tbtims. wto. org/web/pages/search/notification/BasicSearch. aspx,2014-08-25.

调整其产品或生产方法①。2001 年的 WTO《多哈部长会议决议》将这一期限确定为不得少于六个月②。

美国丁香烟案③

目前,涉及 TBT 协定的争端共有 49 起④,其中有关为保护人类健康或安全而采取的措施是否符合 TBT 协定的首个已裁决案件是美国丁香烟案。该案的基本案情是,美国 2009 年的《家庭吸烟预防和烟草控制法》第 907 条禁止在美国生产和销售某些加味香烟,例如丁香烟、草莓烟、香草烟、巧克力烟等,但允许其他香烟,包括薄荷烟的生产和销售。印度尼西亚是世界上主要的丁香烟生产和出口国,在美国市场上销售的大部分丁香烟来自印度尼西亚。印度尼西亚提起争端解决程序,认为美国的立法是歧视性的,也不是必需的,对发展中国家成员的出口造成了不必要的障碍⑤。

专家组报告中首先认定美国《家庭吸烟预防和烟草控制法》第 907 条是 TBT 协定附件一第 1 段所指的"技术法规",并认为美国禁止来自印度尼西亚的丁香烟而不禁止美国本土薄荷烟的生产和销售违反了 TBT 协定第 2 条第 1 款下的国民待遇义务。专家组认为丁香烟和薄荷烟都是对年轻人有吸引力的加味香烟,属同类产品。在裁决是否构成同类产品时,专家组参考了烟草产品科学咨询委员会的报告、WHO 科学咨询委员会的工作成果和 WHO 为实施《烟草控制框架公约》第 9 条和第 10 条所颁布的部分指南。

在审查美国所采取措施的必需性时,专家组认为,比起为实现合法目标(即降低青少年的吸烟率)而必须采取这项措施而言,印度尼西亚未能证明禁止丁香烟的生产和销售对贸易构成了额外的限制,因而没有违反 TBT 协定第 2 条第 2 款。在这一方面,专家组同样援引了 WHO 为实施《烟草控制框架公约》第 9 条和第 10 条所颁布的部分指南,认为有广泛的科学证据证明禁止丁香烟和其他加味香烟有助于降低青少年的吸烟率。

此外,专家组还认为美国违反了 TBT 协定下的通知义务和在技术法规公开和生效之间留出合理期限的义务。美国对专家组认定构成 TBT 协定下第 2 条第 1 款的歧视和其他程序性问题提出了上诉复审程序。印度尼西亚未对专家组就 TBT 协定第 2 条第 2 款的认定提出上诉。上诉机构否定了美国就第 2 条第 1 款提出的上诉,支持了专家组的结论,即所涉法律是歧视性的。但上诉机构对同类产品的认定方法与专家组不同。

2012 年 4 月 24 日,WTO 争端解决机构通过了专家组和上诉机构的报告。

(二) SPS 协定⑥

SPS 协定与乌拉圭回合的农业贸易协定谈判有关。在寻求削减农业关税和补贴时,一些成员担心某些国家会转而使用非关税壁垒保护国内的农业,会试图以保护人类健康为理由限制贸易,这导致了 SPS 协定的通过。在 SPS 协定之前,1947 年的 GATT 第 20 条第 2 款和 1979 年的 TBT 协定都对卫生与植物卫生措施(以下简称为 SPS 措施)的适用作出了一般性的规定。在乌拉圭回合之后,1994 年的 GATT 第 20 条第 2 款规定的公共健康例外条款也涵盖了这类措施,但 SPS 协定的规定更为详尽。

SPS 协定适用于所有可能直接或间接影响国际贸易的 SPS 措施。根据附件一的定义,为保护人类生命或健康的 SPS 措施有:①为了食品安全而采取的措施,包括保护成员领土内的人类……生命或健康免受食品、饮料或饲料中的添加剂、污染物、毒素或致病有机体所产生的风险;②为了免于动植物传染病而采取的措施,包括保护成员领土内的人类的生命或健康免受动物、植物或动植物产品携带的病害,或虫害的传入、定居或传播所产生的风险。

SPS 协定首先肯定了 WTO 成员为保护人类的生命或健康采取 SPS 措施的主权权利,只要此类措施

---

① TBT 协定第 2 条第 12 款。

② 参见 2001 年 11 月 20 日通过的 WTO《多哈部长会议决议》第 5.2 段,WT/MIN(01)/17。

③ WT/DS406/R,WT/DS406/AB/R,参见 http://www.wto.org/english/tratop_e/dispu_e/cases_e/ds406_e.htm,2014-08-26。

④ 参见 http://www.wto.org/english/tratop_e/dispu_e/dispu_agreements_index_e.htm? id = A22,2014-08-26。

⑤ 印度尼西亚认为美国违反了 GATT 1994 第 3 条第 4 款、TBT 协定第 2 条和第 12 条第 3 款和 SPS 协定的某些规定,但在专家组程序中未提出关于 SPS 协定的主张。

⑥ 参见 WTO:"Understanding the WTO Agreement on Sanitary and Phytosanitary Measures", http://www.wto.org/english/tratop_e/sps_e/spsund_e.htm,2014-08-27;WTO Agreements and Public Health. A Joint Study by the WHO and the WTO Secretariat,2002,pp.34-38。

与协定的规定不相抵触①。与此同时，为防止利用 SPS 措施实行贸易保护主义，协定也要求，各成员应保证任何 SPS 措施应以充分的科学证据为依据，只能在为保护人类生命或健康所必需的程度内实施，而且不会对国际贸易造成任意或不合理的歧视，或构成变相的限制②。

SPS 协定要求，除协定中另有规定外，WTO 成员应根据现有的国际标准、指南或建议制定本国的 SPS 措施③。符合国际标准、指南或建议的 SPS 措施应被视为为保护人类的生命或健康所必需的措施，并被视为与协定和 GATT 1994 的有关规定相一致④。SPS 协定附件一中列出了制定相关国际标准、指南和建议的相应国际机构。WTO 本身不规定相关的国际标准、指南和建议。在食品安全领域，SPS 协定明确承认了联合国粮农组织与世界卫生组织食品法典委员会制定的国际标准。成员还可采取高于国际标准的 SPS 措施，但是，如果一国适用国内标准的结果是对贸易产生了更大的限制，WTO 其他成员可要求该国提供科学理由以证明相关的国际标准不足以实现该国认为适当的健康保护水平⑤。此外，SPS 协定还要求这种措施对贸易的限制不应超过为达到适当的保护水平所必需的限度。每一成员应避免其认为适当的保护水平在不同的情况下构成任意或不合理的区分，如果此类区分造成对国际贸易的歧视或变相限制⑥。

SPS 协定要求，SPS 措施的制定或实施应以风险评估为基础，亦即有充分的科学证据证明存在着危害人类生命或健康的风险，必须采取 SPS 措施。协定列举了在评估风险时应考虑的因素，包括可获得的科学证据；有关工序和生产方法；有关检查、抽样和检验方法；特定病害或虫害的流行；病虫害非疫区的存在；有关生态和环境条件；以及检疫或其他处理方法⑦。在食品安全方面，这种风险评估涉及评价食品、饮料或饲料中存在的添加剂、污染物、毒素或致病有机体对人类健康所产生的潜在不利影响⑧。这种评估既可以是对风险的量化评估，也可是对风险性质的评估⑨。

在客观评估有关人类生命或健康的风险时，有时会存在着科学上的不确定性，短时间内无法获得充分的科学证据。在这种情况下，SPS 协定允许 WTO 成员首先考虑保护人类的生命或健康，根据可获得的相关信息，包括来自有关国际组织以及其他成员实施的 SPS 措施的信息，采取临时性的措施⑩。例如，对突然暴发的疾病疫情采取应急性的卫生措施。但是成员仍应承担的义务是，寻求获得更加客观地进行风险评估所必需的额外信息，并在合理期限内据此审议 SPS 措施⑪。

SPS 协定还增加了透明度要求，制定了系统的通知和信息交流程序⑫，规定 WTO 成员应保证迅速公布所有已采用的卫生与植物卫生法规，以使有利害关系的成员知晓。成员应在卫生与植物卫生法规的公布和生效之间留出合理时间间隔，使出口成员、特别是发展中国家成员的生产者有时间使其产品和生产方法适应进口成员的要求。2001 年的 WTO《多哈部长会议决议》将这一期限确定为不得少于六个月⑬。对不存在国际标准、指南或建议或拟议的 SPS 措施的内容与国际标准、指南或建议的内容实质上不同，且对其他成员的贸易有重大影响时，应通过 WTO 秘书处通知其他成员。成员应设立咨询点提供相关的信息，并就其 SPS 措施的适用公开接受监督。为此，SPS 协定设立了 SPS 委员会。SPS 委员会负责审查对 SPS 协定的遵守，讨论 SPS 措施对贸易的潜在影响，并与相关的技术标准组织保持密切合作。

---

① SPS 协定第 2 条第 1 款。

② SPS 协定第 2 条第 2 款和第 3 款。

③ SPS 协定第 3 条第 1 款。

④ SPS 协定第 3 条第 2 款。

⑤ SPS 协定第 3 条第 3 款。

⑥ SPS 协定第 5 条第 5 款和第 6 款。

⑦ SPS 协定第 5 条第 2 款。

⑧ SPS 协定附件一第 4 段。

⑨ 荷尔蒙牛肉案，WT/DS26/AB/R，WT/DS48/AB/R，上诉机构报告第 184 段和第 186 段；鲑鱼案，WT/DS18/AB/R，上诉机构报告第 124 段。

⑩ SPS 协定第 5 条第 7 款。

⑪ 同上注。

⑫ SPS 协定第 7 条和附件二。

⑬ 参见 2001 年 11 月 20 日通过的 WTO《多哈部长会议决议》第 3.2 段，WT/MIN(01)/17。

TBT 协定和 SPS 协定都是为了防止技术性贸易壁垒而达成的协定,但两者存在一些差别。在适用范围上,SPS 协定的适用范围较为特定,主要是协定所规定的健康保护措施,而 TBT 协定适用于 SPS 协定未涵盖的技术法规或标准。在评估一项限制贸易的技术措施应适用 SPS 协定还是 TBT 协定时,主要根据该措施的目标进行审查。根据 SPS 协定,成员只能在保护人类生命或健康必需的限度内,以充分的科学证据为依据,才能采取 SPS 措施。但 TBT 协定允许为实现各种合法目标,包括国家安全、保护人类健康或安全或保护环境而制定和实施技术法规。在国际标准上,与 SPS 协定不同,TBT 协定并未将标准限定于具体的国际标准或国际机构。

影响中国禽肉产品进口的某些措施案[1]

目前,涉及 SPS 协定的争端共有 41 起[2],已作出裁决的案件包括荷尔蒙牛肉案、鲑鱼案[3]、影响农产品措施案[4]、影响生物技术产品的批准和销售措施案[5]以及影响中国禽肉产品进口的某些措施案,这些已裁决的案件分别涉及保护人类、动物或植物的生命或健康,其中影响中国禽肉产品进口的某些措施案直接涉及为保护人类的生命或健康而采取的贸易限制措施。

该案的基本案情是,2009 年 3 月,美国总统奥巴马签署了《2009 年综合拨款法》第 727 条,禁止根据该法所提供的任何拨款用于制定或执行任何允许中国禽肉产品进口到美国的措施。中国主张美国的这一立法和相关措施违反了 SPS 协定和 GATT 1994 的相关规定。

专家组报告中首先认定,第 727 条是为了保护人类和动物的生命及健康免于因从中国进口被污染的禽肉产品可能带来的风险而制定的,因而构成 SPS 协定附件一第 1 段第 2 项所规定的 SPS 措施,而且第 727 条直接或间接地影响了禽肉产品的国际贸易。

专家组裁决,美国在以下方面违反了 SPS 协定的相关规定:

(1)由于美国没有根据 SPS 协定第 5 条第 2 款所列举的风险评估因素对进口中国的禽肉产品可能带来的风险进行评估,因而违反了 SPS 协定第 5 条第 1 款和第 2 款;

(2)由于第 727 条规定的措施没有充分的科学证据,违反了 SPS 协定第 2 条第 2 款;

(3)第 727 条所认为适当的保护水平,区分了来自中国的禽肉产品和来自其他 WTO 成员的禽肉产品,这种区分是任意及不合理的,构成了对中国的歧视,因而违反了 SPS 协定第 5 条第 5 款和第 2 条第 3 款。

最终,由于第 727 条已经失效,专家组没有建议争端解决机构要求美国修订该法以履行美国在 SPS 协定下的义务。2010 年 10 月 25 日,WTO 争端解决机构通过了专家组的报告。

四、TRIPS 协定[6]

TRIPS 协定中也规定了与保护公共健康有关的内容。TRIPS 协定第 8 条"原则"第 1 款规定"成员可在其国内法律及条例的制定或修订中,采取为保护公众的健康和营养,以及为促进对其社会经济与技术发展至关重要领域的公共利益所必需的措施,只要该措施与本协议的规定一致"。这一规定为成员在国内知识产权法中规定公共健康例外奠定了基础。

在专利的授予方面,WTO 成员可基于以下与人类健康有关的理由拒绝给予专利保护:①为保护人类、动物或植物的生命与健康所必需的发明禁止进行商业性使用[7];②诊治人类或动物的诊断方法、治疗方法及外科手术方法[8]。

---

① WT/DS392/R,参见 http://www.wto.org/english/tratop_e/dispu_e/cases_e/ds392_e.htm,2014-08-26.

② http://www.wto.org/english/tratop_e/dispu_e/dispu_agreements_index_e.htm?id=A19,2014-08-26.

③ WT/DS18/R,WT/DS18/AB/R。

④ WT/DS76/R,WT/DS76/AB/R。

⑤ WT/DS291/R,WT/DS292/R,WT/DS293/R。

⑥ 有关 TRIPS 协定与公共健康的内容,可参见冯洁菡. 公共健康与知识产权国际保护问题研究. 北京:中国社会科学出版社,2012.

⑦ TRIPS 协定第 27 条第 2 款。

⑧ TRIPS 协定第 27 条第 3 款(a)项。

此外,TRIPS 协定还规定了一些灵活性条款,允许国家在特定的情况下,限制专利所有人的排他权,例如博拉例外①、强制许可②和允许专利产品的平行进口③等。

药品可及性运动、《多哈健康宣言》与第六段机制

据 WHO 估计,全球超过 10 亿人的生活处于极端贫困状态,三分之一的世界人口无法获得必需的基础药品,而在非洲和亚洲的贫困国家,这一比例超过了 50%,这使得他们容易受到疾病,特别是传染性疾病的侵袭④。

TRIPS 协定对医药产品的专利保护特别关键。一方面,医药产品的研发成本很高,耗时很长,需要通过授予在一定期限内的专利保护来激励进一步的新药研发,以促进社会进步和经济福利;另一方面,由于严格的专利保护,往往保护期内的药品价格很高,贫困国家的人民经常买不起最基本的药品。在这两个相互关联的公共健康目标之间如何达成适当的平衡是 TRIPS 协定面临的一个突出问题。

20 世纪 90 年代中期,艾滋病在全球,特别是在撒哈拉沙漠以南非洲迅速蔓延,WHO 指出,引起这一全球性公共健康危机的重要因素之一是发展中国家的人民买不起必需的基础药品。影响药品价格的其中一个因素⑤是对药品实行的高水平知识产权保护。在此期间发生了一系列与公共健康和药品专利保护有关的事件,例如,39 个跨国公司在南非对南非立法中为降低药品价格采用强制许可和平行进口规则提起了诉讼,美国在 WTO 对巴西 1996 年工业产权法中的强制许可和平行进口条款提起了争端解决程序,以及"9.11"恐怖袭击后不久在美国和加拿大发生的炭疽病毒危机,使得国际社会开始反思应如何适当的处理保护知识产权与保护公共健康之间的相互关系。

2001 年 11 月,在卡塔尔多哈召开的 WTO 第四届部长会议通过了《多哈健康宣言》⑥,就 TRIPS 协定和公共健康领域的相关问题进行了澄清:

1.《多哈健康宣言》第 4 段承认了各成员采取措施以保护公共健康是不可减损的权利　这一规定的重要意义在于确认了 WTO 成员在处理公共健康问题上的主权并未因对 TRIPS 协定的承诺而丧失。根据该段规定,如果知识产权规则对国家的上述权利造成阻碍,例如专利药品维持高价,国家可采取与 TRIPS 协定规定相一致的措施中止权利持有人对其独占权利的行使。

2. 明确了 TRIPS 协定中可以用于保护公共健康、对抗知识产权专有权利的灵活性条款⑦　条款内容包括:

(1)对 TRIPS 协定应按在其目标和原则中所表述的宗旨和目的来解释。

(2)每个成员有权颁布强制许可,也有权自由决定颁布强制许可的理由;每个成员有权不经权利持有人的同意颁布强制许可,并有权自由决定颁布强制许可的理由,这些理由包括引起公共健康危机的国家紧急情势或其他极端紧急情势——包括艾滋病、结核病、疟疾和其他传染病,从而可以尽早和尽快地实施强制许可措施。

(3)明确了成员平行进口的权利,规定 TRIPS 协定中与"知识产权权利用尽"有关的条款的效力允许每一个成员自由地确立自己的权利用尽制度,只要不违背 TRIPS 协定所规定的最惠国待遇原则和国民待遇原则。

---

① 又称为早期工作例外或行政审批例外,该例外允许通用药品的制造商可以不经专利所有人的同意以及在专利保护到期之前使用享有专利的发明进行实验和测试以从公共健康管理机构获得投放市场的批准。一旦专利到期,通用药品生产商立即可以将其所生产的药品投放市场。博拉条款起源于美国 1984 年发生的罗氏公司诉博拉医药公司一案。

② 强制许可是由国家权力机关在不经权利持有人同意的情形下,授权政府代理或经政府同意的第三方在专利有效期内的一段固定期限内,利用专利的一种行为。其主要特征表现为:①是由国家权力机关(通常是司法或专利行政管理机构)行使公权力的一种行为;②具有非自愿性,是对权利持有人独占权利的一种限制;③非独占性;④一般应向专利权人支付合理的使用费。

③ 专利产品的平行进口是指在国际贸易中,第三方在未经专利权持有人许可的情形下,将在一国市场经专利权持有人本人或经其许可合法销售的专利产品进口至另一国销售的行为。

④ Global Health Security in the 21st Century,World Health Report. WHO. 2007.

⑤ 影响药品价格的其他因素包括政府管制、汇率、药品测试和批准的成本、零售管理费用以及关税等等。

⑥ DOHA WTO MINISTERIAL 2001,WT/MIN(01)/DEC/2,Declaration on the TRIPS Agreement and Public Health,Adopted on 14 November 2001.

⑦ 《TRIPS 协定与公共健康多哈宣言》第 5 段。

3. 认识到最不发达国家因医药产业生产能力不足或无生产能力的原因而无法有效使用强制许可措施的现状,并责成 TRIPS 理事会探求该问题的解决办法,在 2002 年年底之前向总理事会报告[1]。

4. 将最不发达国家在医药产品方面履行 TRIPS 协定第二部分第 5 节(专利)和第 7 节(未披露信息的保护)所规定之义务的过渡期延长至 2016 年[2]　这一规定为最不发达国家重新考虑其与药品相关的知识产权法律以及进口和生产通用名药品提供了机会。

5. 重申了根据 TRIPS 协定第 66 条第 2 款,发达国家成员应激励其企业和机构,促进和鼓励向最不发达国家转让技术的承诺。

为了解决最不发达国家因医药产业生产能力不足或无生产能力无法实施强制许可的问题,WTO 总理事会于 2003 年 8 月 30 日通过了《关于实施 TRIPS 协定与公共健康多哈宣言第六段的决议》,并于 2005 年 12 月通过了《修订 TRIPS 协定议定书》,由此构建了实施《多哈健康宣言》第六段的程序和条件。2007 年 7 月 19 日,卢旺达作为首个利用第六段机制的进口国,根据《总理事会决议》第 2 段(a)项通知 TRIPS 理事会,将在随后的两年中从加拿大进口 260 000 瓶由加拿大 Apotex 公司制造的治疗艾滋病的药品。

第五节　国际环境法与公共健康

自然环境是人类生存、繁衍的物质基础。自然环境是由水、土壤、大气及生活于其中的动物、植物和微生物等组成的有机整体。人类发展的历史证明,人口的健康与环境的适宜是人类生活幸福、社会持续进步的重要条件。

一、国际环境法概述

所谓国际环境法,是指调整国际法主体间在开发、利用、保护和改善环境过程中产生的国际关系的具有法律约束力的原则、规则和制度的总称。广义的国际环境法不仅包括国家和国际组织之间订立的具有法律约束力的国际条约、国际协定、议定书和经过反复实践并具法律信仰的国际习惯,还包括政府间国际组织、国际会议以及非政府间组织制定或通过的虽然不具有法律约束力,但在环境保护方面具有实际影响力的宣言、决议、议程、建议、指南、行动计划等国际软法。

国际环境法的基本原则包括尊重国家主权原则、不损害他国环境和国家管辖外环境原则、可持续发展原则、共同但有区别的责任原则、预警原则等。国际环境法的内容涉及一般原则、气候变化、生物多样性、土地资源保护、海洋环境保护、淡水资源保护、大气保护、危险物质的管理等多个方面。

二、气候变化与公共健康

气候既是人们生存和生活的自然环境,又是人们生产资料和生活资料的要素来源。气候变化对自然生态和人类社会产生着巨大而深远的影响。过去 50 多年来,人类活动,尤其是燃烧矿物燃料,释放了大量二氧化碳和其他温室气体,使更多的热量滞留在大气层低层并影响了全球气候。全球气候变化带来的全球气候变暖、海平面上升、海水酸性化和盐度升高、冰雪圈溶化,以及日益剧烈和频繁的极端气候事件(如干旱、强降水、冰雹、飓风等)等正成为公共卫生的一大威胁。

气候变化是一个全球性问题,深刻影响着人类的生存和发展,需要各国政府通力合作,共同携手应对。应对气候变化政府间合作的历史可以追溯到 20 世纪 70 年代,有关应对气候变化政府间合作的国际条约名称多样,如《美国与日本关于能源安全、清洁发展和气候变化的共同声明》《日本与圭亚那在环境和气候变化问题上加强合作的共同声明》《以色列与德国双边条约》《墨西哥与挪威双边气候合作备忘录》《APEC 领导人关于气候变化、能源安全和清洁发展的悉尼宣言》《共同应对气候变化东盟领导人

---

[1]　《TRIPS 协定与公共健康多哈宣言》第 6 段。
[2]　《TRIPS 协定与公共健康多哈宣言》第 7 段。

声明》等。进入20世纪90年代后,世界各国一直为应对全球气候变化做出努力,并制定了《联合国气候变化框架公约》及其《京都议定书》。《联合国气候变化框架公约》和《京都议定书》以其多边性和法律约束力,在气候变化政府间合作"硬法"渊源中具有举足轻重的意义。

(一)《联合国气候变化框架公约》和《京都议定书》

1.《联合国气候变化框架公约》 《联合国气候变化框架公约》(United Nations Framework Convention on Climate Change,UNFCCC,简称《框架公约》)是1992年5月22日联合国政府间谈判委员会就气候变化问题达成的公约,于1992年6月4日在巴西里约热内卢举行的联合国环发大会(地球首脑会议)上通过。公约于1994年3月21日正式生效。目前,公约已拥有189个缔约方。中国于1992年6月11日签署该公约。

《框架公约》由序言及26条正文组成,目标是减少温室气体排放,减少人为活动对气候系统的危害,减缓气候变化,增强生态系统对气候变化的适应性,确保粮食生产和经济可持续发展。为实现上述目标,公约确立了五个基本原则:①"共同而区别"的原则,要求发达国家应率先采取措施,应对气候变化;②要考虑发展中国家的具体需要和国情;③各缔约国方应当采取必要措施,预测、防止和减少引起气候变化的因素;④尊重各缔约方的可持续发展权;⑤加强国际合作,应对气候变化的措施不能成为国际贸易的壁垒。

《框架公约》对发达国家和发展中国家规定的义务以及履行义务的程序有所区别。该公约要求发达国家作为温室气体的排放大户,采取具体措施限制温室气体的排放,并向发展中国家提供资金以支付他们履行公约义务所需的费用。而发展中国家只承担提供温室气体源与温室气体汇的国家清单的义务,制订并执行含有关于温室气体源与汇方面措施的方案,不承担有法律约束力的限控义务。《框架公约》建立了一个向发展中国家提供资金和技术,使其能够履行公约义务的资金机制。

2.《京都议定书》 《框架公约》之后,公约缔约方自1995年起每年召开缔约方会议(Conferences of the Parties,COP)以评估应对气候变化的进展。1997年,第3次缔约方会议达成了《京都议定书》,使温室气体减排成为发达国家的法律义务。《京都议定书》首次为39个发达国家规定了一期(2008—2012年)减排目标,即在他们1990年排放量的基础上平均减少5.2%。同时,为了促使发达国家完成减排目标,还允许发达国家借助三种灵活机制(即联合履约、排放贸易和清洁发展机制)来降低减排成本。此后,各方围绕如何执行《京都议定书》,又展开了一系列谈判,在2001年通过了执行《京都议定书》的一揽子协议,即《马拉喀什协定》。2005年2月16日《京都议定书》正式生效。但美国等极少数发达国家以种种理由拒签议定书。

(二)气候变化的"国际软法"

应对气候变化政府间合作的"软法"既有多边的,也有区域和双边的。其中最重要的是联合国大会的决议。自1992年启动气候谈判以来,联合国大会通过了数十个联大决议,内容涉及建议举行有关国际环境问题的国际会议、设立机构、倡议公约、确认原则等多个方面。除了联合国大会的决议外,《框架公约》《京都议定书》缔约方会议产生的"软法",包括《波恩协定》《马拉喀什宣言》与《马拉喀什协定》《巴厘岛路线图》《哥本哈根协议》和《坎昆协议》等,也是气候变化跨国软法的重要组成部分。其他有关气候变化的重要"软法"文件有《人类环境宣言》《里约宣言》《21世纪议程》等。国际环境法中的这些"软法"文件,虽不具法律约束力,但由于其往往获得各国一致通过或大多数国家的通过,它们所包含的国际环境法原则、规则和制度在事实上得到各国或多数国家的认可。

气候变化谈判大事记

1992年:《联合国气候变化框架公约》诞生

1992年6月,首届联合国环境与发展大会在巴西里约热内卢召开。世界上第一个控制温室气体排放、应对全球变暖的国际公约《联合国气候变化框架公约》在会议期间提交各国签署。该公约明确规定了发达国家和发展中国家之间负有"共同但有区别的责任",但大会未能就发达国家应提供的资金援助和技术转让等问题达成具体协议。

1997 年：《京都议定书》通过

1997 年底，《京都议定书》在日本通过。该议定书规定了第一承诺期（2008—2012）主要工业发达国家的温室气体量化减排指标，并要求它们向发展中国家提供减排所需的资金及技术支持。2001 年，美国总统布什宣布美国退出《京都议定书》。在缓慢的进展后，《京都议定书》于 2005 年生效。

2007 年："巴厘岛路线图"确立

2007 年 12 月，《联合国气候变化框架公约》第 13 次缔约方大会在巴厘岛举行，各方对《京都议定书》第一承诺期到期后全球应对气候变化的问题进行了讨论。大会最终通过"巴厘岛路线图"，启动《框架公约》下的长期合作特设工作组和《京都议定书》特设工作组谈判并行的"双轨制"谈判。

2009 年：哥本哈根未达共识

2009 年底，100 多个国家首脑聚集到丹麦哥本哈根参加《联合国气候变化框架公约》第 15 次缔约方大会。由于各方在减排目标、"三可"问题（可测量、可报告和可核实）、长期目标、资金等问题上分歧较大。《哥本哈根协议》最终没有被大会通过。

2010 年：坎昆会议继续争吵

2010 年底，《联合国气候变化框架公约》第 16 次缔约方大会在墨西哥坎昆召开。尽管会议未能完成"巴厘岛路线图"的谈判，发达国家推进并轨的步伐也继续加快。但关于技术转让、资金和能力建设等发展中国家关心问题的谈判取得了不同程度的进展。

最终，在玻利维亚强烈反对的情况下，缔约方大会强行通过了《坎昆协议》。

2011 年：达成"德班一揽子决议"

2011 年 11 月底，第 17 次缔约方会议暨《京都议定书》第 7 次缔约方会议在南非海滨城市德班举行。大会核心议题有二：一是落实 2010 年墨西哥《坎昆协议》的成果，启动"绿色气候基金"，加强应对气候变化的国际合作；二是关于续签《京都议定书》第二承诺期的谈判。大会通过了"德班一揽子决议"（Durban Package Outcome）。建立德班增强行动平台特设工作组，决定实施《京都议定书》第二承诺期并启动绿色气候基金，德国和丹麦分别注资 4000 万和 1500 万欧元作为其运营经费和首笔资助资金。

2012 年：多哈会议取得一定突破

2012 年 11 月底至 12 月初，第 18 次缔约方会议暨《京都议定书》第 8 次缔约方会议在卡塔尔多哈举行。会议最终就 2013 年起执行《京都议定书》第二承诺期达成了一致；第二承诺期以 8 年期限达成一致。大会还通过了有关长期气候资金、《联合国气候变化框架公约》长期合作工作组成果、德班平台以及损失损害补偿机制等方面的多项决议。加拿大、日本、新西兰及俄罗斯已明确不参加《京都议定书》第二承诺期。

2013—2014 年：谈判继续凝聚共识但分歧依旧

2013—2014 年，联合国在德国波恩等地举行多场气候谈判。主要内容涉及定于 2015 年通过的气候变化新协议、各方 2020 年之后为应对气候变化所作贡献以及 2020 年之前的行动力度等议题。随着谈判深入，共识正在凝聚，同意"贡献"应全面包括适应、资金、技术转让等要素的国家逐渐增多。各方就气候变化新协议要素继续凝聚共识，但在发达国家提高减排指标、向发展中国家提供资金技术支持等方面仍然分歧很大。

资料来源：根据新华社新闻稿编辑

三、环境污染与公共健康

（一）环境污染及其危害

20 世纪以来，人类活动对环境影响的深度和广度不断加强，人类赖以生存的大气、水、土地、生物乃至外层空间不断受到破坏。人口剧增、资源过度消耗、环境污染、生态破坏和南北差距扩大等日益突出，成为全球性的重大问题，严重地阻碍着经济的发展和人民生活质量的提高，继而威胁着全人类的未来生存和发展。

目前，全球范围内的环境污染问题十分严重，特别是在发展中国家。根据瑞士绿十字会发布的

2013年环境毒素报告,全球污染最严重的10个地方分布在8个国家:阿格博格布洛谢(加纳)、切尔诺贝利(乌克兰)、芝塔龙河(印尼)、捷尔任斯克(俄罗斯)、哈扎里巴格(孟加拉国)、卡布韦(赞比亚)、加里曼丹(印尼)、马坦萨斯-里亚丘埃洛河流域(阿根廷)、尼日尔河三角洲(尼日利亚)和诺里尔斯克(俄罗斯)。联合国列出的威胁人类生存的全球十大环境问题包括:①全球气候变暖;②臭氧层的耗损与破坏;③生物多样性减少;④酸雨蔓延;⑤森林锐减;⑥土地荒漠化;⑦大气污染;⑧水污染;⑨海洋污染;⑩危险性废物越境转移。从这十个亟须解决的问题中不难看出,"污染"是直接或间接导致这些问题产生的"罪魁祸首"。

环境污染对人体的危害十分复杂,一般可分为急性、慢性和积累性三种。积累性危害也叫远期危害,主要是致癌、致畸、致突变作用。以致癌作用为例,全世界每年有500万人死于癌症,WHO认为,人类的癌症极大部分是由环境因素引起的,而在环境因素中,由化学物质引起的癌症占90%。环境污染还会给生态系统造成直接的破坏和影响,比如土地沙漠化、森林破坏等,从而给人类健康造成间接的危害。

全球十大环境污染事件

1. 北美死湖事件　美国东北部和加拿大东南部是西半球工业最发达的地区,每年向大气中排放二氧化硫2500多万吨。其中约有380万吨由美国飘到加拿大,100多万吨由加拿大飘到美国。20世纪70年代开始,这些地区出现了大面积酸雨区,多个湖泊池塘漂浮死鱼,湖滨树木枯萎。

2. 卡迪兹号油轮事件　1978年3月16日,美国22万吨的超级油轮"亚莫克卡迪兹号",满载伊朗原油向荷兰鹿特丹驶去,航行至法国布列塔尼海岸触礁沉没,漏出原油22.4万吨,污染了350公里长的海岸带。仅牡蛎就死掉9000多吨,海鸟死亡2万多吨,本身损失1亿多美元,污染的损失及治理费用却达5亿多美元,而给被污染区域的海洋生态环境造成的损失更是难以估量。

3. 墨西哥湾井喷事件　1979年6月3日,墨西哥石油公司在墨西哥湾南坎佩切湾尤卡坦半岛附近海域的伊斯托克1号平台钻机打入水下3625米深的海底油层时,突然发生严重井喷原油泄漏,使这一带的海洋环境受到严重污染。

4. 库巴唐"死亡谷"事件　巴西圣保罗以南60公里的库巴唐市,20世纪80年代以"死亡之谷"知名于世。该市位于山谷之中,60年代引进炼油、石化、炼铁等外资企业300多家,人口剧增至15万,成为圣保罗的工业卫星城。企业主只顾赚钱,随意排放废气废水,谷地浓烟弥漫、臭水横流,有20%的人得了呼吸道过敏症,医院挤满了接受吸氧治疗的儿童和老人,使2万贫民富居民严重受害。

5. 原联邦德国森林枯死病事件　原联邦德国共有森林7.40万平方公里,到1983年为止有34%染上枯死病,每年枯死的蓄积量占同年森林生长量的21%多,先后有超过0.8万平方公里的森林被毁。这种枯死病来自酸雨之害。在巴伐利亚国家公园,由于酸雨的影响,几乎每棵树都得了病,景色全非。黑森州海拔500米以上的枞树相继枯死,全州57%的松树病入膏肓。当时鲁尔工业区的森林里,到处可见秃树、死鸟、死蜂,该区儿童每年有数万人感染特殊的喉炎症。

6. 印度博帕尔公害事件　1984年12月2日午夜,坐落在博帕尔市郊的"联合碳化杀虫剂厂"一座存贮45吨异氰酸甲酯贮槽的保安阀出现毒气泄漏事故。据印度官方统计,剧毒气体当即造成4000多人死亡,事件造成死亡总人数约2.5万人,20万人致残,博帕尔地区有约100万居民受到不同程度的影响。

7. 切尔诺贝利核泄漏事件　1986年4月26日,乌克兰苏维埃共和国境内的普里皮亚季市的切尔诺贝利核电站第4发电机组爆炸,核反应堆全部炸毁,大量放射性物质泄漏,成为核电时代以来最大的事故。辐射危害严重,导致事故前后3个月内有31人死亡,之后15年内有6万~8万人死亡,13.4万人遭受各种程度的辐射疾病折磨,方圆30公里地区的11.5万多民众被迫疏散。

8. 莱茵河污染事件　1986年11月1日,瑞士巴塞市桑多兹化工厂仓库失火,近30吨剧毒的硫化物、磷化物与含有水银的化工产品随灭火剂和水流入莱茵河。顺流而下150公里内,60多万条鱼被毒死,500公里以内河岸两侧的井水不能饮用,靠近河边的自来水厂关闭,啤酒厂停产。有毒物沉积在河底,将使莱茵河因此而"死亡"20年。

9. 雅典"紧急状态事件"　1989年11月2日上午9时,希腊首都雅典市中心大气质量监测站显示,空气中二氧化碳浓度318毫克/立方米,超过国家标准(200毫克/立方米)59%,发出了红色危险讯号。11时浓度升至604毫克/立方米,超过500毫克/立方米紧急危险线。中午,二氧化碳浓度增至631毫克/立方米,超过历史最高记录。一氧化碳浓度也突破危险线。许多市民出现头疼、乏力、呕吐、呼吸困难等中毒症状。中央政府当即宣布雅典进入"紧急状态",禁止所有私人汽车在市中心行驶,限制出租汽车和摩托车行驶,并令熄灭所有燃料锅炉,主要工厂削减燃料消耗量50%,学校一律停课。

10. 海湾战争油污染事件　据估计,1990年8月2日至1991年2月28日海湾战争期间,先后泄入海湾的石油达150万吨。1991年国部队对伊拉克空袭后,科威特油田到处起火。1月22日,科威特南部的瓦夫腊油田被炸,浓烟蔽日,原油顺海岸流入波斯湾。随后,伊拉克占领的科威特米纳艾哈麦迪开闸放油入海。科威特南部的输油管也到处破裂,原油滔滔入海。1月25日,科威特接近沙特的海面上形成长16公里,宽3公里的油带,每天以24公里的速度向南扩展,部分油膜起火燃烧黑烟遮没阳光,伊朗南部降了"黏糊糊的黑雨"。至2月2日,油膜展宽16公里,长90公里,逼近巴林,危及沙特。迫使两国架设浮拦,保护海水淡化厂水源。

(二)治理环境污染的国际法律制度

除了应对气候变化的上述国际法律制度之外,国际环境法还包括:保护土壤的国际法律制度、治理海洋污染的国际法律制度、治理大气污染和保护臭氧层的国际法律制度、治理固体废弃物的国际法律制度、防止放射性和核污染的国际法律制度和保护生物资源与生物安全的国际法律制度等。

1. 保护土壤的国际法律制度　《世界土地宪章》(1981)、《二十一世纪议程》(1992)、《在严重干旱和荒漠化国家尤其是在非洲防治荒漠化的联合国公约(1993)》(简称《防治荒漠化公约》)等。

2. 治理海洋污染的国际法律制度　目前,治理海洋污染最重要的全球性国际条约方面,主要有1980年《联合国海洋法公约》,该公约确立了全面保护海洋环境的框架,是海洋环境保护条约体系的核心。此外,还有防止海洋陆源污染的国际条约,包括《防止陆源海洋污染公约》(1974)、有关地中海防止污染条约的议定书》(1980)、《有关东南太平洋环境保护条约的议定书》(1983)、《有关黑海污染防止条约的议定书》(1992)、《波罗的海环境保护条约》(1992)和《东北大西洋海洋环境保护条约》(1992)等;对船舶油污污染控制的国际条约,包括《国际防止海上油污公约》(1954)、《国际干预公海油污事故公约》(1969)、《国际油污损害民事责任公约》(1969)、《干预公海非油类物质污染议定书》(1973)、《国际防止船舶污染公约》(1973)(取代《国际防止海上油污公约》(1954);对海底油田开发污染的控制的国际公约,包括《关于欧洲地区海底开发致油污损害责任公约》(1976)和《联合国海洋公约》(1982);以及对从飞机、船舶或者海洋构筑物往海洋投弃废弃物行为(ocean dumping)进行控制的国际公约,包括《防止船舶和飞机倾倒废物污染海洋奥斯陆公约》(1972)、《倾倒废弃物伦敦公约》(1972)等。

3. 治理大气污染和保护臭氧层国际法律制度　《控制大气污染原则宣言》(1968)、《远距离跨界大气污染公约》(1979)、《关于负担观测体制资金的议定书》(1984)、《关于削减硫氧化物排放30%的议定书》(1985)、《保护臭氧层维也纳公约》(1985)、《关于消耗臭氧层物质的蒙特利尔议定书》(1987)、《关于削减氮氧化物排放的议定书》(1988)、《关于削减挥发性有机化合物排放的议定书》(1991)和《关于进一步削减硫化物的议定书》(1994)等。

4. 治理固体废弃物的国际法律制度　《无害环境的危险废物管理的开罗准则》(1987)、《关于危险废物越境转移和处置的巴塞尔公约》(1989)、《关于持久性有机污染物的斯德哥尔摩公约》(2001)等。

5. 防止放射性和核污染的国际法律制度　《禁止核武器试验条约》(1936)、《不扩散核武器条约》(1968)、《核材料实质保护公约》(1986)等。

6. 保护生物资源与生物安全的国际法律制度　《濒危野生动植物物种国际贸易公约》(1973)、《21世纪议程》(1992)、《生物多样性公约》(1992)、《卡塔赫纳生物安全议定书》(2000)等。

四、全球环境基金

全球环境基金(Global Environment Facility,GEF)是联合国发起建立的国际环境金融机构,1990 年建立,1991 年正式开始运作,基金的宗旨是以提供资金援助和转让无害技术等方式帮助发展中国家实施防止气候变化、保护生物物种、保护水资源。目前,全球环境基金与 183 个国家、众多国际机构、民间社会组织和私营部门共同合作,以解决全球环境问题。自 1991 年以来,全球环境基金提供了价值 125 亿的无偿拨款和 580 低息贷款给 165 个国家开展了 3690 个项目。

(冯洁菡　张彩霞)

💬 关键术语

国际卫生法(International Health Law)

全球卫生法(Global Health Law)

世界卫生组织(World Health Organization)

国际人权法(International Human Rights Law)

健康权(Right to Health)

世界贸易组织(World Trade Organization)

世界贸易组织法律体系(the Legal Regimes of WTO)

国际环境法(International Environment Law)

全球环境基金(Global Environment Facility)

👁 思考题

1. 哪些因素导致了传统国际卫生法向全球卫生法发展?
2. 国际人权法上的健康权包括哪些内容?
3. WTO 下的公共健康例外条款各是什么?
4. 国际环境法对公共健康的影响途径有哪些?

参 考 文 献

1. 陈颖健. 公共健康全球合作的国际法制度研究. 上海:上海社会科学院出版社,2010.
2. 马克·扎克,塔尼亚·科菲. 因病相连:卫生治理与全球政治. 晋继勇,译. 杭州:浙江大学出版社,2011.
3. 龚向前. 传染病控制之国际法问题研究. 武汉:武汉大学,2005.
4. 魏玮. 国际软法研究. 兰州:兰州大学,2011.
5. 温融. 应对气候变化政府间合作法律问题研究. 重庆:重庆大学,2011.
6. 雷缪蕊. 公共健康的国际环境法保护. 北京:中国政法大学,2011.
7. 张彩霞. 全球卫生治理面临的挑战及其应对策略. 中国卫生政策研究,2012,5(7):60-68.
8. 张彩霞. 全球卫生法:全球卫生治理的新趋势. 中国卫生政策研究,2001,4(10):60-66.
9. 龚向前. 试析国际法上的"软法"——以世界卫生组织"软法"为例. 社会科学家,2006,111(2):98-100.
10. [挪]A·艾德,[芬]C·克罗斯,[比]A·罗萨斯. 经济、社会和文化的权利. 黄列,译. 北京:中国社会科学出版社,2003.
11. [比]约斯特·鲍威林. 国际公法规则之冲突——WTO 法与其他国际法规则如何联系. 周忠海,译. 北京:法律出版社,2005.
12. 冯洁菡. 公共健康与知识产权国际保护问题研究. 北京:中国社会科学出版社,2012.
13. Gostin LO. Global Health Law. London:Harvard University Press,2014.
14. Dodgson R,Lee K,Drager N. Global Health Governance:A Conceptual Review. Geneva:World Health Organization and London School of Hygiene and Tropical Medicine,2002.

15. Fidler D. Global Health Governance：Overview of the Role of International Law in Protecting and Promoting Global Public Health. Geneva：World Health Organization and London School of Hygiene and Tropical Medicine,2002.

16. Brigit T. The Right to Health as a Human Right in International Law. Oxford：Intersentia,Hart Publishers,1999.

17. Office of the United Nations High Commissioners of Human Rights and WHO. The Right to Health. Fact Sheet No. 31.

18. The Multilateral Trade Regime：Which Way Forward? The Report of the First Warwick Commission. 2007.

19. WHO. Global Health Security in the 21st Century. World Health Report,2007.

20. WTO Agreements and Public Health. A Joint Study by the WHO and the WTO Secretariat,2002.

第十章 外交战略与全球健康战略

🌐 **学习目标**

通过本章的学习,你应该能够:

掌握 外交战略的定义、核心构成及分类;全球健康战略的定义、核心构成及其分类。

熟悉 典型发达和发展中国家全球健康战略背景、目标、优先领域及主要措施。

了解 外交战略与全球健康战略的关系。

当今社会处在一个外交时代,外交影响着国家的兴盛衰亡,也影响着人们的日常生活。外交战略与全球健康战略两个领域的融合,衍生出国家层面的卫生外交,这种交融服务于人类健康并影响着人类健康。各国积极参与全球卫生事务,与各方共同携手,建立各国的全球健康战略,为人类健康改善做出努力。

第一节 概　述

一、外交战略

(一)外交战略的定义

外交战略(diplomatic strategy)是指国与国之间在交流和交往过程中根据各国不同情况,在某一段时间之内,以维护本国利益为出发点而制定的方针路线方略。主要包括:政治、经济、文化、民族等各方面关系到本国生存发展的战略。

传统意义上的外交是指"以主权国家为主体,通过正式代表国家的机构与人员的官方行为,使用交涉、谈判和其他和平方式对外行使主权,以处理国家关系和参与国际事务,是一国维护本国利益及实施其对外政策的重要手段。"然而随着历史的变迁,外交过程中的主体、对象、内容、形式也发生了很大的变化,这些变化丰富了外交的内涵,主权国以维护国家的独立和主权、保障和平发展为目标,借助不断提升本国综合国力和国际影响力,通过其外交政策及相关体制机制的调整,形成各方面广泛参与的、硬实力与软实力有机结合的外交新格局。

(二)战后世界格局的演变

1. 世界格局的含义　世界格局(world structure)是指在国际舞台的主要政治力量从自身的利益出发,在一定历史时期内相互制约所形成的一种稳定的结构状态,一种力量对比态势,包括政治格局,经济格局,军事格局等。

世界格局指的是一种相对稳定的国际关系结构。而一种世界格局的形成,是世界上各种力量经过不断的消长变化和重新分化组合,从量变逐渐发展到质变,构成一种相对稳定的均势的结果。一种世界格局的解体,则是由于这种稳定的均势被打破,再也无法保持下去了。

世界格局本身就是一种不稳定的、内部充满矛盾斗争的国际关系状态,推动世界格局变化的动力主要是各主权国力量对比的变化,各主权国实力的变化,以及各主权国的政治、经济发展不平衡等。

2. 世界格局体系的演变

(1)维也纳体系:拿破仑用战争向欧洲输出革命,欧洲的封建君主非常惧怕,他们联合对抗法国。

虽然当时已处于蒸汽时代,工业资本主义已成为发展潮流。但是由于欧洲大陆封建势力的联合力量大大超过资本主义力量,拿破仑战败。在制裁法国的基础上,战胜的欧洲封建君主们召开了维也纳会议,确定了欧洲的封建统治秩序和国家体系,称为维也纳体系。维也纳体系后,英国重新控制了欧洲,并且达成了欧洲势力均衡,世界国际关系的中心舞台仍然停留在欧洲,欧洲这种独领风骚的状态一直持续到第一次世界大战。

(2)凡尔赛-华盛顿体系(一战后的格局):凡尔赛-华盛顿体系是帝国主义分割世界的体系。其内部的矛盾随着资本主义政治、经济发展的不平衡性的加剧,这一体系逐渐瓦解。1931 年,日本冲破华盛顿体系的限制,发动"九·一八事变",侵占中国东北,并于 1933 年退出国联,为发动大战作准备。1935年,德国撕毁凡尔赛和约,扩充军队,1936 年德军开进莱茵非军事区,进一步撕毁了凡尔赛和约,凡尔赛-华盛顿体系随之瓦解了。

(3)雅尔塔体系(两极格局):第二次世界大战后,美国经济、军事实力膨胀,前苏联成为唯一能与美国抗衡的政治和军事大国。在美苏实力的基础上,根据雅尔塔等会议规定的原则,重新划分了世界版图和势力范围,确立了战后新的国际关系格局——雅尔塔体系。

3. 一超多强与多极化

(1)东欧剧变:西方社会又将之称为 1989 年革命。指从 20 世纪 80 年代末到 90 年代初,东欧各个社会主义国家的政治经济制度发生根本性的改变,是斯大林模式的社会主义制度最终演变为西方欧美资本主义制度的剧烈动荡。最先在波兰出现,后来扩展到民主德国、捷克斯洛伐克、匈牙利、保加利亚、罗马尼亚等前华沙条约组织国家。这个事件以前苏联解体告终,一般被认为标志着冷战的结束。东欧剧变的实质是东欧各国的政治体制和社会性质发生改变。

1991 年 7 月 1 日,华沙条约组织在布拉格的会议中宣布正式解散。在同月峰会上,戈尔巴乔夫与美国总统布什建立美苏战略伙伴关系,使冷战走向终结。布什总统称在 1990 至 1991 年的海湾战争中,实现美苏合作,从而在处理双方及世界问题上打好基础。

(2)世界格局多极化:东欧剧变和前苏联解体使社会主义力量遭到重大挫折,标志第二次世界大战后美苏争霸的两极格局崩溃,"冷战"结束,雅尔塔体系完全崩溃,世界政治格局呈现出向多极化发展趋势。世界形成了"一超(指美国)多强(多指中国、欧盟、俄罗斯与日本)"的世界格局,但是这一世界格局并不稳定。随着中国改革开放、欧盟一体化建设、俄罗斯振兴经济的计划以及日本经济的下滑,世界格局正在走向多极化。

(三)外交战略的核心构成

外交战略通常都由外交理念、外交利益、外交实力、外交目标、外交政策等构成。

1. 外交理念 外交理念(diplomatic idea)也可称为外交指导思想,严格地讲,它主要指的是在对外交基本问题进行宏观把握的基础上所形成的,在某一外交实体中居于主导或支配地位的,对其外交实践发挥着普遍指导作用的一系列基本观点。在外交战略中,外交理念主要发挥的是启迪、判断和指导作用。

以往中国的周边政策多提到"互利共赢",但往往被解读成为以利益为主。在 2013 年召开的周边外交工作座谈会上,习近平总书记指出中国周边外交基本方针就是坚持与邻为善、以邻为伴,坚持睦邻、安邻、富邻,突出亲、诚、惠、容的理念,用"亲、诚、惠、容"来阐释周边外交理念,将中国与周边关系以"情"相连,打造中国与周边的同体意识。

2. 外交利益 外交利益(diplomatic interests)是一个外交实体在其外交活动中所望获得的基本需求,外交活动之所以存在,并且越来越受到广泛的重视,主要就在于它是外交实体满足自身利益的一种常规方式。从根本上说,外交利益乃是各个外交实体自身外交战略的基础之所在,是其积极而主动地进行外交活动的基本出发点和最终归宿。

一个国家与其周边的国家在地理和空间环境中有更多的相互利益,因此该国应该与其周边的国家建立好外交关系;同时还应该注重其在国际和联合国中的外交,从中获取更多的外交利益,有利于本国的发展。大国外交在发展中国家的利益更多地体现在其产品的出口和生产结构的转型中。

以中国为一端,北线连接俄罗斯和中亚地区,中线连接里海和黑海沿岸国家,南线连接南亚国家,联通欧洲,以北部非洲为延长线的这样一个交通网络与贸易通道,是为当下的"丝绸之路经济带"。此通道覆盖30多个国家,集中了俄罗斯、哈萨克斯坦等重要能源生产国。它们都希望依靠油气资源,发展本国实力。因此,寻求发展油气产业所需的资金、技术和多元化的出口市场,成为这些国家的战略需要。它们主张与最稳定的能源需求国——中国展开能源合作。而作为中亚近邻的中国,则把中亚管道油气作为多元化能源进口的重要来源。在这一点上,两者实现了国家利益的互补。

近年来,中国以更积极的态度深入参与联合国事务:斡旋叙利亚危机、调停伊朗核问题、参与亚丁湾护航等。如中国到亚丁湾护航的事件,使得中国的军队能用一种合法的方式走出去,充分保护我国的海外利益。

3. 外交实力 外交实力(diplomatic power)通常是指一个外交实体进行外交活动的实际能力,也是实现其外交战略所要依靠的主要力量。对一国而言,外交实力是其国家实力的重要组成部分,一个国家的外交实力实际上指的是该国综合国力在其外交领域内的具体体现。外交实力的构成要素通常有外交地位、外交关系、外交影响和外交能量。

4. 外交目标 外交目标(diplomatic objective)又称战略目标或外交意图。主要是指外交实体进行外交活动时,预定所要争取达到的,能够促使外交格局、外交事态发生于己有利的变化的一系列外交努力的结果。在外交活动中,构成外交战略核心内容的外交目标又有总体外交目标和具体外交目标之分。例如,2011年美国国家安全委员发言人迈克·汉默说,美国政府在2011年的首要目标仍是"重塑美国在全球的领导地位",此为美国的总体外交目标。迈克·汉默同时指出美国将努力巩固其与欧洲、亚洲盟友之间的关系,并与一些国家建立新的伙伴关系,以应对全球性挑战,此为美国具体外交目标。

2015年1月8日,中国-拉美和加勒比国家共同体论坛首届部长级会议在北京人民大会堂金色大厅隆重开幕。中国国家主席习近平出席开幕式并发表题为《共同谱写中拉全面合作伙伴关系新篇章》的重要讲话。习近平提出:"我们要共同努力,实现10年内中拉贸易规模达到5000亿美元、中国在拉美地区直接投资存量达到2500亿美元的目标。"

5. 外交政策 外交政策(foreign policy)是外交实体尤其是主权国家为实现一定历史时期的外交战略而制定的行动准则,是一国处理国际、对外关系问题,进行外交活动所遵循的基本原则和行动方针。

外交战略各个构成要素的相互关系:外交理念在总体上发挥着指导作用,并且具体体现于外交利益、外交目标、外交政策之中。外交利益与外交目标确定了外交战略的基本要求、基本方向和基本任务。外交实力反映了外交实体自身的外交现状,并且提供了达到外交目标、完成外交任务的现实手段。外交政策则规定了实现外交目标、维护外交利益、完成外交任务的行动准则。上述五个方面的具体内容综合在一起便构成了外交实体的外交战略。

(四)外交战略的分类

不同的外交主体必然会制定不同的外交战略,而同一外交主体不同历史时期所制定的外交战略也会有所不同。要对外交战略进行具体问题具体分析,就必须按照一定的标准,科学地对其进行分类。一般而言,可以根据外交战略的具体空间、时间、实施途径进行分类。

1. 按空间不同进行的分类 全球性外交战略与区域性外交战略。全球性外交战略指的是适用于整个世界范围、以全世界为关注对象的外交战略,如毛泽东关于"三个世界"的划分理论。区域性外交战略是指适用于世界上某一特定区域,并主要以其为关注对象的外交战略,如美国的"门罗主义",指1823年美国的《门罗宣言》,包含拉丁美洲的非殖民化原则和欧美互不干涉原则。

2. 按时间不同进行的分类 长期外交战略与近期外交战略。长期外交战略指的是需要制定者通过较长时间的努力,在一定的国际环境下才有可能实现的外交战略,如1996年中俄宣布建立"平等信任、面向21世纪的战略协作伙伴关系")。近期外交战略指的是其制定者可望在现阶段或者不久的将来所实现的外交战略。

3. 按实施途径不同进行的分类 直接外交战略与间接外交战略。直接外交战略就是选择直接的实施途径的外交战略,即直截了当、清清楚楚地规定了外交目标、外交任务、外交政策及其具体实施途径的外交战略,如新中国成立之初奉行的"一边倒"战略。间接外交战略,是选择间接的实施途径的外交战略,是指那些以隐蔽的、迂回的、间接的实施途径达到外交目标、完成外交任务、贯彻外交政策的外交战略。美国的"马歇尔计划"就是间接外交战略,是第二次世界大战后美国对被战争破坏的西欧各国进行经济援助、协助重建的计划,对欧洲国家的发展和世界政治格局产生了深远的影响。

4. 按不同目的进行的分类　国与国之间在交往过程中根据各国不同情况,以维护本国利益为出发点,而制定不同目的外交战略,这些目的可划分为军事外交、经济外交、均势外交和危机外交等。军事外交是指国家在军事方面的对外交往活动,是国家外交活动的重要组成部分。如军事人员互访,军事谈判,缔结军事条约,以及处理国际上的军事事务等。经济外交是主权国家元首、政府首脑、政府各个部门的官员以及专门的外交机构,围绕国际经济问题开展的访问、谈判、签订条约、参加国际会议和国际经济组织等多边和双边的活动。均势外交则是大国为了追求更多的国家利益和更高的国际地位而制定的外交战略,"均势"是对立大国或集团之间力量对比未出现一方占有优势的客观反映。危机外交则是更多侧重国家关系中双边或多边的危机而制定的外交战略,危机外交是新时代外交最新的特点,例如前苏联与美国间的"古巴导弹危机"。

二、全球健康战略

(一) 全球健康战略的定义

全球健康战略(global health strategy)是针对跨越国家边界和政府的、需动用全球性的力量来解决的健康问题,所规划出统领性的、全局性的方案、对策和措施。全球健康战略是针对人类、动物和环境健康所提出的一个跨学科协作和交流的全球拓展战略,该战略要求整合各方力量,共同解决新发传染病和环境改变等重要问题。目前,全球许多国家都通过多种形式践行"全球健康"的理念。

以美国参与全球健康战略为例:2009年5月5日,美国总统奥巴马向国会提出了数额高达630亿美元的"全球健康行动计划"(Global Health Initiative, GHI),以期在六年内建立一个新的、全面的全球性健康发展战略,GHI是奥巴马政府为充分发挥美国对全球健康事业投资的影响力而制定的战略,其宗旨在于保护美国人民、拯救世界上数以百万计的生命以及帮助受援国建设强大的国家。通过与那些愿意投资于人民健康福祉的国家合作,全球健康行动计划鼓励受援国发挥主导作用,努力取得可持续性成果。这意味着确保受援国能够制定、管理、监督乃至资助满足其人民需求的健康计划。例如,南非政府迅速增加对全国艾滋病救助工作的拨款;与此同时,美国也采取步骤,将庞大的预防、治疗、护理系统和加强此等系统的活动纳入到南非政府更广泛的战略规划之中,这一方式促进与受援国之间的协作,便于共同确定工作重点和改善健康系统。

(二) 全球健康战略的分类

全球健康战略可以按战略规划所要涉及影响健康的相关因素来进行战略的分类,主要有人们的行为和生活方式的健康战略、环境的健康战略、生物学的健康战略、卫生保健服务的健康战略。

1. 行为和生活方式的健康战略　人的健康受其行为和生活方式的影响,如吸烟、作息不规律、饮食不节、嗜酒、缺乏运动等健康危险的行为和生活方式都极大地影响着健康。针对行为和生活方式提出的维护和促进健康的相应战略属于行为和生活方式的健康战略。WHO在2004年5月通过的"饮食、身体活动与健康全球战略"就属于这类。

2. 环境的健康战略　随着全球经济的快速发展和人民生活水平的日益提高,环境与健康的关系越来越受到各个国家的重视。正确理解环境与健康的关系,开展行之有效的环境保护将对健康有益。环境卫生涉及个人以外的所有物理、化学和生物因素,以及影响行为的一切相关因素。它包括评估和控制可能影响健康的那些环境因素,并以预防疾病和创造有益健康的环境为目标。

2008年5月24日,第61届世界卫生大会承认需要协助会员国评估气候变化对各国卫生和卫生系统的影响,确认应对这些影响的适当和全面战略和措施。WHO遵循世界卫生大会决议的要求,制定了一项保护健康不受气候变化影响的积极的长期规划。WHO通过其国家、区域和总部办事处,提供证据并支持能力建设和实施项目,以加强卫生系统应对气候变化行动,并确保其他部门,如能源和运输部门,在决策时适当考虑健康问题。

2003 年,欧盟委员会创建了《欧洲健康与环境战略》,从立法、政策实施、科研和管理等方面,加强了对日益复杂的环境和健康关系研究,以弥补环境与健康联系之间的空白;并试图通过建立完整的政策框架,从整体上保护社会和环境的健康安全。

3. 生物学的健康战略 生物学因素对健康的影响包括生物性致病因素、心理因素、遗传因素三个方面。生物性致病因素是指感染致病菌、病毒、螺旋体、立克次体、衣原体和支原体等病原微生物或感人寄生虫而引起的疾病。随着预防医学的发展和诊疗技术的提高,生物性因素致病概率在不断下降,治愈率在不断提高,因此其对健康的危害正在退居次要地位。而随着市场经济带来的压力增加,加上医学模式的转变,心理因素的致病作用越来越被人们所认识和重视。心理性问题和精神疾病对人类健康的危害越来越显现。

遗传因素对健康的影响分为遗传性疾病和体质遗传两个方面。前者是指遗传缺陷性疾病如血友病、白化病和有遗传倾向的疾病,如高血压、糖尿病及某些肿瘤等;后者是指体质功能如胖瘦、心脏功能天生低下等,是通过后天的营养和运动等能够加以改变的。有遗传倾向的疾病也可通过改良生活方式及行为达到预防或延缓发病年龄的目标。

针对生物学对健康的影响构建的健康战略能为人们健康提供应对策略和方案。

4. 卫生保健服务的健康战略 WHO 在其宪章中宣告:"享受最高标准的健康是每个人的基本权利之一"。WHO 从 20 世纪 70 年代开始进行了广泛的调查分析,发现世界上许多国家居民的生存条件恶劣,全世界 154 个国家中,有 70 多个国家的人均期望寿命不到 55 岁,有 50 个国家的婴儿死亡率在 10% 以上,发展中国家大约只有不到三分之一的人口能够得到清洁的饮用水;传染病、寄生虫病流行,心脑血管疾病、癌症、意外事故等发病率上升;文化教育不普及,成人识字率低;社会经济发展不平衡;卫生资源分配不合理;人口剧增和老龄化,都成为保健资源的负担。针对上述状况,WHO 逐步明确了以下观点:卫生工作的重点应从大城市、大医院转移到农村基层;应当从治疗疾病为主转移到预防疾病为主;应当从为少数人服务转移到为大多数人服务。WHO 还对我国农村卫生工作中正确解决这些问题进行了考察,从我国农村卫生工作经验中受到了启发,提出了"使人人得到保健服务"的设想,并成为 WHO 各成员国的共同行动指南。

卫生保健服务战略能为人们健康奠定良好的基础,各国逐步形成了各具特色的初级卫生保健服务模式。这些模式的特点包括集治疗、康复和预防,以及健康促进等工作为一体,基于初级卫生保健服务来改善卫生服务的供给,突出"以人为本"的卫生保健服务特色,强调卫生服务的协调性与整体性,提供综合、连续、可获得的卫生保健服务等。1978 年的阿拉木图宣言系统阐述了传统卫生服务模式下卫生系统存在的缺陷,为完善初级卫生保健服务体系奠定了基础。WHO 在 2008 年年度报告中重申了该宣言的重要意义。

(三) 全球健康战略的核心构成

全球健康战略的核心构成有:理念、目的、目标、原则、措施和责任等。

1. 全球健康战略的理念 全球健康理念是在对健康基本认识的基础上概括出的对健康发挥着普遍指导作用的一系列基本观点,全球健康理念在健康战略中主要发挥的是启迪、判断和指导作用。

2. 全球健康战略的目的 通过指导发展个人、社区、国家和全球各级可持续行动的实施环境,促进和保护健康;减少与不健康有关的发病率和死亡率;支持联合国千年发展目标,在全世界实现公共卫生成果共享。

3. 全球健康战略的目标 目标主要有:减少非传染病危险因素;加强对健康干预措施所起积极作用的认识;鼓励制定、加强和实施全球、地区、国家和社区政策和行动计划,该计划是可持续的,并包括非政府部门的积极参与;加强监测和评价,并为增进和保持健康提供所需的人力资源。

4. 全球健康战略的原则 全球健康战略的原则有:以人为本、通力协作、持续可发展、预防为主、积极的卫生干预、加大基本卫生服务等。只有坚持这些基本的原则才有可能在世界范围内倡导健康、维护健康、促进健康。

5. 全球健康战略的措施　是指为达到全球健康战略的目的和目标规划的具体实施方案。如2013年 WHO 报告呼吁:增加国际和国内对研究工作的投资和支持,将目标特别放在改善国家之间和国家内部的卫生服务覆盖面方面。进一步密切研究者和决策者之间的合作,即需要使研究活动走出学术机构,迈入与卫生服务供应和要求较为接近的公共卫生规划。各国在本地发展一支受过良好培训且积极进取的研究者队伍,建立研究能力。每个国家均建立综合性良好研究行为守则。全球和国家研究网络利用促进协作和信息交流方式协调研究活动。

6. 全球健康战略的责任　是指参与国在维护和促进全球健康方面所应承担的具体任务。如 WHO 强调:国家对确保健康权所需的所有重要产品和服务负有主要责任。面对世界上健康状况最差的人,各国应该怎么做呢? 将全球卫生融资视为"援助"大错特错,因为这意味着内在不平等的施舍者与受施者关系。全球合作需要各国承担共同责任,集体分担风险,并落实各项基本权利。而"慈善捐赠"通常意味着由捐赠者决定给多少、给什么项目和给谁。因此,"援助"是不可预测和不可衡量的,也是不可持续的。它影响了东道国对卫生规划的"掌控感"和责任。

三、外交战略与全球健康战略的关系

2007年3月20日,巴西、法国、印尼、挪威、塞内加尔、南非和泰国七个国家的外交部长共同发表了《奥斯陆部长级宣言》(*Oslo Ministerial Declaration*),发起了将公共卫生作为外交政策核心内容之一的"外交政策和全球卫生行动"(the Foreign Policy and Global Health Initiative,FPGH),意在从卫生角度阐述外交政策,协调卫生和外交实现共同的目标。

(一) 外交战略是全球健康战略的基础

外交战略指国与国之间在交流和交往过程中根据各国不同情况,在某一段时间之内,以维护本国利益为出发点,而制定的方针路线方略。主要包括政治、经济、文化、民族等各方面关系到本国生存发展的战略。国家的外交战略为解决全球的卫生问题,在维护和促进人类健康方面将发挥着巨大的作用,它是全球健康战略的基础。

(二) 全球健康战略是外交战略的深化

卫生和外交本来是属于两个不同的领域,然而随着全球卫生危机的发展和全球卫生治理的兴起,卫生议题也逐渐进入外交政策领域。英国著名医学杂志《柳叶刀》(*The Lancet*)的主编 Richard Horton 认为,公共卫生是当前最重要的外交政策问题,利用卫生作为一种外交工具的四种战略优势:战略上的正确性;社会聚合力、公正和强化国家基础设施等方面产生积极收益;一种重要的外交工具;促进国家之间的信任。美国国家委员会在向美国总统奥巴马提交的报告中指出:"全球卫生是21世纪新外交政策和策略最具有明晰进展的新领域之一"。全球卫生外交的概念包括三个要点:所谓全球,指的并不仅仅是地理上的意义,而且是说参与其中的行为体包括了政府和非政府机构。所谓卫生,指的是群体健康的保护和促进,针对人类健康的直接威胁;健康的间接威胁;与健康无关,但应对过程中涉及卫生领域。所谓外交,指的是所有行动者在伸张、呼吁和捍卫自身利益的过程,卫生外交不仅是目的,而且是手段。作为一种目的的卫生外交和作为一种手段的卫生外交,前者通过外交,以促进健康为目的;后者以卫生议题为手段,促进整体外交利益。

(三) 外交战略与全球健康战略相互促进

外交领域与全球卫生领域的交融延伸出全球卫生外交(global health diplomacy)的概念,WHO 为全球卫生外交给出的定义为:在政策制定的过程中,国家、非政府组织和非国家行动者通过彼此协商应对卫生挑战,或者在政策制定和协商的过程中,利用卫生概念或机制来达到其他的政治、经济或社会目的。

国际上越来越多的卫生领域的协商谈判正在开展,例如 WHO 批准《大流行性流感防范框架》。该框架2010年得到世界卫生大会批准,是全球卫生治理的一个里程碑。2011年,联合国关于预防和控制非传染性疾病问题的高级别会议通过政治宣言。2012年,《世界卫生组织烟草控制框架公约》缔约方通过《消除烟草制品非法贸易议定书》。卫生与软实力、安全政策、贸易协议以及环境和发展政策都有关系,卫生涉及国家利益和经济利益,体现了国家主权和全球集体行动之间的矛盾冲突。针对这种情况,一些国家协调本国负责国内、国际问题的不同部门制定了本国的全球卫生战略,实现了外交和卫生政策的"内部"统一,使各部门能够在全球舞台上以统一的态度发声。

第二节 全球健康战略的内容

如前所述,人类社会进入 21 世纪后,疾病蔓延已经跨越了国境和海洋,艾滋病、炭疽、SARS、禽流感等传染病的侵袭以及非传染性疾病和慢性非传染性患病率、死亡率及其疾病负担在全球范围内的快速上升使世界各国深刻认识到自己不能独善其身,为了加强国际社会的共同利益与共同意识,各国纷纷进行国际卫生合作,开展全球健康治理。随着全球健康治理的不断深入,在继续加大对全球卫生投入的同时,也积极拓展各种新的途径,如构建区域性卫生合作组织、参与全球卫生谈判等。

大体说来,主权国家参与全球健康方式可包括如下几种方式:①援助。主要是一些经济较发达国家为中、低收入国家提供健康相关的发展援助,包括资金援助和技术援助;②参与国际卫生机构的管理,多为联合国下属机构,以世界卫生组织为主。目前世界卫生组织共拥有 193 个成员国,这些成员国通过世界卫生大会等机制参与管理,共同协商全球健康政策。此外,联合国儿童基金会、联合国艾滋病规划署等也是重要的平台。一些主权国家还通过世界银行、世界贸易组织等参与全球健康;③发展全球卫生外交,构建全球卫生伙伴关系。一些主权国家通过谈判与协商等与其他国家或组织机构建立双边或多边全球卫生策略,如挪威、法国等 7 国外交官员联合成立的外交政策与全球健康计划(Foreign Policy and Global Health,FPGH)、南美的一些区域性卫生合作组织等。

1. 美国 美国一直致力于在全球健康事业领域担当领导者的角色。其参与全球健康事务的历史可以追溯到1881 年在华盛顿主办的关于黄热病跨国控制问题的国际会议,会议要求允许其在外国港口的领事(而不是地方当局)对发往美国的船只颁发卫生许可证(bill of health)。1902 年,美国在华盛顿召开了国际公共卫生会议并主导美洲国家成立了国际卫生局(the International Sanitary Bureau),即泛美卫生组织(the Pan American Health Organization)的前身。1948 年,美国卫生与人类服务部(United States Department of Health and Human Services,HHS)会同其他国家的卫生部一起,支持成立了 WHO,并使泛美卫生局成为 WHO 全球六个区域分支机构之一(WHO6 个地区办事处:非洲、美洲、欧洲、东地中海、东南亚、西太平洋)。长期以来,美国不仅在肺结核、疟疾、AIDS 等疾病治疗、预防和研究方面投入了大量的资金,还在新疫苗研发以及落后地区国家人民的疾病诊治方面予以强有力的资金和技术支持,以促进落后地区国家的发展。当前形势下,随着世界各国经济的发展和城市化进程的加快,发展中国家中产阶级群体不断扩大(如中国和印度等),增速为近 30 年之最,其他落后地区国家中等收入阶层也快速扩增,如撒哈拉以南非洲地区等。与此同时,人类健康也面临着新的挑战:一是由于新的饮食结构和不良生活方式引起的慢性病患病率的上升;二是发展中国家城市化过程中造成的环境污染(据有关统计数据,发展中国家城市环境污染每年大约导致 100 万人死亡);三是精神健康问题日益突出。例如,2002 年发展中国家自杀人数占总死亡人数的 1.5% ,自杀和神经精神类疾病(neuropsychiatric conditions)造成的伤残调整生命年(disability-adjusted life-years)损失占总损失的 12% ,这个比例甚至是 HIV 造成的伤残调整生命年损失的 2 倍。所有这些健康问题给发展中国家造成了极大的疾病经济负担,从而阻碍了经济的进一步发展,而大多数发展中国家的医疗卫生体系难以独自应对。在此背景下,美国积极寻求新的全球健康战略,以应对经济发展对人类健康带来的新挑战。近年来,美国全球健康战略优先领域主要包括:提高全球健康监测、跟踪、预防、控制能力;加强传染病疾病及健康威胁的预防,维护全球健康安全;向公共卫生突发事件暴发地区的感染人群救治及未感染人群的预防提供一流的技术和操作专门技能;提高全球生产和供应链的安全性和连续性;通过多边合作强化国际规范和标准的共识;促进卫生领域的全球化研究等。

📍 **专栏1**

美国全球健康战略主要措施——对外援助方面[①]

1. 2002 年,美国国际开发署(United States Agency for International Development,USAID)发表了题为国家利益中的对外援助的报告。该报告认为,对外援助将会成为一种至关重要的外交政策工具,并提出了美国对外援助的六个重点,而促进公共卫生的发展就是其中的重点之一。

2. 2003 年,小布什总统在国情咨文中宣布了"总统防治艾滋病紧急援助计划"(President's Emergency Plan for AIDS Relief,PEPFAR)。迄今为止,该计划是由单个国家发起的对抗单一疾病的最大的国际卫生倡议。根据该计划,美国将划拨高达150 亿美元的资金,以抗击艾滋病且向艾滋病病毒感染者提供抗逆转录病毒药品。2004—2008 年,通过该计划和全球抗艾、结核和疟疾基金,美国在抗击艾滋病方面的总开支已高达180 亿美元。仅 2008 年,美国政府提供的与卫生相关的对外援助资金就超过 75 亿美元。

3. 2007 年,美国国务院与美国国际开发署联合发布了 2007—2012 财政年度战略规划。该战略规划列出了美国对外援助的七个战略目标,其中第四个战略目标投资的优先事项就是促进全球健康。

4. 奥巴马政府在 2009 年 5 月 5 日宣布了"全球卫生倡议"(Global Health Initiative)。该倡议计划在 2009—2014 年 6 年内划拨款 630 亿美元,致力于发展一个全面的美国全球健康战略,并使其成为美国提供对外卫生援助的主题框架[②]。

全球疾病监测方面美国在疾病监测体系建构方面开展了双边和多边层面上的外交努力。在双边层面,美国与那些传染病多发的国家开展了疾病监测方面的合作。2002 年,美国国会就通过了《全球疾病监测法》(the Global Pathogen Surveillance Act)。

资料来源:①资料来源:http://www.theglobalhealthinitiative.org/

②晋继勇.美国全球卫生治理的战略、实质及问题.美国研究,2011(1):90-109

2. 英国、瑞士等欧洲国家　英国、瑞士是最早参与全球健康事务的国家之一。与欧洲其他主要国家一样,其在全球健康领域更注重对全球健康价值的构建、关注健康作为基本人权、健康不公平的现状以及全球健康对于经济不发达国家的重要性。如 2008 年,英国政府发布了《健康是全球的:英国政府2008—2013 年战略》,阐述了全球健康对于英国的重要性,被认为是所有发布全球健康战略国家中最详细且综合性最强的全球健康战略;瑞士自 1948 世界卫生组织成立以来就一直是其成员国,并在 1999—2002 年和 2011—2014 年期间成为执行委员会的成员国,除此之外,瑞士也是联合国有关规划项目和机构的积极参与者和合作者,如联合国粮农组织(the Food and Agriculture Organization of the United Nations,FAO)、国际劳工组织(the International Labour Organization,ILO)等。其全球健康战略优先领域主要包括:全球健康安全领域;非传染性疾病领域;在国际卫生公约的框架下,为加强世界卫生组织全球健康治理的领导地位展开合作。

📍 **专栏2**

英国全球健康战略主要措施

1. 健康安全方面　主要是解决健康不公平性问题。例如 2008 年 11 月在伦敦举行的世界卫生组织委员会关于健康影响因素报告的后续会议就是为了进一步推动健康安全的举措。

2. 卫生制度方面　各个部门共同努力,实现联合国千年发展目标,强调强大而公平的卫生制度是健全的医疗服务体系的关键。例如,"健康是全球的"全球健康战略制定了增加全民医保资金投入的计划,并对国际健康合作伙伴健全其卫生体制予以支持;寻求解决卫生人才的国际性短缺等问题;不断提高非传染性疾病和伤害的防控等。

3. 国际健康组织方面　"健康是全球的"全球健康战略强调建立高效国际健康组织的必要性、进一步加强与国际组织如世界卫生组织和欧盟的伙伴关系,并致力于联合国体系的改革,打造更富有效率的世界卫生组织,全力支持欧盟在全球健康方面的重要地位以及中低收入国家的国际机构和健康项目。在建立伙伴关系的背后,是一系列援助、经济、政治以及社会发展配套措施的实施,其结果是互惠互利的,例如英国的卫生技术人员在支援发展中国家的过程中,自己也学到了一些新的知识。

4. 健康领域的贸易方面　促进更加自由和公平的健康领域贸易的发展,因为贸易和健康是国际发展和英国经济的关键。例如,卫生服务、药品和医疗器械的贸易对英国经济乃至全球经济都做出了很大的贡献。

5. 政策和实践的完善方面　卫生政策、公共卫生、卫生服务均应建立在可靠而高质量的研究基础之上。目前,全球健康问题研究方面的经费还远远不足且缺乏协调,从而使世界贫困人口难以从中受益。在未来5年内(2008—2013年),英国国际发展部对在贫穷国家健康相关领域的研究经费投入将会翻一番。此外,成立一个新的全球与外交事务研究所即查塔姆研究所(Chatham House),并对新的欧洲委员会有关全球健康领域的事务给予资金支持。

专栏3

瑞士全球健康战略主要措施

1. 与全球健康参与机构/组织及多边组织的积极互动　主要参与联合国有关机构、发展银行、合作项目、公私合作伙伴,非政府组织以及其他国际和多边组织的在全球健康项目、全球健康合作伙伴、全球健康研究项目等方面的工作。

(1)全球健康项目方面

● 食品法典(Codex Alimentarius),即联合国粮农组织(FAO)和世界卫生组织(WHO)共同建立的食品标准。

● 人类生殖学专题项目的研发以及人员培训。

● 热带病专题项目的研发以及人员培训。

● 水和卫生协议,由联合国欧洲经济委员会和世界卫生组织欧洲办事处签订。

(2)全球健康合作伙伴主要包括国际基金(为全球抗击艾滋病、肺结核和疟疾提供国际援助资金)(Global Fund)、疟疾药物联营(Medicines for Malaria Venture,MMV)、被忽视疾病的主动性药物(Drugs for Neglected Diseases Initiative)、提供卫生合作伙伴(Providing for Health Partnership)等组织。

(3)全球健康主要问题的研究项目。此类项目由瑞士国家自然科学基金资助。

2. 在健康发展方面展开多边合作　瑞士卫生与外交政策部下辖的全球健康各参与主体均与发展中国家、发达国家或新兴国家开展多边合作,共同促进全球健康的发展。例如,在多边健康合作框架下,瑞士卫生外交政策委员会目前正与世界卫生组织在非洲、欧洲、地中海东部区域的很多国家和地区的公私合作伙伴展开多领域的合作。为了更好地促进发展的效率并平衡捐助国和合作机构之间的各方利益,瑞士充分支持《巴黎宣言(2005)》[the Paris Declaration(2005)]、《阿克拉行动议程(2008)》[Accra Agenda for Action(2008)]等国际公约。

3. 为全球健康提供资金支持　瑞士发展与合作部是瑞士参与全球健康事务的官方机构。2010年,该部门在全球健康方面的援助资金约达1.2亿美元,其中包括瑞士双边发展援助办公室(Swiss bilateral official development assistance,ODA)0.85亿美元的一般援助以及0.35亿美元对国际和多边组织参与全球健康的援助,受助机构主要包括全球抗击艾滋病,结核病和疟疾基金(Global Fund to Fight AIDS,Tuberculosis and Malaria,GFATM),联合国艾滋病规划署(UNAIDS),联合国儿童基金(UNICEF),联合国人口基金(UNFPA),联合国社会性别平等和妇女赋权实体(UN Entity for Gender Equality and the Empowerment of Women,UN Women),联合国难民组织(United Nations High Commissioner for Refugees,UNHCR)和世界卫生组织(WHO)等。

3. 巴西　巴西是拉丁美洲最大的国家,其国土面积约占南美洲的48%,目前已成为全球瞩目的拉丁美洲经济增长最快的经济体。20 世纪 90 年代以来，随着冷战结束后国际战略新格局的出现，巴西适时调整其外交政策，推行"大国外交"战略，发展同南美国家的"睦邻友好关系"及发展同世界上其他发展中大国的"新兴大国关系"是巴西"大国外交"战略的重要组成部分。实现南美国家的"地缘一体化"，是巴西"拉美睦邻外交"的集中体现，其进程就是以南共市为核心向外延伸，最终建立一个将南美国家连成一片的经济实体。此外，巴西作为"金砖国家"的重要成员国（巴西、俄罗斯、印度、中国、南非），"金砖国家"合作给巴西带来了前所未有的发展机遇，与此同时，巴西不断拓展和深化金砖机制的建设，进一步推行南南合作战略，以期在与其他成员国的互利共赢中实现自身崛起的"大国梦"。

　　随着经济实力和国际地位的增强以及外交决策机制的变化，特别是在全球气候变化、贸易和节约能源政策以及防止核扩散谈判中占据主导地位，巴西开始积极参与全球健康事务。如 1995 年以来，巴西一直参与国际 HIV 和 AIDS 合作计划，包括预防、抑制和治疗、流行病监视、专案管理、性传播疾病、人权和与民间组织的合作，为本国 HIV/AIDS 患者进行全部免费的治疗。此外，巴西是少数实现了能够普遍获得 AIDS 抗逆转录病毒治疗药物（ART）的发展中国家，不但使患者普遍获得 ARTD 的立法保证，而且还提高了向公共机构提供药品的生产能力。自从该计划实施以来，巴西 AIDS 患者的生命预期已经延长 12 倍，从 5 个月延长到 58 个月。其全球健康优先领域主要包括提高全民健康保健和预防意识、人权、卫生公平性以更好实现联合国千年发展目标；在南南合作框架下，为加强巴西对美洲和非洲地区的葡萄牙语国家卫生制度的发展做出贡献；促进健康城市和社区的发展等。

专栏4

巴西全球健康战略主要措施

　　1. 适时开展在获得足够信息基础上智能化管理的合作，并增加其灵活性。

　　2. 利用国内外资源（人力、科学、技术、金融等）促进全国范围内的能力建设，实施全方位的健康措施以提升其政治和管理价值。

　　3. 注重开展弥补健康知识和卫生技术差距方面的合作。

　　4. 合作应保证巴西医疗卫生制度在过渡时期的持续性和稳定性。

　　5. 南南合作将加大世界卫生组织的参与度，发挥其在调解、催化等方面的战略作用，切实促进合作项目的形成、实施和评估等过程。

　　6. 泛美卫生组织/世界卫生组织将帮助巴西克服管理方面的不足，帮助它管理其战略信息系统，此外，还将帮助它总结和推广其成功经验。

　　7. 泛美卫生组织/世界卫生组织将加强巴西参与的地区间的合作，利用其全国范围内的服务能力来满足其国家的自身卫生服务需求。

　　4. 中国　中国是 WHO 的创始国之一，早在新中国成立初期由于在降低孕产妇死亡率和婴儿死亡率方面的突出贡献，被世界卫生组织和世界银行誉为"以最少投入获得了最大健康收益"的"中国模式"。但由于当时我国经济发展比较落后，参与全球健康的实力也较为薄弱，因此直至 1972 年，中国重返联合国，才恢复了在该组织的席位。1978 年，原卫生部（现国家卫生和计划生育委员会）与 WHO 在北京签署了双方卫生技术合作谅解备忘录，为加强和扩大同世界卫生组织的合作奠定了基础。1982 年和 1983 年，原卫生部（现国家卫生和计划生育委员会）同 WHO 签订《基本协定》和新的技术合作备忘录，使双方的合作不断深化，形式日趋多样化。根据《中国卫生年鉴（1983—2009）》数据显示，在坚持"以我为主、趋利避害"的方针指导下，中国在参加国际卫生会议、引进卫生领域国际合作项目、开展多边合作与交流等方面数量有所增长，并逐步参与到国际卫生政策的制定进程。随着中国经济的快速发展及国际卫生发展的新趋势，中国参与全球健康事务的程度日益加深，大国的地位不断增强，在国际卫生事业发展中的作用和影响也愈加明显。近十几年来，特别是 2003 年以后，随着我国卫生体制改革的开展以及 WHO 政策向关注国家卫生体系建设、国家层面战略合作重点的转移，WHO 开始真正参与研究和帮助中国解决卫生体制问题。世界卫生组织深度分析中国卫生问题、提出发展策略建议的报告，并参与了中国卫生体制改革的政策咨询。2008年正式制定了《中国国家合作战略》，全面加强卫生系统发展、提高基本卫生服务的普遍可及、落实千年目标、控制慢性病、控烟、食品药品安全以及环境卫生等多方面合作，合作方式呈现出从技术合作到全面合作的发展趋势。其全球健康战略优先领域主要包括提高医疗服务的可及性，减少人们就医的经济负担；强化公共卫生的重要地位，降低主要疾病的发病率和死亡率以及有关的健康风险；根据国家合作战略议程所选定的公共卫生议题促进中国与其他国家开展国际合作，支持研究和信息交流等。

📍 专栏5

中国全球健康战略主要措施

1. 支持政府继续深化医药卫生体制改革　①为深化医药卫生体制改革重点工作任务及构建完善的医疗卫生体系提供技术和政策支持；②为深化医药卫生体制改革重点工作任务的监管、评估以及克服束缚医疗改革成果和影响的障碍提供技术和政策支持。

2. 支持构建综合性及优质的医疗服务能力　①为基于循证医学的干预、医疗质量标准提升及卫生人力资源建设提供技术和政策支持；②支持中医药的发展，在保证效率、安全和质量的基础上，将其纳入医药卫生体系中。

3. 强化政府在建设覆盖城乡居民的基本医疗卫生制度及公立医院改革的管理，为卫生规划、卫生筹资及卫生信息系统建设提供技术和政策支持。

4. 有重点地支持"西部卫生行动"（Western Area Health Initiative）。

5. 全方位参与全球卫生和治理，积极开展与世界卫生组织合作为主的多边国际合作、区域性合作、双边合作、单边合作。

综上所述，目前，中国积极参与全球健康国际合作，与世界各国、有关国际组织建立了多渠道、多层次、多领域的联系，合作领域涉及公共卫生政策、卫生改革、疾病控制等。可见，21世纪以来，随着我国参与国际事务的程度日益加深，我国与世界卫生组织的合作已经进入了一个新的阶段。在延续原有的项目、会议、合作中心等方式基础上，合作方式已经进入国家战略合作层面。中国的SARS疫情处理、卫生系统改革等国家层面的重要举动得到了WHO有力的技术支持。同时，中国也在WHO的发展中起到了愈加重要的作用。

（曾　渝　王素珍）

💬 关键术语

外交战略（diplomatic strategy）

世界格局（world structure）

外交理念（diplomatic idea）

外交利益（diplomatic interests）

外交实力（diplomatic power）

外交目标（diplomatic goals）

外交政策（foreign policy）

全球健康战略（global health strategy）

全球卫生外交（global health diplomacy）

外交政策与全球健康计划（Foreign Policy and Global Health，FPGH）

卫生许可证（bill of health）

国际卫生局（International Sanitary Bureau）

泛美卫生组织（Pan American Health Organization）

美国卫生与人类服务部（United States Department of Health and Human Services，HHS）

思考题

1. 全球健康战略的构成有哪些?
2. 简述外交战略和全球健康战略之间的联系。
3. 简述美国全球健康战略的主要措施。
4. 简述巴西全球健康战略的主要措施。

参 考 文 献

1. 晋继勇. 美国全球卫生治理的战略、实质及问题. 美国研究,2011,(1):90-109.

2. 朱坤,代涛,张黎黎,等. 英国健康战略的特点及启示. 医学与哲学(人文社会医学版),2008,(29):9-11.

3. 郑全美,刘毅. "健康日本21"的基本战略方针、目标设定和评价. 中国公共卫生,2002,(18):637-638.

4. 马琳. 不同时期我国国际卫生合作策略研究—以与世界卫生组织合作策略为例. 北京:北京协和医学院,2013.

5. Daulaire N. The Global Health Strategy of the Department of Health and Human Services:building on the lessons of PEP-FAR. Health Affairs,2012,31(7):1573-1577.

6. Daulaire N. The Importance of the Global Health Strategy from the U. S. Department of Health and Human Services. Am J Trop Med Hyg,2012,87(3):382-384.

7. World Health Organization. Country Cooperation Strategy(CCS)-Switzerland. Switzerland:Library Cataloguing-in-Publication Data,2013.

8. Reich MR,Takemi K,Roberts MJ,et al. Global action on health systems:a proposal for the Toyako G8 summit. Lancet,2008,371(19615):865-869.

第十一章 中国与全球健康治理

🌐 **学习目标**

通过本章的学习,你应该能够:

掌握 中国卫生发展援助的主要形式。

熟悉 中国全球健康治理的相关参与者及其主要职责。

了解 中国对外卫生发展援助的发展历程,中国与卫生相关国际组织开展合作的历史沿革以及目前两者之间合作的特点和趋势。

中国参与全球健康治理已有较长的历史。新中国自成立伊始,中国便通过对外卫生发展援助的双边手段参与全球健康治理。随着国力不断提升,中国逐步意识到全球健康治理对于维护本国利益的重大作用,并通过积极参加与健康相关国际组织的各项活动来提高自身在该领域的话语权和影响力。

在经济全球化的大背景下,各国相互依存程度逐步加深、南北国家健康差距不断扩大、疾病跨界传播风险显著增加,卫生发展与卫生安全成为全球健康治理的两大行动议程。同时,卫生与国家的软实力、安全政策、贸易协议以及环境和发展政策产生密切关系,涉及国家利益和经济利益,体现了国家主权和全球集体行动之间的矛盾冲突。因此,全球健康在各国、特别是大国外交中所发挥的作用日益凸显。中国认识到这一背景和发展趋势,在全球健康治理中,日益发挥了重要的作用。

第一节 中国全球健康治理的参与者

一、国家行政部门

(一)卫生计生行政部门

中国国家卫生和计划生育委员会国际合作司(以下简称"国际合作司")(由原卫生部(现国家卫生和计划生育委员会)国际司和原国家人口计生委国际司 2013 年合并而成)是我国参与全球健康治理的主要部门,其职责包括组织、指导卫生和计划生育领域的国际交流与合作、对外宣传、援外工作,开展与港澳台地区的交流与合作。

在多边领域,国际合作司每年负责组织由国家卫生计生委、国家食品药品监管总局和国家中医药管理局等多部门组成的中国代表团参加世界卫生大会和 WHO 西太区委员会会议,参与其他政府间或非政府国际组织间的相关活动,如联合国儿童基金会、联合国人口基金、全球抗击艾滋病、结核病和疟疾基金、国际计划生育联合会、人口与发展南南合作伙伴组织、比尔及梅琳达·盖茨基金会等。在双边领域,国际合作司负责与其他国家签署双边卫生计生领域合作协议,管理、指导、监督政府间卫生计生合作项目。近年来,国际合作司还与区域性组织开展卫生计生对话和合作,如参与亚太经济合作组织卫生工作组会议、上海合作组织卫生高官会、中国-东盟(10 + 1)卫生部长会等。在对外卫生援助领域,国际合作司、国际交流与合作中心以及有关省区市卫生计生委共同负责组织派遣和管理援外医疗队和短期专家组,以及举办卫生官员研修班、技术人员的培训班和实习生来华实习工作。

(二)其他行政部门

对外卫生援助(foreign medical aid)是中国参与全球健康治理的主要手段之一。除国家卫生计生委外,中国商务部、外交部、财政部等行政部门在对外卫生援助政策的制定和项目执行过程中起到重要的主导作用。

　　新中国成立之初,对外援助事务相对较少,加上当时实行计划经济的配给制,外援工作由国家计划委员会协调管理。1955 年第一次亚非会议(万隆会议)后,中国开始对非洲进行援助,国家计划委员会无法继续承担日益增多的援助事务。鉴此,1956 年中国政府成立了国务院直属的对外经济合作总局专门负责援外事务;1964 年,为了规范援外工作,中国政府在对外经济合作总局的基础上成立对外经济合作委员会,1969 年发展成为对外经济联络部;1982 年,政府机构改革,将外经部、外贸部、进出口管理委员会合并成立对外经济贸易部,设一司一局,即援外司和中国对外援助执行局(中国成套设备出口总公司)来负责援外工作;1993 年,国家实行政企分开,中国对外援助执行局和援外司脱钩,原执行局所执行的政府职能全部由援外司负责。2003 年,国务院进行机构改革,外经贸部被撤销,成立商务部,援外事务由商务部归口管理;同年,商务部设立国际经济合作事务局来辅助中国援外事务的管理。

　　随着对外援助工作的开展,我国逐步建立了以商务部、外交部和财政部三个部门为主,23 个部委以及地方省区市商务部门共同参与的对外援助管理体系。商务部主要负责拟定并执行对外援助政策,起草对外援助法律、法规,拟订部门规章;研究和推进援助方式改革;编制对外援助计划,拟定国别援助方案,确定援助项目并组织实施。外交部负责在外交战略上提出对外援助的建议,包括确定对哪些国家提供援助、采取什么方式的援助等;财政部负责制定对外援助的具体预算。

　　随着中国对外援助各项机制的建立和强化,对外援助管理体系总体框架基本形成(表 11-1)。2006 年,以中非合作论坛北京峰会为契机,商务部、外交部、财政部与中央各有关部委、地方商务主管部门进一步加强了部门沟通与协作,采取积极有效的措施,不断优化援外管理机制,提高援外管理水平。2008 年,商务部会同外交部、财政部等有关部门和机构,正式成立对外援助部际联系机制。2011 年 2 月,部际联系机制升级为部际协调机制。

表 11-1　参与中国对外卫生援助管理的主要行政部门及其职能

部门	职能
国务院	在制定国家预算时确定一定的支出比例用于对外援助
商务部对外援助司	援外项目的总体规划、年度计划、项目立项等政府间事务,并对执行援外任务的机构进行监督、检查和指导
商务部国际经济合作事务局	主要负责援外成套项目的实施管理,如援建医院、抗疟中心
中国国际经济技术交流中心	主要负责援外物资项目的实施管理,如援助医疗设备、药品、人道主义物资
外交部	负责从外交战略角度考虑提出是否向发展中国家提供卫生援助、提供何种方式的援助以及提供多少援助等建议
财政部	负责制定对外援助的具体预算并监督实施
国家卫生计生委国际合作司	负责与受援国签署卫生援助协议,制定卫生援外的相关管理规章和制度,提供专业领域技术支持,监督、指导援外项目的实施
国家卫生计生委国际交流与合作中心	负责对外卫生援助项目的具体实施,援外医疗队的联系和管理
各省市卫生计生委	负责选拔、培训、派遣援外医疗队队员,开展与受援国的卫生合作

二、研究机构

　　在国际社会对全球健康不断予以重视的大背景下,建立并支持有效的多元合作机制,共同开展多学科参与的全球健康研究,是开展全球健康治理重要前提。行政部门需要学术团体、科研机构作为智囊团为其出谋划策,而研究机构也需要依托政府来将自身的学术成果转化为实践应用。世界主要发达国家凭借其强大的研究机构协助其不断推进全球健康各项议程和主张,这些研究机构同样依靠政府的各种资源保证其科研工作的顺利开展,行政部门与研究机构间形成了良性互动。

2006 年 9 月,北京大学医学部成立了我国第一家专门从事全球健康政策研究和咨询的学术机构——北京大学全球卫生研究中心(Peking University Institute for Global Health)。该中心由北京大学和原卫生部(现国家卫生和计划生育委员会)国际合作司共同建设,主要研究具有全局性、战略性、前瞻性的全球健康问题,为中国卫生计生国际合作与交流提供政策建议和咨询,其宗旨是发挥北京大学学术优势,与政府工作紧密结合,围绕全球健康热点、难点问题,通过开展广泛的国际、国内合作,探索新型的学术研究与政策开发相结合的发展模式,提高我国全球健康理论研究和应用水平,促进我国全球健康治理领域科研和人才队伍建设。

自成立之初,北京大学全球卫生研究中心便将南南卫生合作作为其研究的重要领域,先后组织召开了四届中非卫生合作国际研讨会,联合其他学术机构出版发表了大量关于全球健康理论的学术文章。为了能够积极、高效地整合各相关研究机构在政策及学术方面的优势,推动南南卫生合作领域研究,强化外交、经贸、卫生、社会发展等各学科之间良好的沟通渠道及有效的资源共享机制,相互促进、共同发展,同时为中国全球健康战略的制定提供全方位的智力支持。全球卫生研究中心于 2010 年主导建立了"中国南南卫生合作研究联盟"(China Alliance for South-South Health Cooperation Research,CASSH)(知识链接 11-1)。

为加强我国从事全球健康人员的能力建设,北京大学全球卫生研究中心和瑞士日内瓦高等研究院自 2009 年起联合举办全球卫生外交培训班,截至 2014 年共举办了六期。该培训班旨在为我国卫生外事人员和相关研究人员提供全球卫生外交的前沿知识和全新理念,增强其卫生外交工作能力、研究能力和国际卫生合作项目的管理能力,促进我国更积极有效地参与全球健康问题的谈判和全球卫生倡议行动。

🔗 知识链接 11-1

中国南南卫生合作研究联盟

联盟的创始单位包括:中国国际问题研究院(China Institute of International Studies)、中国现代国际关系研究院(China Institutes of Contemporary International Relations)、商务部国际贸易经济合作研究院(Chinese Academy of International Trade and Economic Cooperation,MOFCOM)、中国国际扶贫中心(International Poverty Reduction Center in China)、北京大学人类发展与经济研究中心(Peking University Center for Human and Economic Development Studies)、北京大学非洲研究中心(Peking University Center of African Studies)、北京大学医学人文学院(Peking University Institute of Humanities)和北京大学全球卫生研究中心。

随着国际地位的不断提升,中国参与全球健康治理的步伐也在加快。近年来,国内相关院校利用自身在多学科互补的优势地位,通过跨国、跨校的全球健康合作教学模式,相继开设了全球健康专业,开展全球健康的教育、培训和研究工作。如:2011 年 5 月,武汉大学全球健康研究中心成立,开始招收全球健康学专业本科和硕士研究生,并于 2014 年开办全球健康领域专业杂志;2012 年 10 月北京大学公共卫生学院成立全球卫生学系;2012 年 12 月,复旦大学全球健康研究所成立。之后,又陆续有一些综合大学和医学院校建立相应的全球健康研究机构。

三、非政府组织

(一) 非政府组织的定义

非政府组织(non-governmental organization,NGO)一词最初在 1945 年 6 月签订的联合国宪章第 71 款正式使用。NGO 是指那些不以营利为目的,并在特定法律系统下不被视为政府部门的协会、社团、基金会、慈善信托、非营利公司或其他法人组织或机构,它是现代社会组织系统的重要组成部分。

1968 年,在联合国经社理事会通过的 1296 号决议规定,NGO 应致力于联合国经社理事会及其附属机构所关注的问题(国际经济、社会、环境、文化、教育、卫生保健、科学、技术、人道主义和人权等)。除经社理事会外,联合国的公共信息部也制定了一套与非政府组织保持关系的规定,允许 NGO 在公共信息部享有咨询地位,侧重于发挥非政府组织在传播信息方面的作用。1996 年联合国第 31 号决议规定"非政府组织"一词应指"在地方、国家或国际级别上组织起来的非营利性的、自愿公民组织",允许各国和各地区的 NGO 以自己的名义独立地在经社理事会发表意见。NGO 围绕着联合国体系的各次国际会议所建立起来的联系机制,是从 20 世纪 70 年代初开始形成的。

目前我国学术界对 NGO 的定义,具有表性的大致有三种:

1. 广义定义 指政府和营利性企业之外的一切民间组织,它在外延上包括社团、民办非企业单位、国有事业单位、人民团体、其他组织(含单位内部、以企业形式登记或未登记的社团等)。

2. 狭义定义 指严格符合《社团登记管理条例》和《民办非企业单位登记管理条例》的社会组织,即官方概念里的民间组织,在外延上就只有社团和民办非企业单位两类组织。

3. 中间定义 是在广义的外延上去掉国有企事业单位或其他组织。

我国民政部所采用的正式官方分类,是将民间非政府组织分为社会团体和民办非企业单位,前者进一步分为基金会、学术性社团、行业性社团、专业性社团、联合性社团等;后者进一步分为教育类、科技类、文化类、卫生类、体育类、社会福利类等,并在此基础上按照登记管理机关的级别区分为全国性组织和地方性组织。

(二)非政府组织的种类

有的政府间国际组织设有专门部门处理与 NGO 有关的事务,如联合国教科文组织下设有非政府组织会议,世界银行设的 NGO 为银行委员会。还有一些联合国机构与特定的 NGO 有着经常性的密切联系,如在联合国难民事务高级专员署与志愿机构国际委员会之间、在联合国人类居住中心与住区国际联盟之间、联合国环境规划署与环境联盟中心之间。目前,有 2000 多个 NGO 在联合国经社理事会享有正式的咨询地位,有 1500 多个 NGO 同联合国的公共信息部建立了正式的工作联系。2002 年联合国在南非召开的世界可持续发展全球会议上,有 3500 多个 NGO 获得了与会的资格。除此之外,在各个国家、各个地区以及国际领域,还有数目众多的各种形式的非政府组织。据统计,目前国际性的 NGO 就有约 40 000 余个。

WHO 通过各种方式同 NGO 合作,1981 年世界卫生大会审议通过了《世界卫生组织与非政府组织的关系准则》,为 NGO 参与全球健康治理开启了大门。与 WHO 有正式工作关系的团体绝大多数是属于某一医疗专业或执行国际医疗工作的世界性总会,其属下成员皆为国际性团体或各国国内的同一专业的协会总会。这些世界性总会的功能基本上是协调和联络各国会员,出版专业刊物,推动该专业领域的研究和水准,主办世界性的专业会议、讲座或培训,在国际场合(如世界卫生大会上)代表某专业发言并争取其专业地位、提出相关倡议,经由民主程序改选机构负责人等。WHO 每年均会对与 NGO 所开展的工作进行评估,从而增减合作 NGO 的名单。目前与 WHO 具有正式关系的 NGO 数量约为两百左右。与 WHO 合作、参与全球健康治理的知名国际 NGO 包括:非洲医学和研究基金会(African Medical and Research Center)、国际阿尔茨海默协会(Alzheimer's Disease International)、全球卫生研究论坛(Global Forum for Health Research)、海伦凯乐国际基金会(Helen Keller International)、乐施会(OXFAM)、国际扶轮社(Rotary International)、英国救助儿童会(Save the Children UK)。上述 NGO 主要设在美国、英国、法国、瑞士、澳大利亚等地,唯一总部设在中国且与 WHO 开展合作的国际 NGO 是世界针灸学会联合会(the World Federation of Acupuncture-Moxibustion Societies)。

如按照广义定义,中国近年来参与全球健康治理较为活跃的机构有中国疾病预防控制中心(Chinese Center for Disease Control and Prevention)、中国计划生育协会(China Family Planning Association)及各位医学专业协会或社团。同时,长期在中国从事全球健康治理的国际 NGO 还有:比尔及梅琳达·盖茨基金会、中国-默沙东艾滋病基金会(China-MSD HIV Public-Private Partnership, Inc.)、世界健康基金会(Project Hope)、中华医学基金会(China Medical Broad, Inc.)等。

(三)非政府组织的特征及其在全球公共卫生治理体系中的角色

美国学者莱斯特·萨拉蒙认为 NGO 有组织性、民间性、非营利性、自治性和志愿性五个特征。上述特征决定了 NGO 可以在全球公共卫生治理体系中扮演重要角色。

第一，公共卫生问题的全球化特征迫切要求世界各国在卫生领域开展密切的国际合作，而 NGO 有良好的组织化和国际性特征，完全有条件成为这种全球国际合作中的重要行为体，加之其不受主权让渡的约束，因此在公共卫生领域的国际合作中比主权国家更具灵活性。

第二，与各国官方的公共卫生机构相比，NGO 由于具有民间性和自治性特征，且一般不受国界限制，因而比政府公共卫生部门触角伸得更远，在应对全球性公共卫生问题方面能够发挥政府无法替代的作用。

第三，公共卫生领域中的 NGO 聚集了大批公共卫生领域的专家，他们将自己的专业知识和资金设备无偿投入到全球公共卫生事业中去。在发生全球公共卫生事件时，他们同各国政府一道行动，为 NGO 参与全球公共卫生治理奠定了良好基础。

第四，面对传染性疾病快速蔓延的突发事件，国境已构不成阻止病毒传播蔓延的天然障碍，单靠政府部门很难有效控制疾病在全球蔓延。水平分布于社会各个角落的 NGO 同垂直配置资源的政府卫生部门相比，在疫情监测、传染病早期控制等方面比政府部门行动更迅速，更有优势。总之，对 NGO 在全球公共卫生治理体系中的作用不应只停留在理论认识上，而应让其在全球应对公共卫生挑战的实践中得到更多的锻炼和发挥。

第二节　中国对外卫生发展援助

一、中国对外卫生发展援助的历史沿革

新中国成立以后，面对西方资本主义国家的政治和经济封锁，中国为了争取第三世界国家的支持，积极开展对外经济技术援助和军事援助。改革开放以来，中国将国家的工作重心转移到国内经济建设，对外援助从规模、布局、机构到援助方式、管理机制等方面都进行了调整，开始强调对外援助项目的经济效益。进入 21 世纪，随着中非合作论坛的启动，中国对外援助快速发展，援助内容和形式日趋多元化。中国的对外援助为欠发达国家或地区的经济社会发展起到了极大的推动作用，同时有利地配合中国外交工作和经济建设，拓展了中国的外交空间和国际影响，逐步树立起了中国在国际事务中的大国形象。

对外卫生发展援助（health development aid）是中国对外援助的重要组成部分，也是中国参与全球健康治理的重要手段。1963—2013 年，我国先后向亚、非、拉、欧和大洋洲的 66 个国家和地区派遣过援外医疗队，累计派出医疗队员约 2.3 万人次，诊治患者 2.7 亿人次。全国有 27 个省（区、市）承担着派遣援外医疗队的任务。与此同时，中国还向众多国家无偿提供药品、医疗器械，帮助它们建设医疗设施。中国对外卫生发展援助经历了从单方援助，到在援助的基础上不断深化合作的过程，目前正呈现多领域、多渠道合作局面。本节主要以援非视角，将中国对外发展援助大致经历了三个发展阶段。

（一）新中国成立后到改革开放前

新中国成立前后，中国曾长期得到国际援助，尤其是社会主义国家的援助。中华人民共和国成立后，出于社会主义阵营和第三世界国家相互支持考虑，中国开始对社会主义阵营国家和一些亚非新兴民族国家进行援助。1956 年苏伊士运河战争期间，中国曾准备向埃及派出医疗队。1960 年前后，中苏交恶，非洲民族独立和去殖民化浪潮高涨。在此背景下，中国外交重点转向大力支持第三世界的民族解放运动。此时，中国国内医疗卫生状况已有较大改善，并初步具备对外医疗援助能力。1963 年应阿尔及利亚政府的请求，毛泽东主席和周恩来总理决定向阿尔及利亚派出第一支医疗队，并确定了我国向发展中国家无偿提供卫生发展援助的长期战略。其中，第一批 13 人于 1963 年 4 月 6 日启程赴阿，开启了中国援非医疗的漫漫征程。1964 年初周恩来总理访问非洲加纳期间提出"中国政府对外经济技术援助八项原则"，成为指导这一时期卫生发展援助与对非合作的总方针。

这一时期，中国卫生发展援助的主要方式是向受援国派出医疗队。从 1963 年到 1976 年，中国先后同 20 多个非洲国家签订了关于派遣中国医疗队赴对方工作的议定书。根据协议，医疗队的往返路费和

生活、工作费用全由中方负担。此外,中方还负责供应主要药品和医疗器械。同时,我国还帮助援建了非洲许多国家的医疗基础设施,包括制药厂和医院等。如 1967 年江苏省援桑(桑给巴尔)医疗队技术人员因陋就简,建成制药车间,为桑给巴尔医院提供了常用注射剂。1969 年,中国无偿援助 80 万元人民币在桑给巴尔的奔巴岛上建设阿卜杜拉姆齐医院。此外,出于"给当地人民留下一支永远不走的医疗队"考虑,中国还帮助培训受援国医疗人员,培训方式主要有就地培训和接受留学生两种方式,为非洲国家培养了不少医疗人才。

中国在这一阶段采取无偿卫生发展援助原则,即援外医疗各项经费全部由中方支付。这体现了中国援非诚意,受到广大受援国欢迎,但同时也有弊端,主要是中国政府财政承受的压力过大、部分发展援助项目质量和效率不高等。

(二)改革开放前期至 2000 年

经过十年"文化大革命"的中国百废待兴,很难维持改革开放之前的无偿援助模式。同时,改革开放后的中国逐渐熟悉和接受一些国际惯例,开始考虑援外工作与国际接轨。为此,中国政府提出了对外援助不再单纯地普遍提供援助,而是强调在提供必要援助的基础上量力而行和互利互惠。1983 年 1 月,时任国务院总理赵紫阳在访非期间宣布了中国同非洲国家开展经济技术合作的四项原则,即"平等互利、讲求实效、形式多样、共同发展",这一原则成为指导改革开放新时期中非合作的总方针,对中国对非卫生发展援助具有很大影响。

事实上,中国对非卫生发展援助政策早在 20 世纪 70 年代中后期就开始调整,逐步限制援外规模。此后,中国不断加深对非卫生发展援助的改革,并逐渐推行国际通行的"共同负担"原则,即要求部分受援国负担援外医疗人员的生活费和国际机票,并不再向对方普遍提供医疗器械和药品。这一做法得到很多受援国理解,阿尔及利亚就主动提出承担中国援阿医疗队的部分经费,即由阿政府每月支付每位中国医疗队员相应阿方人员的工资。再如,经过中国和坦桑尼亚两国协商,1979 年后江苏医疗队在桑给巴尔工作期间所需的药品、试剂和器械由桑给巴尔方面负担。医疗队在桑给巴尔工作期间的住房、交通(包括交通工具、油料、维修和司机)、办公费、差旅费、回国旅费和生活费由桑方负责。中方则负担医疗队赴桑旅费。另外,中方每年仍向桑提供 40 万元人民币的药品和医疗器械。这种共同负担的原则,使得我国在 80~90 年代派出的援非医疗队逐渐失去了单方面无偿援助的色彩,有人认为这具有中非政府间劳务承包的色彩(紧急人道主义救援等情况除外)。

20 世纪 80~90 年代,除了援非医疗队作为援非医疗的重要方式外,中国继续在非援建制药厂和医疗服务设施。据中国政府 2000 年发布的《南南合作政策报告》显示:在 1956—1999 年的 43 年间,中国援建非洲 20 个医院,总床位近 2000 张。

(三)2000 年至今

2000 年中非合作论坛创立至今,已经举行五次部长级会议,每次会议都对中非卫生合作问题给予高度重视。在 2006 年中非合作论坛第三次部长级会议暨北京峰会上,中国提出了八项援非举措,其中涉及医疗援助方面的有:3 年内,为非洲国家援助 30 所医院,并提供 3 亿元人民币无偿援助用于向非洲国家提供防疟药品和设立 30 个抗疟中心等。中国政府同时表示,将根据自身能力及非洲国家需要,续派、新派和增派医疗队,并与非洲国家积极探索派遣医疗队的新方式;继续向非洲国家提供所需的药品和医疗物资援助,帮助非洲国家建立和改善医疗设施、培训医疗人员。据统计,2006 年北京峰会至 2009 年第四届中非合作论坛前,中国共向 41 个非洲国家(42 支医疗队)派遣医疗队员 1200 人次,并提供了价值 5000 万元人民币的医疗器械。

2012 年,中非合作论坛第五次部长级会议上,中国政府又提出继续援非的重要举措,卫生发展援助依然占据重要地位。在会议成果性文件《中非合作论坛第五届部长级会议——北京行动计划(2013—2015 年)》中明确指出:将扩大中非双方在艾滋病、疟疾、结核等重大传染性疾病防治与口岸防控、卫生人员培训、妇幼保健、卫生体系建设和公共卫生政策等方面的交流与合作;中方将继续为中国援建的医疗设施提供支持,实现项目的可持续发展,提升医院和实验室的现代化水平;中方将继续帮助非洲国家培训医生、护士、公共卫生人员和管理人员;中方将在非洲开展"光明行"活动,为白内障患者提供免费治疗;中方将继续做好向非洲派遣援外医疗队工作,今后 3 年向非洲派遣 1500 名医疗队员。中国政府对非卫生发展援助的措施力度之大、密度之高史上罕见。

中国向非洲提供卫生发展援助除了通过中非合作论坛渠道外,其他形式的卫生计生领域合作也日益丰富。中国大型企业开始参与中国对非卫生合作,以苏丹为例,1997 年中石油控股 40%的大尼罗河石油公司成立后,中石油在苏丹先后建立了喀土穆炼油厂友谊医院、富拉医院、法鲁济友谊医院、黑格里医院等 4 家医院和 106 家诊所,并向麦罗维医院、扎里巴医院、哈桑医院、吉利卫生院等捐赠了 70 多万美元的医疗设备。这种医院既服务于中石油员工,也服务于当地人民。中国人在非洲国家开办的私人医院和诊所增多,如喀土穆华夏医院是中国人在苏丹建立的第一家民营医院,现在已经拥有 100 多名员工,其中中方人员约 30 名。

在非的中资或合资制药企业也进入了新的发展阶段,中国有实力的企业从向非洲销售药品起步,逐渐发展到在非洲本地投资设厂,非洲已经成为中国医药企业"走出去"的首选地之一。中国医药集团、上海复星集团的桂林南药、华立集团的昆明制药、北京华立科泰医药有限责任公司等先后在非洲投资建厂,设立了营销办事处。由湖北人福药业集团在马里投资兴建的药厂于 2015 年全面落成,进入试生产阶段,成为中国在非洲建设的第一家现代化药厂,也是西非地区技术标准最高的药厂。

中国的非政府组织也尝试开展对非卫生计生领域合作。中国扶贫基金会的"母婴平安 120 行动"项目也走进非洲。项目分支"非洲地区贫困母婴援助计划"于 2007 年正式启动。中国扶贫基金会与澳门慈善机构合作,通过物资援助、派遣医疗队、培训当地医务人员等方式来提高受援地区贫困母婴的保障水平和医疗卫生条件。中国政府还通过"人口与发展南南合作伙伴组织",为非洲培训几百名计划生育、生殖健康管理人员和技术服务人员,邀请来自 20 多个非洲国家的 60 多名部长级高级官员参加在华举办的生殖健康领域的高官研修班,并向部分非洲国家捐赠了避孕药具和生殖健康产品。2007 年在日内瓦第 60 届世界卫生大会上,中国代表团团长、原卫生部(现国家卫生和计划生育委员会)长高强在发言中宣布,中国政府决定向世界卫生组织捐款 800 万美元,主要用于帮助非洲等地区的发展中国家建立、健全疾病监测网络,提高疾病防治能力和应对突发公共卫生事件的能力。

二、中国对外卫生发展援助的形式

(一)派遣援外医疗队

援外医疗队(medical team for foreign aid)是中国对外卫生发展援助的最重要形式之一。援外医疗队指中国向受援国派出医务人员团队,并无偿提供部分医疗设备和药品,在受援国进行定点或巡回医疗服务。援外医疗队目前已走过 52 周年的发展历程。中国大陆除西藏、新疆、贵州、海南外,各省(区、市)卫生部门都承担了援外医疗队的派遣任务。截至 2012 年底,中国累计向 66 个国家和地区派遣援外医疗队员 2.3 万多人次,派出的医疗队员以三甲医院为主(占 47.0%)、副高及以上职称占 59.4%。经中国医生诊治的受援国患者超过 2.7 亿人次。目前仍有 1100 余名医疗队员在亚洲、非洲、欧洲、拉丁美洲、加勒比和大洋洲的 50 个国家和地区的 113 个医疗点从事援外医疗工作。

(二)援建医院等医疗设施

援建医院等医疗设施是中国对外卫生发展援助的主要形式之一。

自 1970 年以来,中国以交钥匙的方式共为非洲援建了 200 多个医疗卫生设施的成套项目。在 2000 年中非合作论坛机制建立后的第一个 10 年,特别是 2006 年中非合作论坛北京峰会后,中国共援建了 54 所医院、30 个疟疾防治中心,3 所医疗卫生中心、1 所卫生培训和研究中心、3 家制药厂(车间)和 1 所卫生学校。2010—2012 年,中国又援建了约 80 个医疗设施项目,包括综合性医院、流动医院、保健中心、专科诊疗中心、中医中心等。除了上述成套项目的土建工程,中国还无偿配备成套医疗设备,在一定程度上缓解受援国医疗卫生资源不足的问题。

(三)捐赠药品和医疗设备

捐赠药品和医疗设备属于一般物资援助。中国医疗队会随队赠送一些药械,这是两国政府派遣医疗队协议中的一部分;此外,还单独捐赠药械,由上海或广州口岸经海路运往受援国,大部分将无偿捐赠给医疗队驻地医院。根据官方网站的有关信息显示,2006—2009年,中国共为非洲提供了价值8亿元人民币的医疗设备和抗疟药品等物资援助。2010—2012年的3年间,中国还向受援国提供约120批医疗设备和药品物资,包括多普勒彩超仪、CT扫描仪、全自动生化仪、母婴监护仪、重要手术器械、重症监护检测仪、磁共振等高端医疗设备,以及防治疟疾、霍乱等疾病的药品及医疗车(包括救护车)和医用电梯。

(四)卫生人力资源开发合作

卫生人力资源开发合作也是中国对外卫生发展援助形式之一。中国对受援国在卫生人力资源开发合作的方式包括:教育部提供奖学金接受来华正规学习;商务部组织为非洲卫生官员和技术人员来华研修、培训;以及援外医疗队的现场带教,提升他们解决实际问题的能力;在非洲和大湄公河次区域国家开设抗疟和人感染高致病性禽流感的培训。以2000年中国设立"非洲人力资源开发基金"为标志,用于人力资源开发培训的援外支出增长近五倍,培训内容包括传染病防治、卫生管理、传统医学和护理技术等。

(五)公共卫生领域的援助

近年来,中国卫生发展援助的工作领域由传统的医疗援助扩展到公共卫生援助。广州中医药大学李国桥快速灭疟团队自2007年以来在科摩罗实施青蒿素复方快速控制/清除疟疾方案,使科摩罗从高疟疾流行区转为低疟疾流行区,实现疟疾零死亡。2007至2013年,中国与缅甸、老挝、越南合作,开展了艾滋病、疟疾、结核病、登革热、鼠疫等疾病的联防联控项目。2011年以来中国还派出15名专家赴巴基斯坦、尼日利亚、坦桑尼亚和纳米比亚,协助当地消除脊髓灰质炎。2014年5月,中国还与WHO合作为坦桑尼亚桑给巴尔制定消除血吸虫病的战略规划,提供人员、药品和技术服务。2014年3月西非三国埃博拉疫情恶化升级以来,中国先后提供了四轮援助价值7.5亿元人民币的援助,并派出200多名公共卫生专家和医疗技术专家赴疫区开展疫情防控、病毒检测和患者的救治工作,在当地培训医护人员、开展联合研究,援助塞拉利昂建设固定生物安全三级实验室。此外,还为利比里亚援建治疗中心,参与非盟建设非洲疾病预防控制中心,帮助非洲国家建立健全公共卫生防控体系。这是中国对外公共卫生援助从项目援助向制度体系援助拓展的重要标志。

(六)卫生相关的紧急人道主义援助

卫生相关的紧急人道主义援助(emergency humanitarian assistance)也是中国对外卫生发展援助形式之一。卫生是紧急人道主义援助的重要领域。2004年9月,中国正式建立人道主义紧急救灾援助应急机制。2004年12月,中国为印度洋海啸开展了其对外援助历史上规模最大的紧急救援行动,提供价值7亿多元人民币的援助。2013年菲律宾遭遇强烈台风袭击,中国首次派出国家应急医疗队与和平方舟号医院船前往灾区开展救援工作。中国还就各种突发公共卫生事件提供紧急人道主义援助,包括向东南亚国家提供防治禽流感紧急技术援助;对几内亚比绍霍乱、厄瓜多尔登革热、墨西哥甲型H1N1流感、西非埃博拉疫情等提供物资或现汇紧急援助。

(七)民间参与的卫生援助

中国还通过"官民结合"的方式积极开展多种形式的卫生援助。如帮助朝鲜、柬埔寨、孟加拉国、越南、巴基斯坦等亚洲国家,以及津巴布韦、马拉维、莫桑比克、苏丹等非洲国家的眼病患者免费实施治疗,即"光明行"活动;派遣青年志愿者赴老挝等亚非国家开展为期半年的医疗卫生志愿服务。此外,中国一些大型企业如中石油等的海外公司,在苏丹等国建立了喀土穆炼油厂友谊医院、富拉医院、法鲁济友谊医院、黑格里医院等4家医院和106家诊所。

三、中国对外卫生发展援助的效果

多年来,中国对外卫生发展援助已取得良好的效果。中国对外卫生发展援助弘扬了国际主义和人道主义精神,为南南卫生合作树立了典范。中国对外卫生援助一直秉持南南合作平等互信、不干涉他国内政、不附加政治条件的原则,是历时最长、惠及国家和地区最多、成效最为显著的南南合作领域之一,尤其是援外医疗队发扬的"不畏艰苦、甘于奉献、救死扶伤、大爱无疆"的精神。2010年联合国开发计划署南南合作特设局授予中国原卫生部(现国家卫生和计划生育委员会)"卫生发展南南合作荣誉奖牌",以表彰中国在卫生南南合作框架中的卓越贡献。

中国对外卫生发展援助在一定程度上改善了受援国医疗卫生服务的可及性和当地人民的健康水平。中国援外医疗队派驻的 50 个国家涵盖了全球面临严重卫生人力资源危机国家中的 36 个。中国的卫生援助不仅有助于缓解受援国缺医少药的问题,还为其引入心脏外科、肿瘤摘除、断肢再植、微创医学等高精尖医学临床技术和针灸、推拿等中医疗法,挽救了许多急危重症患者的生命,治愈了大量常见病、多发病,促进了当地医疗卫生水平的提高。

中国对外卫生发展援助增进了中国与受援国之间的了解和互信,促进了双边关系的发展,成为中国参与全球健康治理不可或缺的重要一环。援外医疗队既参与民间外交,也参与高层外交,促进了受援国百姓和官员对中国的了解和信任,甚至帮助打开外交的机会窗口。此外通过中国医生的服务和技术传授,以及来华学习进修,促进了其他国家对中医、中药的了解和认可,为更多的中国医药企业走向国际市场奠定了基础。

第三节　中国与卫生领域相关的国际组织

一、中国参与国际组织的历史沿革

国际组织(international organization)是国际社会发展到一定阶段的产物。17 世纪的威斯特伐利亚会议开创了国际关系史上通过国际会议解决国际争端的先例。19 世纪中叶以后,出现了越来越多为特定目的而设立的一些常设机构,它们是现代国际组织的雏形。进入 20 世纪之后,国际组织开始获得真正的发展,国际组织也从最初的专门性和技术性组织开始向一般性和政治性组织扩展。尤其重要的是第一次世界大战后,出现了人类历史上第一个世界性的国际政治组织——国际联盟,它的结构形式及运作程序进一步发展和完善了国际组织的模式。第二次世界大战结束后,国际组织进入快速发展时期。第二次世界大战结束时建立的世界上第一个真正具有意义的政府间国际组织——联合国,已经成为当今世界最具代表性的国际组织,开创了国际组织发展史上的新纪元。随着国际组织在国际社会中重要性的日益增强,中国与国际组织关系的演变也经历了一个曲折复杂的过程。

国际组织产生与发展的历史,适应了国际合作和发展的需要,因其在各种问题领域发挥的建设性作用,已经成为当今国际关系中日益重要的国际行为体,构成了当今全球治理的重要载体,成为多边外交的重要舞台。随着国际组织在全球重要性的日益增强,中国也开始从一个相对孤立和封闭的状态之中日益走向开放,一个正在崛起的中国在走向世界融入世界的同时,也开始影响世界,塑造世界。王逸舟将中国与国际组织关系的演变概括为"从拒绝到承认、从扮演一般性角色到争取重要位置、从比较注重国内需求到更加兼顾国际形象"的曲折过程。

从新中国成立以来的 60 多年的时间里,中国与国际组织的关系演变大体上可以划分为三个时间段:一是从 1949—1971 年。受美国为首的西方封锁和孤立,中国被长期排斥于联合国体系之外,中国也很少参与当时世界上主要的国际性组织;二是 1972—1989 年。20 世纪 70 年代初,以中国恢复在联合国合法席位为标志,中国与国际组织的关系进入到一个新阶段,开始全面参与国际社会,但由于国内原因,中国对国际组织的参与还是有限的;三是 1989 年至今。中国与国际组织的关系进入到了一个全新的发展时期,中国开始全面深入参与当今世界上几乎所有重要的国际组织。

(一) 1949—1971 年维护主权独立,争取国际社会承认

自新中国成立以来,由于意识形态的影响,中国受到以美国为首的西方的封锁和孤立,被长期排斥于联合国体系之外。与此相对应,中国也将当时所有重要的国际组织都视为被西方操纵的干涉别国主权和内政的工具,将联合国视为美国的表决机器,再加上台湾长期占据着中国在联合国的席位,因此,在中国恢复联合国合法席位之前,几乎隔绝于当时所有的世界性国际组织。由于第二次世界大战结束后的大国合作被以美苏对峙的冷战体系所取代,美苏两大阵营在世界范围内进行着激烈的斗争。新中国成立后,为争取当时国际社会的承认,在当时世界上主要资本主义国家采取敌视、封锁和遏制政策的情况下,中国确立了"一边倒"的外交方针,把对外政策的重心放在以前苏联为首的社会主义阵营内部,主

要是与当时的社会主义国家发展友好关系。

在国际组织问题上,当时中国所加入的一些国际组织也主要是社会主义阵营内部所成立的一些区域性和功能性国际组织,而当时主要的世界性国际组织都是由西方掌握和操纵的,这种情况也就决定了中国与国际组织的关系是一种不正常的和敌对的关系。另一方面,由于中国始终坚持独立自主的外交政策和主权绝对不容干涉的原则,担心受到来自国际组织的各种干涉,使得中国隔绝于当时主要的国际组织。

(二) 1972—1989 年恢复合法席位,逐步扩大参与力度

1971 年 10 月 25 日,中国恢复在联合国合法席位。以此为标志,中国与国际组织关系进入新阶段,开始全面参与国际社会,主动寻求加入当时的各种世界性国际组织,但主要由于国内因素,中国对国际组织的参与从总体上来看是较为有限的。随着中国在联合国合法地位的恢复,中国对国际组织的认知也发生了变化。特别是在 20 世纪 70 年代末,随着中国改革开放进程的全面铺开,中国对国际组织的政策也发生了迅速的变化:与国际组织展开了更加积极和具有建设性的合作,利用国际组织融入国际社会;更加注重利用国际经济组织的作用,积极参与国际组织和多边合作,并以此作为获取资金和技术的一个重要途径。因此,随着改革开放的进程,中国与国际组织的关系进入了一个全新的发展时期,其参与的广度和深度都是前所未有的,这个时期是中国开始全面参与并加入国际组织的时期。在此时期内,作为联合国安理会的常任理事国,中国开始参与了联合国的维和事务。同时由于以经济建设为中心的国内发展战略的需要,中国开始积极加入到国际经济组织中去,以便获得资金和技术的援助。在此时期内,中国成为国际货币基金组织(International Monetary Fund)和世界银行的理事国,同时在一些地区性和区域性经济金融组织中,如亚洲开发银行、亚太经合组织等组织内也开始出现中国的身影。在最受关注的人权领域,中国也积极加入并参加类似如联合国人权委员会之类的会议;在核不扩散领域,作为一个核大国,中国以负责任的姿态先后签署了《南极条约》《外层空间条约》等国际条约,之后中国又积极加入国际原子能机构,承诺认真遵守和履行该机构所规定的成员国义务,签署了《不扩散核武器条约》和《全面禁止核试验条约》。中国与国际组织关系的演变进入了一个全新的发展时期。

(三) 1989 年至今加强多边合作,提升大国影响实力

中国与国际组织的关系进入了一个全新的发展时期。在此时期,中国开始积极利用并且通过国际组织开展多边外交活动,在一系列国际组织中承担着更大责任,发挥着重大作用,为自身的发展同时也为国际组织的发展注入了新的活力。以 2001 年中国成功入世为标志,中国已参加了所有重要的全球性国际组织,并于同年在中国诞生了第一个以中国城市上海来命名的地区性国际组织——上海合作组织。这是中国有史以来积极主动创建的,并在其中发挥着核心作用的一个重要国际组织,这一标志性的事件在中国与国际组织关系的发展史上尤其具有深远的意义。随着中国将和平与发展确定为时代的主题,在中国与国际组织互动过程中,中国开始表现出了更加积极的姿态和合作意愿,在中国共产党十六大报告中也明确提出"要积极参与多边外交活动,充分发挥我国在联合国以及其他国际组织中的作用"。这一政策性文件和纲领使得中国与国际组织关系的发展迎来了一个新的高潮,中国后来参加了二十国集团、"金砖国家"集团,又通过建立夏季达沃斯世界经济论坛、博鳌亚洲论坛等方式,通过国际组织和多边外交的方式,开始利用自己日益增强的影响力来改变中国,影响世界。从上述中国与国际组织关系的演变和发展过程来看,从早期的隔离到后期的主动融入,中国与国际社会开始全面接轨,在参与国际组织的类型、深度与广度等方面都是史无前例的。同时,在这一过程中,中国不仅以更加积极主动的姿态参与和融入现有的国际组织,而且还积极主动地以自己的实力和影响力来塑造、改造现有的国际组织和国际规则。也正是部分得益于这一过程,中国的综合国力也有了很大发展。进入 21 世纪以来,中国更加深刻地认识到自己的发展构成了世界发展的一个不可分割的部分,中国的命运和世界的命运紧密联系在一起,中国以一种和平发展中的大国的责任意识来积极参与国际组织的改革与完善,推动国际组织向更加公正与合理的方向发展。

二、中国与卫生领域相关的国际组织

(一) 联合国体系内的国际组织

中国与联合国体系内的国际组织开展卫生交流与合作始于 20 世纪 70 年代。1972 年 5 月举行的第

25 届世界卫生大会通过决议,恢复了中国在 WHO 的合法席位。1973 年 5 月,中国代表团首次出席在日内瓦举行的第 26 届世界卫生大会,并当选为该组织的执行委员会委员。自此中国开始参与多边领域的全球健康治理。

在最初的 5 年中,中国参与多边活动的形式主要是出席该 WHO 的行政例会,没有实质性的合作。到 1978 年 10 月,时任中国卫生部部长江一真与世界卫生组织前总干事哈夫登·马勒博士签署了《中华人民共和国和世界卫生组织关于技术合作的备忘录》,标志着中国真正开始实质性多边卫生合作。从此,中国出席了历届世界卫生组织理事会议,参加全球健康问题的讨论,不仅参与联合提案,还主动发起提出决议案;一批中国医药卫生研究机构相继被批准成为 WHO 合作中心,作为世界各国与我卫生合作交流的窗口与平台,在卫生技术交流与合作、人才培养、引进先进技术和理念等方面发挥了重要作用;通过 WHO 双年度正规预算和预算外资金的支持,中国以派遣人员出国进修学习或技术考察、聘用专家顾问来华讲学或提供咨询、在华举办讲习班、采购仪器设备、派遣出国等形式的活动,在卫生人力资源开发、卫生系统加强、传染病监测和应对和慢性非传染性疾病预防、监测与管理等领域,开展了卓有成效技术合作。中国还作为东道主多次成功举办 WHO 的重要会议。鉴于中国参与 WHO 所取得的工作成就,包括中国原卫生部(现国家卫生和计划生育委员会)部长陈敏章、医学专家毛守白教授等多名卫生工作者获得 WHO 的各种奖章和表彰。

与此同时,中国还和联合国其他卫生相关组织建立了卫生合作关系,包括世界银行、联合国儿童基金会、联合国人口基金和联合国艾滋病规划署等,在医学教育、农村卫生、卫生系统与政策、卫生人力开发、疾病控制与计划免疫、妇幼卫生保健、消除碘缺乏病、健康教育、营养和爱婴医院、HIV/AIDS 预防与控制、防治儿童意外伤害和非传染性疾病等领域共获得了约 1.5 亿美元的无偿援助和 10 亿美元左右的优惠贷款支持,引进了大量的前沿技术、管理理念和先进经验,缩小了与发达国家的差距(表 11-2)。

表 11-2　与中国开展卫生计生合作的联合国体系内的国际组织

名称	目标和职能	主要工作	开始合作时间	卫生合作项目类别
WHO	使全世界人民获得尽可能高水平的健康	促进流行病和地方病的防治;提供和改进公共卫生,疾病医疗和有关事项的教学与训练;推动确定生物制品的国际标准	1972 年	卫生服务与卫生体系;食品与药品监管;环境卫生;传染病;妇幼卫生等
WB	通过实现包容性和可持续的全球化减少贫困,建立一个没有贫困的世界	提供低息贷款、无息贷款和赠款,用于包括教育、卫生、公共管理、基础设施、金融和私营部门发展、农业以及环境和自然资源管理投资在内的多重目的	1980 年	农村卫生;卫生服务体系;结核病、禽流感等传染病预防控制;环境卫生;卫生应急
UNICEF	建立一个实现儿童权利的世界	幼儿生存与发展;基础教育和性别平等;儿童保护;艾滋病防治	1980 年	妇幼卫生;营养;健康教育与健康促进;儿童早期发展;疫苗;艾滋病;环境卫生类
UNFPA	促进所有人健康生活和获得平等机会的权利	计划生育和妇幼保健、避孕药具的研究生产、人口数据的收集分析、人口动态、人口政策与方案的制定与评估、人口教育和宣传、老年及妇女人口研究、专业人员的培训等,帮助提高妇儿健康水平,防止艾滋病传播和性暴力,降低孕妇死亡率	1978 年	生殖健康与计划生育;艾滋病;老龄援助

（二）联合国体系外的国际组织

进入 21 世纪,国际形势显现出许多新的特点。和平与发展仍然是时代主题。世界多极化、经济全球化深入发展,文化多样化、社会信息化持续推进,科技革命孕育新突破,全球合作向多层次全方位拓展,新兴市场国家和发展中国家整体实力增强,国际力量对比朝着有利于维护世界和平方向发展,保持国际形势总体稳定具备更多有利条件。但另一方面,一些传统安全问题远未解决,非传统安全问题又日益突出,恐怖主义、跨国犯罪、传染性疾病等在全球不断蔓延。这两类安全问题相互交织在一起,使世界面临的挑战更加复杂。

在中央总体外交战略的指导下,中国的全球健康治理之路继续沿着全方位发展的方向前进。中国积极参加相关国际组织的会议和活动,在原有合作项目渠道的基础上,争取了全球基金对我国控制艾滋病、结核病和疟疾的巨额支持,扩大中国 WHO 合作中心的队伍,继续在华承办重要的国际会议。这一时期,在与世界上众多 NGO(如红十字会国际联合会)继续保持良好的合作关系的同时,还与新的重要的 NGO(如比尔和梅琳达·盖茨基金会等)签署了合作协议,开展合作项目(表 11-3)。通过与这些国际组织开展合作,不仅促进中国医药卫生的现代化、推动了我国内卫生改革和发展,也大大提高了我在全球健康舞台上的参与度和话语权。

表 11-3　与中国开展卫生计生合作的联合国体系外的国际组织

名称	目标和职能	主要工作	开始合作时间	卫生合作项目类别
红十字国际委员会	保护战争和国内暴力事件受难者的生命与尊严,并向他们提供援助;指导和协调国际援助工作以及推广和巩固人道法和普遍人道原则的工作	迅速有效地应对武装冲突或在冲突地区爆发的自然灾害所带来的人道需求;探视被拘留者;保护平民;重建家庭联系;保障经济安全;水与居住环境;卫生;与各国红会合作;促进遵守国际人道法	1907 年	灾后重建;农村卫生;艾滋病;妇幼保健
欧洲联盟	促进和平,追求公民富裕生活,实现社会经济可持续发展,确保基本价值观,加强国际合作	计划生育和妇幼保健、避孕药具的研究生产、人口数据的收集分析、人口动态、人口政策与方案的制订与评估、人口教育和宣传、老年及妇女人口研究、专业人员的培训等,帮助提高妇儿健康水平,防止艾滋病传播和性暴力,降低孕妇死亡率	1998 年	食品安全;职业卫生;结核病;艾滋病;卫生系统发展
全球疫苗免疫联盟	维护儿童获得免疫的权利,保证每个儿童均有机会得到免疫接种,免于疫苗可预防疾病的侵袭	改善免疫服务系统基础设施;推广新疫苗的应用;开展引入和开发新疫苗相关研究	2002 年	疫苗
全球基金	抗击艾滋病、结核病和疟疾	抗击艾滋病、结核病、疟疾,加强卫生系统;尊重人权;资源动员	2003 年	结核病、艾滋病、疟疾项目
比尔与梅琳达·盖茨基金会	促进全球卫生和教育领域的平等	发现和转化科学;肠道疾病和腹泻;艾滋病病毒(HIV);疟疾;被忽视传染病;肺炎;结核病;农业发展;紧急事件应对;计划生育;贫困人口金融服务;全球图书馆;孕产妇、新生儿与儿童健康;营养;脊髓灰质炎(小儿麻痹症);疫苗供应;水源、卫生与清洁;烟草控制;大学学前教育;高等教育等	2007 年	传染病防控:艾滋病、结核病;控烟;紧急灾害救援

对中国而言,全球健康治理的舞台已经由原来的 WHO、联合国人口基金、联合国艾滋病规划署 UN-AIDS 扩展到联合国大会、联合国经社理事会、WTO、全球抗击艾滋病、GAVI、欧盟(EU)以及亚太经济合作组织(APEC)、二十国集团(G20)和"金砖国家"的峰会(BRICS)等组织和机制,参与者也由国家的卫生部门扩大到外交、贸易等非卫生部门甚至国家领导人。在相关组织的理事机构和会议上,中国不再局限于单纯地宣传自己、关注涉我问题,而是更为积极主动地参与涉及全球健康重大问题的讨论,参与新的国际规则的制定,在世界卫生大会和联合国大会上作为提案国主动提出(并获大会通过)有关卫生问题的决议案。2014 年 5 月 24 日,在瑞士日内瓦召开的第 67 届世界卫生大会期间,与会代表审议通过了"获得基本药物"和"传统医学"两项决议。上述决议均由我国在 WHO 执委会提出,并获得南非、韩国、古巴、马来西亚等多国联署,并得到众多国家的发言支持。这也是中国近期在全球健康治理领域取得的一次重大胜利。

三、中国与卫生领域相关国际组织之间合作特点

中国在参与与卫生相关国际组织的活动中,将自己的身份定位于负责任的建设性角色,这使得中国与国际组织的关系呈现出不同以往的新特点。

(一) 中国参与全球健康治理的影响力逐步增加

如今在重要的国际组织中,中国不断地刷新中国人就任国际组织职位的履历表,越来越多的中国人登上了国际组织的重要岗位。中国参与国际组织各项事务的深度和广度都是前所未有的,中国的声音日益为各国所重视,中国的态度往往影响到有关决议的形成。例如,2006 年在中国的提名和支持下,香港卫生署原署长陈冯富珍博士当选为 WHO 总干事,成为第一位担任联合国专门机构行政首长的中国籍的公民;2012 年,中国又成功地推动了陈冯富珍的连任;中国多次当选 WHO 执行委员会、联合国艾滋病规划协调委员会、全球抗击艾滋病、结核病和疟疾基金执行委员会等机构的成员;2012 年中国在 WHO 工作的职员数是 20 世纪末的 3 倍;中国在这些组织的理事机构中,发挥积极的建设性的作用,并推动 WHO 和全球基金的改革。

(二) 中国参与全球健康治理的主动性日益提高

如果说过去中国在国际组织中曾满足于充当一个耐心的倾听者(特别是讨论一些与我利益关系不明显的国际事务时),那么现今在倾听的同时,中国也要发出自己的声音,并有所作为。例如,作为 2014 年 APEC 卫生工作组主席,为设定 APEC 中短期卫生合作战略方向,中方主导提出的《健康亚太 2020 倡议》,并于 2014 年 8 月 12 日至 15 日在北京召开的 APEC 卫生与经济高级别会议和卫生工作组会议上,得到各成员经济体热烈响应和积极支持而顺利通过;2013 年 11 月上海合作组织成员国领导人峰会期间,签署了由中国提出的《上海合作组织成员国传染病疫情通报方案》,为未来中国与该地区各国开展传染病联防联控打下法律和政治基础。

(三) 中国参与全球健康治理的建设范围扩大

作为国际组织的一员,中国在享有国际组织所提供的公共产品的同时,也在为其他成员国提供公共产品努力贡献自己的一份力量,这是一个负责任的大国应尽的国际义务。例如,2011 年中国原卫生部(现国家卫生和计划生育委员会)和原国家食品药品监督局合作,推动中国疫苗监管体系顺利通过 WHO 评估;2013 年国产乙脑疫苗通过 WHO 预认证(prequalification),为质优价廉的中国医药卫生产品走向世界,向全球提供卫生公共产品开辟了道路。中国有越来越多的专家参与制定全球卫生领域规范的工作,中国是唯一担任两个国际法典委员会(食品添加剂法典委员会和农药残留法典委员会)主持国的发展中国家,并主导了一些国际法典标准的起草。

(四) 中国与国际组织合作的互动性增强

中国与国际组织的合作,在一段时间里主要体现于这些组织对中国提供资金和技术支持,而今中国提供给国际组织的资金和技术援助与日俱增,双方的合作由"进多出少"向"进出均衡"转变。例如,在 2014 年全球抗击埃博拉疫情期间,中国向世界卫生组织捐赠了 600 万美元的资金,善尽大国责任;中国与世界卫生组织、世界银行等国际组织开展交流与合作,为中国新一轮的医药卫生体制改革提供政策建

议,同时中国的改革经验也不断地与国际组织的各成员国进行分享。

中国的卫生外交随着国家总体外交战略的调整而变化,经历了中国外交走过的历程。它既为总体外交战略服务,也为中国医药卫生的现代化服务;它既是国家卫生计生部门的行动,也是众多利益相关非卫生部门的行动。随着中国综合国力的不断提升,中国所承担的国际责任也相应增加,中国正以更为开放、积极的姿态参与全球健康外交,推动全球健康治理,增进全球健康。

中国和平发展的进程已经开始。中国将秉承和平宗旨,积极参与国际合作,活跃于国际组织之中。中国已经有了60多年建国实践和对外交往经验,已经构建并形成了参与国际组织的战略和策略构想。在21世纪建设小康社会的重要时期,中国还将继续利用外部世界,但更重要的是实现改善外部环境这一战略的转换,使中国以更快的速度实现中华民族伟大复兴的梦想。

(季 煦　孙 静　董四平)

💬 关键术语

全球健康治理(global health governance)

全球健康外交(global health diplomacy)

卫生发展援助(health development aid)

援外医疗队(medical team for foreign aid)

👁 思考题

1. 中国卫生发展援助的形式有哪些?
2. 中国全球健康治理的相关参与者有哪些,其主要职责是什么?
3. 中国与卫生相关国际组织开展合作中有哪些特点?

参 考 文 献

1. 国家卫生计生委国际合作司网站. http://www.nhfpc.gov.cn/gjhzs/index.shtml.

2. 李晓云,唐丽霞,武晋. 国际发展援助概论. 北京:社会科学文献出版社,2009.

3. 国家卫生计生委人事司. 国家卫生计生委工作人员必备手册. 北京:中国人口出版社,2014.

4. 中华人民共和国国务院新闻办公室. 中国的对外援助(2011). 北京:人民出版社,2011.

5. 中华人民共和国国务院新闻办公室. 中国的对外援助(2014). 北京:人民出版社,2014.

6. 世界卫生组织执行委员会. 与非国家行为者交往的框架. [2014-12-15]. http://apps.who.int/gb/ebwha/pdf_files/EB136/B136_5-ch.pdf? ua=1.

7. 张鸿石,李丽. 非政府组织在全球公共卫生治理中的地位和作用. 当代世界,2011,(4):36-38.

8. 国家卫生计生委国际合作司. 2014年国家卫生计生委重点调研课题:中国全球卫生外交战略研究报告. 2014.

9. 北京大学全球卫生研究中心. 全球卫生时代中非卫生合作与国家形象. 北京:世界知识出版社,2012.

10. 宋睿. 新中国成立以来中国与国际组织关系的演变. 外交观察. [2013-08-08]. http://www.faobserver.com/NewsInfo.aspx? id=8905.

11. 尹慧,高迪. 全球健康领域国际合作者分析—以在中国开展卫生合作的机构为例. 中国卫生政策研究,2014,(1):52-57.

第十二章 全球健康治理面临的 挑战、趋势与展望

🌐 **学习目标**

通过本章的学习,你应该能够:

掌握 掌握全球健康治理的特征、趋势与展望;中国参与全球健康治理面临的机遇与挑战。

熟悉 全球健康治理面临的挑战;

了解 中国参与全球治理的特点;2000—2010 年全球健康治理取得的行动成果。

🔍 **章前案例**

提升全球卫生体系建设迫在眉睫

2015 年 5 月 18 日,第 68 届世界卫生大会在瑞士日内瓦举行,来自世界卫生组织(WHO)194 个成员国的 3000 余名代表参加。WHO 总干事陈冯富珍在发言中表示,当前是一个过渡和变革的时代。自然灾害、气候变化、金融危机等给全球带来了巨大危机,传染性疾病和非传染性疾病给人类健康带来了不可预期的影响,以开放、合作为基石,提升全球及各国的卫生体系建设迫在眉睫。

5 月 19 日,国家卫生计生委主任李斌参加了由瑞典卫生保健、公共卫生与体育部在第 68 届世界卫生大会期间举办的以抗生素耐药为主题的早餐会。会上,中国与美国、英国、德国等 14 国组成先锋联盟,签署联合宣言,呼吁全球共同抗击抗生素耐药,并承诺实施抗生素耐药全球行动计划,提高抗菌药物管理水平和应对细菌耐药的能力。

回顾 2014 年西非埃博拉疫情,全球健康和全球公共卫生安全再次引发关注。在这一过程中,一些国家对于 WHO 应对此次公共卫生危机的有效性和及时性有所质疑。因此,推动 WHO 改革、完善全球卫生治理,成为此次大会的热点议题。此外,2015 年千年发展目标结束,如何面临新的可持续发展目标,卫生和健康如何定位,WHO 如何发挥协调和指导作用等问题也引发关注。

贫穷和营养缺乏仍然威胁人群健康,与生活习惯相关的非传染性疾病已经超越传染病,造成了世界主要的致残率和致死率;社交媒体对于健康相关内容缺乏客观性和准确性,造成了很多错误引导。此外,抗菌药物耐药、SARS、H7N9 等新型病原体的出现,也威胁人类健康。所有的变化和挑战都需要卫生方面的发展,需要各国卫生能力的提升。WHO 总干事表示,埃博拉疫情推动了全球卫生体系的改革。WHO 正在建立新的管理和运作机制,包括建立一个 1 亿美元的应急基金,配置灵活的捐款机制,以确保有充足基金应对突发事件;建立全球卫生应急团队;设定新的业务程序,简化行政手续,加速支持决策;明确规划、绩效矩阵图。希望这些新机制在今年年底前即可实现。

本次大会围绕妇女与健康、环境污染、脊髓灰质炎防治、大规模严重突发事件应对等 53 项议题进行广泛磋商。

资料来源:健康报新闻中心.2015-05-19

现存于世界的健康治理体系基本上脱胎于第二次世界大战结束后建立的国际政治经济秩序。它以 WHO、UNICEF、UNDP 等联合国系统机构为核心或重要支撑,以区域性国际组织(如非盟)、地区性卫生组织(如泛美卫生组织)和相关民间社会力量为主要合作伙伴,以各个国家和地区的卫生部门为基础。

在全球化时代,这样一个结构复杂的体系存在着许多内部矛盾,客观上还存在着许多外部待解难题,致使国际健康治理迟迟不能完成向真正的全球健康治理的革命性转变。

第一节　全球健康治理面临的挑战

随着全球化的深入发展以及中国经济地位、外交影响力的迅速提升,全球治理的重要性愈来愈为国际和国内所认同。全球治理既是当代国际关系的主题,也成为一个国家对外战略的重要向度与内容。大量的事实表明,卫生行业的发展符合全球化的特点和趋势。全球健康是着力改善全球健康状况,实现全球健康公平的学习、研究和实践领域。健康问题逐渐成为跨越国境和政府的全球问题,体现了全球化的基本特征。

自1992年联合国全球治理委员会正式成立20多年来,国际社会在全球安全治理、全球经济治理、全球发展治理、全球环境治理、全球社会治理等领域做出了巨大努力,取得了可喜的成绩。但这些成绩与人们的预期仍有较大差距,而且日益严峻的全球问题又亟待全球治理做出更有力的回应。包括全球健康问题、全球健康治理在内的全球治理面临很多新挑战,这一系列问题与挑战也必将会对全球健康治理带来新的影响。

一、全球治理面临的挑战

全球化带来的全球健康等问题,已经超出了国家治理的能力范围,任何政府和组织均难以应对全球化给国家安全、经济稳定、生态环境保护带来的种种问题。不断增大的跨境转移的健康风险意味着治理健康的决定因素和手段超出了任何一个国家的控制范畴。当前,全球治理面临很多新挑战,如主体缺位的挑战、国际机制的挑战以及问责挑战等。

(一)主体缺位的挑战

全球治理主张强调"没有政府的治理",恰恰助长了国际社会的"无政府"状态,导致在治理中出现了主体缺位的问题。全球化使国际社会的结构已经发生了根本性的革命,它不但意味着人类组织活动范围在空间上的突破和权力行使方式的转变,而且意味着国家层面的问题治理和国际层面的全球治理方式的挑战。全球治理不同于国家治理,国家治理有一个统一的权威,可以强化治理的效能,而全球治理是一种非中心的治理,缺乏主体权威。国际NGO的发展,使全球社会运动在全球治理中的作用更加突出,但NGO并不是国际法的主体,它在全球治理活动中,主权的行使受到了一定的限制,它不能像作为国际法主体的政府间组织那样享有权利和承担义务。

全球治理体系已进入一个转折点,全球治理旧体制面临着两大挑战:一个是新兴国家对影响力的追求,即力量对比凸显全球治理中领导权的变化;另一个是全球相互依存的加深,发散性威胁涉及每一个国家。由于各层次的主体均不能独立地担负起全球治理的重任,所以全球治理面临着主体缺位的挑战。当联合国以及非洲联盟等地区组织不能获得政治支持以及最低限度的经济和维护安全的资源时,这种国际集体行动总是以悲剧收场。缅甸、巴勒斯坦、阿富汗、刚果以及受气候变化困扰的越来越多的发展中国家正在以及将要遭受无穷无尽的苦难,都是强国消极对待、无动于衷以及无谓的争吵带来的后果。

(二)国际机制挑战

国际机制的最大功能是制约和调节国际社会行为体的行为,使其行为受制于被普遍接受的准则、规则和惯例。全球治理缺乏国际机制保障主要表现在以下三个方面。

1. 在机制上缺乏国际安全合作　全球治理关注的是整个人类共同的安全,是超越每个国家主权管辖范围的共同问题,需要所有国家齐心协力实现国际安全合作,要求各国采取一种相对安全观念,但少数国家单方面追求自己的利益,使全球治理的路径选择多次以失败而告终。

2. 难以形成覆盖所有领域的有效机制　国际机制可以为全球治理提供制度上的保证,但机制的形成是一个讨价还价的交易过程,是国际社会不同的利益集团持续博弈的结果。因此,不可能在所有的领域形成有效国际机制,也不可能有一个涵盖所有领域的国际机制。

3. 缺乏对非国家行为体参与全球治理的机制安排　目前,国际社会仍然缺乏对非国家行为体参与全球治理的机制安排,各种非政府组织间的协调与合作通常比较难,非政府组织能否发挥作用主要取决于捐助者,非政府组织常常偏离其追求的公益目标,一些行业性非政府组织以利益集团的形式片面追求功利主义,进而道德失控,出现了非政府组织失灵的问题。

(三)问责挑战

全球治理的正规机构,如联合国系统,是建立在以下原则基础上:在国际层面上,民主国家的政府是他们的国民利益代表和主要的决策者。而新形式的社会组织在民主国家的主导地位是具有挑战性的。目前,出现两种类型的责任问题:第一类责任问题是国际政府组织的合法性问题,这是正式成员国的政府而不是直接负责的人。当人们考虑他们他自己的国家治理过程是非法的,比如当政府限制民主参与,不能代表边缘化群体或其他违反人权的人群;第二类责任问题是缺乏明确的机制,即非国家行为者的责任。虽然问责制政府间组织会员国的人口线条清晰,但机制要求非国家行为体的操作在全球舞台上。私人机构、慈善家、宗教信仰团体、无国界医师组织(MSF)、基金会、专家和记者等负责全球影响的行为相对模糊,缺乏有效的制度来管理今天许多影响全球健康强大的非国家行为体。

二、全球健康治理的特征与面临的挑战

全球健康治理具有如下特征:第一,在价值观上,传统的国家利益至上被全人类的共同利益原则所取代;第二,更强调多方参与,实现主体多元化,主权国家不再是国际卫生合作的唯一主体,各种非政府组织、私人团体和区域性卫生组织在全球卫生治理中发挥重要作用;第三,治理机制多样,一方面传统的比较松散的条约机制被国际卫生法律机制所取代,突出强调国家在全球卫生危机中负有的国际法义务;另一方面指南、决议、宣言等软法及政治外交等非制度安排也在全球健康治理中发挥着越来越大的影响;第四,广泛关注疾病、卫生体系、卫生筹资、卫生人力等影响公共健康的多种因素,倡导通过健康的社会生活方式等来预防疾病与促进健康;第五,合作方式不仅包括通报、示警、信息共享等初级合作形式,也包括病原体和药品价格的共享、实验室研发等高级合作形式。

全球化带来的全球健康等问题,已经超出了国家治理的能力范围,任何政府均难以应对全球化给国家安全、经济稳定、生态环境保护带来的种种问题。全球健康治理的使命就是要在全世界范围内促进人人享有健康,人人享有健康是各国政府的实际承诺与行动。2009年发生的三个危机事件揭示了全球健康治理的不足:第一个危机事件是甲型H1N1大流行性流感疫情暴发危机,使各国家争抢流感疫苗,这一不体面的过程使得WHO呼吁建立一个新的关于公平的得到流感疫苗的"全球框架"。国际卫生条例运行评审委员会报告(2011年)指出,流感大流行暴露出全球、国家和地方在全球卫生安全领域面临的挑战主要在以下五个方面:公共卫生能力的脆弱性,科学知识的局限性,不确定条件下决策的艰难性,国际合作的复杂性,在专家、政策制定者和公众之间沟通挑战性等。第二个危机是全球经济危机,实现千年发展目标延迟,其中大部分涉及健康问题或解决影响卫生政策领域的问题。第三个危机是在年终对全球气候变化的哥本哈根谈判,这对全球健康是一个可怕的征兆。全球健康治理在历经了艾滋病、结核、禽流感、甲型流感等国际卫生危机的考验后,取得了一定的经验和成绩,特别是在艾滋病的全球治理之中,非政府组织发挥了很大的作用,全球卫生合作的成果有目共睹,初具雏形的全球健康治理还面临诸多新问题与新挑战。

(一)治理主体多元化

全球健康治理要求集合全球的各种力量,共同治理全球卫生问题。全球健康治理结构比较复杂,包括政府间国际组织的治理和国家治理,也包括NGO和跨国公司的治理,还包含社区家庭及个人的社会治理。领导权威的建立对于实现全球健康治理的目标至关重要。除WHO外,其他政府间组织也在争夺全球健康治理的领导权。WTO和WB正日益广泛地参与全球健康治理的各个方面,投入越来越多的资源和资金到公共健康领域。世界动物卫生组织(World Organisation for Animal Health, Office International des Epizooties- OIE)、UNFPA、UNAIDS、UNDP、UNESCO等国际组织在全球健康治理中也发挥了重要作用,尤其是对艾滋病等传染病的预防控制,发挥着无可替代的关键作用。此外,八国集团(G8)近年来频繁地参与全球健康治理事务,逐渐跃居为全球健康治理的新中心。

任何国家无论经济和军事力量多么强大,面对传染性疾病等全球问题,都不能独善其身,不能单独解决全球化的卫生问题,而需要国家间的合作来谋求共同的对策。全球卫生行动存在四个方面的问题。第一,卫生援助多由援助方主导,援助资金大都投向富国所关心的热点疾病,如艾滋病、疟疾、结核等,而忽视基本卫生问题,比如妇幼保健和安全饮用水等。第二,卫生援助多为短期行为,援助方追求短期的量化成果,因而目标的设定往往较为短浅,很少关注需要整代人努力解决的卫生问题。第三,援助者分工不明,各自为政。行为体之间缺乏协调,导致项目上的重复与浪费。第四,援助总量仍不足,许多经济合作与发展组织(OECD)国家的援助额远没达到联合国设定的 0.7% 国民生产总值(GNP)的标准。这些问题给主要依靠国家行为体、治理方式单一,且缺乏全球性协调机制的国际卫生体系带来挑战,因此,亟须一个能统筹国家、区域、国际和全球力量的更为互动的健康治理体系。加强全球健康治理体系的构建已经成为学术界和政策界的共识。

随着全球健康治理主体的日益多元化,WHO 对全球健康治理的领导权威越来越受到挑战,见表 12-1。

表 12-1　全球健康治理主体的不同类型及其示例

主体类型		例子
国家	大国	美国、中国
	新兴国家	印度、巴西
	发达国家	英国、加拿大、德国、日本、挪威
	发展中国家	孟加拉、印度尼西亚、肯尼亚、委内瑞拉
	失败国家	刚果、海地、津巴布韦、索马里
政府间组织	多边的	国际劳工组织、联合国、八国集团、联合国开发计划署、联合国艾滋病规划署、联合国儿童基金会、世界卫生组织、世界银行、世界贸易组织
	区域的	非洲联盟、东盟、欧盟
公私合作伙伴关系(PPP)	增加获得卫生技术的机制	疫苗先期市场承诺(AMCV)、全球疫苗免疫联盟(GAVI)、全球基金、国际免疫财政机制(IFFIm)
	药物和疫苗研发的合作伙伴关系	被忽视疾病药物项目,国际艾滋病疫苗倡议,疟疾药品事业,疟疾疫苗项目,结核病联盟
非政府行为体	慈善资金会	梅琳达·盖茨基金会、克林顿基金会、福特基金
	非政府组织	国际糖尿病联盟、国际心脑血管联盟、无国界医生、扶轮国际、人权观察
	跨国公司	食品饮料、医药、烟草公司
	个人	防治艾滋病形象大使、爱心形象大使、健康形象大使、抗击结核病和艾滋病亲善大使、健康学者王天福、钟南山院士等
个人及个人的集合	家庭	朱利亚·罗伯茨家庭、詹姆斯家庭、王菲家庭等
	社区	基于地理或空间属性的社区(村落、街道、集镇)、基于身份或利益属性的社区(志愿者、素食者、利益相关者)和基于个人网络的社区(博客、微博、卫生专家网络)

资料来源:David Fidler. The Challenges of Global Health Governance. New York,the Council on Foreign Relationships Inc.,2010

(二) 非国家行为体无法纳入全球治理法律框架

以国家为中心的国际体制是全球治理的最重要主体。国家中心的国际体制的一个关键限制,就是它无法将非国家行为者纳入到全球治理的法律框架内。非国家行为者,包括 NGO 和公私合营组织,在全球健康治理中发挥着越来越重要的作用。国际法没有充分认识到它们是全球健康治理潜在的协同合作利益相关者,没有为它们参与全球健康治理及与 WHO 等国际组织的互动提供足够的法律基础,必然影响其参与全球健康治理的有效性。

在以国家为中心的治理模式中,合作的达成有着一定的前提和局限性:一是这种治理的有效领域往往是一些直接关系到人类生存共同利益的领域,合作的达成就很困难;二是由于主权国家以实现其国家利益为首要目标,谈判过程漫长甚至无果而终;三是主权国家间的合作往往由官方出面进行,就会产生如效率低下、相互推诿责任、腐败难以杜绝等问题,这些问题也是制约国家中心治理模式有效性的关键因素。

(三) 各国对公共卫生议题优先顺序的设置存在分歧

1. 同一国家对不同卫生问题的关注度不同　全球健康外交是公共卫生全球化趋势和现代外交发展的结合点,是实现良好的全球健康治理的重要手段和渠道之一。全球卫生外交的崇高目的不仅仅是确保"人人享有健康"作为一项公民权利,而且是为了在任何地方,受困扰和威胁的社区将这种责任转化为实际行动。卫生外交至关重要,卫生服务是可及还是缺乏,将关系到社会团结、人民和谐,还是社会分裂、民怨沸腾。2003 年 SARS 的暴发给我们敲响了警钟,即公共卫生问题(尤其是传染性疾病)如果未能得到有效控制,有可能成为致命威胁。面对国外对中国处理 SARS 疫情做法的批评,2003 年初上任的新一届领导人迅速采取了更加开放和主动的态度,与 WHO 成员国和东南亚各国开展合作,携手遏制疫情。2003 年中央政府在 SARS 暴发后大力加强了公共卫生的财政投入,2003 年中央政府和地方政府共下拨 1116.9 亿元用于卫生事业,比上一年增长 23%,2002—2006 年,政府卫生支出几乎增长了 100%,2007 年增长了 2297.1 亿元。另一个突出的例子是中国对艾滋病问题的处理。中国政府目前与多方开展合作,包括联合国机构、国际非政府组织、其他国家以及国内的非政府组织,共同对抗艾滋病。在呼吁并欢迎多方力量共同参与国内抗击艾滋病的同时,中国政府并不允许任何组织和任何活动削弱其对国家的控制,以及任何对最高权威的威胁。

2. 发达国家与发展中国家对不同卫生议题优先顺序的设定不同步　发达国家更有能力对抗疾病,但更关心且愿意改善其国内的卫生状况,不愿意花费大量财力、人力投入他国卫生状况的改善,除非是为了巩固或扩展自身的国家利益,而很多贫穷国家根本没有能力对除传染病之外的其他卫生问题采取有效行动。发达国家更加关注艾滋病、慢性病、肥胖症、妇女与儿童权益等议题,更加愿意把资金投入到这些议题上;发展中国家更关注肺结核与疟疾、贫穷与饥饿、缺水与水污染环境污染等议题。发达国家与发展中国家之间对公共卫生议题及其优先次序设置上存在的分歧,反映了全球健康治理的数量与质量是不均匀的。有一个问题经常被称为"10/90 差距",即因为全球药物研发总量的 10% 用于应对占全球健康问题 90% 地区的疾病,而厂商一般是从为世界 10% 最富裕人群制造的药物中赚取高额利润。

(四) 全球卫生投入远远不能满足日益增长的卫生需求

20 世纪 90 年代以来,全球卫生投入增长迅速,但仍然存在巨大的资金缺口。1990 年全球卫生发展援助资金只有 5.6 亿美元,2007 年上升到 21.8 亿美元。由于受到政治格局、经济发展水平及公共卫生能力等条件的限制,全球卫生投入相对不足。近年来由于获得的自愿捐助减少以及美元汇率贬值的因素,2011 年 WHO 面临 3 亿美元的赤字,WHO 正陷入财务危机。全球卫生资金投入仍以疾病为中心,相对忽视发展中国家的基本生存需求与加强卫生系统能力建设。如国际社会对艾滋病问题给予了广泛关注并投入了大量资金,远远超过了对其他公共卫生问题的关注与投入,艾滋病问题显然成为国际卫生援助中最优先的事项。由于发展援助总量是有限的,艾滋病问题吸引了越来越多的资金,投入到其他公共卫生问题(包括卫生基础设施)的资金相对减少;再如,水和良好的卫生设施对于内容更广泛的卫生议题来说十分重要,但在全球性和国家级计划中,水和卫生设施很少有被列入优先事项的机会。事实上,水和良好的卫生设施对于内容更广泛的卫生议题来说十分重要。

(五) 全球健康治理基本框架尚未完全形成

近年来,各种全球性危机频发,对全球健康带来严重影响,一方面暴露了现有全球健康治理的不足;另一方面凸显了全球卫生善治的重要性。目前,既有的全球健康治理结构还比较松散,尚未形成一体化的全球健康治理基本框架,全球健康治理碎片化与重叠化并存。多个组织目标不同,有时甚至相互冲突,部分职能相互重叠,缺乏沟通,导致全球健康治理的无计划性和略显混乱的局面。为了迎接挑战,更敏捷、更迅速地对各种危机进行反应,全球健康治理结构必须形成更一体化与更网络化的"全球健康治理基本框架",国家、政府间组织、公司合营组织、非国家行为体各司其职,各负其责,又相互联系、相互依赖,彼此协调,替补空缺。一个强有力的全球健康治理架构和有效的全球健康管理有助于促成集体行动,全球健康治理的总体目标和有效的全球健康架构的总体目标是通过约束全球化,使之能满足当前滞后于发展进程的那些国家和人群对于卫生和发展的需求来实现的。

第二节　全球健康治理发展趋势

随着全球治理特别是全球健康问题及其挑战的不断加大,全球健康关注的重点已不仅仅局限于传染病,实现健康治理目标需要强有力的政治领导和持久的政治承诺,需要明确公民、社会有效参与的途径和方式,鼓励人们通过不断的政策、制度、组织、机制创新来解决各种利益冲突,并促使不同政策领域之间达成健康共识,有效应对和解决全球面临的多重健康挑战。

一、2000—2010 年全球治理的变化趋势

从 2000—2010 年的情况来看,全球治理出现了三个值得关注的变化。

(一)国际体系的转型

国际体系转型主要指力量对比和权力结构的变化。国际体系转型最早是用来分析冷战结束后两极格局的解体,国际体系从两极争霸开始走向多极化时代。2008 年国际金融危机以后,新兴经济体,特别是"金砖国家"群体性崛起,国际体系转型才有了新的质的变化。国际货币基金组织和世界银行中新兴经济体投票权的增加,"金砖国家"更加机制化的整合等,都反映了国际体系发生了历史性的权力结构的转型。

(二)国家在全球治理中的主体作用突出

全球治理强调两点,一是审视当代国际事务时必须要有全球视野、全球观念,即人类整体、地球整体的视野与观念;二是参与治理的主体必须多元化,从传统的国家行为体扩展到非国家行为体。但 21 世纪以来,从 2001 年的"9.11"事件到 2008 年的国际金融危机,人们逐渐认识到国家仍是应对这类危机的主导性力量。无论在能力上还是影响力,非国家行为体都难以和国家相提并论。元治理(meta governance)特指一种伴随着治理趋势的"反向过程",即从社会中心退回到某种程度上的国家中心,强调国家在治理中不可或缺的作用,它必须平衡地方、国家、地区、全球层次的治理,并相应地协调它们的行动。

(三)国家主义的回归

英国政治理论家鲍勃·杰索普(Bob Jessop)指出:"虽然治理机制可能获得特定的技术、经济、政治和意识形态职能,但国家(政府)还是要保留自己对治理机制开启、关闭、调整和另行建制的权力。"国家主义理念、价值强势回归的三个典型表现是:第一,在国际体系与国际秩序转型方面,人们更关心的是新兴经济体、特别是"金砖国家"集团与传统的西方发达国家集团的较量;第二,在应对 2008 年国际金融危机的过程中,尽管初期国际社会以 G20 为平台,但随着金融危机蔓延为经济与社会发展危机,以及政治上的动荡,不少国家转向贸易保护主义;第三,在防止气候变暖问题上,自 2009 年哥本哈根会议起,气候谈判明显从全球主义回到国家主义立场。不同集团与国家的政治较量加剧,国家自身利益的考量权重加大。

二、2000—2010 年全球健康治理的行动成果

对于参与全球健康的行为体来说,目前较为活跃的就有 40 个双边援助机构、26 个联合国组织、20 个全球区域性基金会及 19 个全球卫生倡议等,这些行为体依据自身特点,广泛开展行动,取得了一系列较为突出的成果。同时,对于卫生领域的发展援助也在不断增加,从 1990 年的 56 亿美元增至 2007 年的近 220 亿美元,其中非国家行为体(非政府组织、基金会、公私伙伴关系等)的投入增长明显。援助范

围也不断拓宽,从针对特定疾病到逐渐开始关注卫生系统的能力建设(表12-2)。

表12-2　2000年来全球卫生主要行动成果

年份	主要成果	行动主体
2001	宏观经济与健康委员会报告	世界卫生组织
2002	抗击艾滋病、结核和疟疾全球基金	八国集团(G8)和世界卫生组织
2003	《烟草控制框架公约》 知识产权、创新与公共卫生委员会	世界卫生组织 世界卫生组织
2004	饮食、身体活动与健康全球战略	第57届世界卫生大会
2005	《国际卫生条例》的修订 健康社会决定因素委员会 健康促进曼谷宪章	世界卫生组织 世界卫生组织 第6届全球健康促进会议
2006	贸易与卫生决议 公共卫生、创新与知识产权跨政府工作小组 全球卫生工作人员联盟	第59届世界卫生大会 世界卫生组织 世界卫生组织
2007	针对全球卫生与外交政策的《奥斯陆部长级宣言》 流感大流行预警跨政府会议:流感病毒、疫苗与其他利益的分享	巴西、法国、印度尼西亚、挪威、塞内加尔、南非和泰国七国外交官员 世界卫生组织
2008	全球卫生与外交政策的决议	第63届联合国大会
2009	公共卫生、创新与知识产权全球战略与行动文件	第62届世界卫生大会
2010	国际卫生职员招聘全球准则	第63届世界卫生大会

资料来源:许静,刘培龙,郭岩.全球卫生治理机制及中国参与的建议.中国卫生政策研究,2013,6(11):1-7

知识拓展12-1

世卫组织:奥运期间孕妇别去巴西

据新华社里约热内卢2016年6月21日电,世界卫生组织(WHO)21日发布了对打算奥运期间访问巴西的旅行者的建议,依然保留了为避免寨卡病毒引起的"小头症"建议怀孕女性不要去巴西旅行,但重申届时寨卡的威胁并不大。WHO表示,由于奥运会举行的时间在8月,为里约的冬季,蚊虫传播寨卡的危险很小。但即使这样,还是建议旅行者选择长袖衣服,并且避免到没有基本医疗卫生条件的城市去,因为那些偏僻的地方蚊虫传播寨卡、登革热和基孔肯雅热更容易。

对于疫苗注射,WHO建议根据旅行者所在国的规定在旅行前的4~8周内注射。该组织提示,巴西已经没有麻疹、风疹和骨髓灰质炎病例,但由于在世界其他一些地区还存在这些疾病,希望疫区游客能够提前注射以避免将这些疾病带入巴西。对于老年人、慢性病患者和儿童建议注射流感疫苗。建议说:"奥运会和残奥会举行的时期是在里约热内卢流感高峰6月和7月之后,但在巴西一些地区常年有流感发生。"

WHO建议旅行者在巴西性生活中使用安全套避免性病传播。对于肠胃性疾病,建议尽量饮用瓶装水,食用熟透的食物和完全冷冻的冷饮。

WHO还提示,在除里约外的有奥运足球比赛的城市中,贝洛奥里藏特有落基山斑疹热、萨尔瓦多有钩端螺旋体病的风险,而其他农村地区还有其他疾病存在的可能性。

资料来源:健康报.2016-06-23

第三节 中国参与全球健康治理的展望

中国人口占世界人口的五分之一,在全球健康中具有极其重要的地位。进入20世纪末,中国全方位融入世界体系,与各国相互依存不断加深,全球的健康问题"内渗"到中国(如艾滋病、甲型流感),中国的卫生问题也"外溢"到全球(如SARS),全球健康面临的各项挑战都需要包括中国在内的全球性集体行动。在全球化继续纵深发展的时代,全球健康将更受关注并发挥更为重要的作用,拥有全球健康治理的话语权也将至关重要,我国加大对全球健康治理的重视势在必行。

一、中国参与全球健康治理面临的挑战与战略机遇

(一)中国参与全球健康治理面临的挑战

全球治理改革应顺应世界格局的变化与走向。随着近年来中国的快速崛起,"一超多强"这一后冷战时期的国际实力结构开始趋于弱化。从经济上看,2001—2012年,中国经济年增长率均值为10.17%,而同期世界经济年增长率均值仅为3.62%。未来五年,如果中国经济继续保持在7%~8%左右的增速,中国将进一步拉大与诸强的差距,同时进一步缩小与美国的差距。尽管如此,从全球格局来看,两极化格局还刚刚处于萌芽状态,中国远不具备与美国抗衡的能力。

从国际发展情况看,中国在全球的权力成长将更加困难,前苏联是在美国主导的国际体系之外另行构建了一个平行世界挑战美国,而中国则是在美国主导的体系之内赶超美国。体系内的"老二"面临着权力与责任的高度不对称。例如,IMF与WB的重大决策上,只有美国一家拥有一票否决权,份额与投票权长期居第二位的日本,很难说与德国、英国相比拥有更大的权力。这就是日本等国曾经经历过的国际权力博弈中的"二把手困境"。从国内发展情况来看,中国除面临经济转型、"中等收入陷阱"、人口红利消失、自主创新能力缺乏、环境恶化等严峻挑战之外,军事现代化的路还很漫长,军事实力的发展程度也远不及美国。这些硬实力资源上的差距,决定了中国相当长时期内不可能在全球层面挑战美国权力,只会以合作的姿态参与美国主导的全球治理体系。

(二)中国参与全球治理机制改革的战略机遇期

未来五年是中国参与全球治理机制改革的战略机遇期。2012年党的十八大提出"中国将坚持把中国人民利益同各国人民共同利益结合起来,以更加积极的姿态参与国际事务,发挥负责任大国作用,共同应对全球性挑战";"中国坚持权利和义务相平衡,积极参与全球经济治理";"将坚持与邻为善、以邻为伴,巩固睦邻友好,深化互利合作,努力使自身发展更好惠及周边国家";"将积极参与多边事务,支持联合国、G20、上海合作组织、金砖国家等发挥积极作用,推动国际秩序和国际体系朝着公正合理的方向发展"。党的十八大第一次把"加强同世界各国交流合作,推动全球治理机制变革"和"坚持权利和义务相平衡,积极参与全球经济治理"作为我国对外战略的重要指导原则与任务提出,表明了我国对全球治理的高度重视。2014年党的十八届四中全会进一步提出"坚持依法治国和以德治国相结合,坚持从中国实际出发","促进国家治理体系和治理能力现代化"。这些决议意味着,中国决策者对中国参与全球及亚太治理体系面临的优势与局限是十分清楚的。

(三)中国参与全球治理的必要性

积极参与全球治理,对中国来说意义重大,并且十分必要。首先,中国仍然需要通过参与全球治理来维持和平与发展的国际大环境。其次,中国作为安理会常任理事国,对联合国的基本态度是赞成加强联合国和安理会在世界事务中的主导作用;作为WTO成员,全面履行各项承诺,为世界各国和各地区的经贸伙伴提供了巨大的市场准入机会;在国际货币金融领域,中国经济的发展状况正日益受到IMF的重视。最后,积极参与全球治理也给了中国提高软实力的机会。

(四)中国参与全球治理的基本原则与特点

中国参与全球治理,既是中国作为世界第二大国的国际责任,也是维护中国国家利益、提高国家综合国力的重要途径。

1. 中国参与全球治理的原则　中国参与全球治理改革应坚持以下三个基本原则：一是以"权责相适应"原则应对全球治理体制和规则的改革；二是以"包容利益"原则应对演进之中的全球治理机制；三是以"有区别的共同责任"原则应对未来可能具有系统重要性的新全球治理机制。

2. 中国参与全球治理的特点　中国参与全球治理表现出如下四个特点。一是中国参与全球治理的动力日益增强，范围明显扩大。一方面是中国的海外利益增多，另一方面也是提升大国地位的需要。二是中国偏重全球经济治理。三是中国参与全球治理的主体是政府，一方面是强国家、强政府；另一方面是弱社会、弱个人，这就导致中国参与全球治理的主体仍是政府。四是国内层面的全球治理比重较大。

3. 中国面临的主要健康问题、挑战及特点

（1）中国面临的主要健康和卫生服务挑战：如同许多国家面临复杂的健康和卫生服务挑战一样，中国也存在诸多未解之谜。如慢性心血管疾病和癌症等慢性疾病的流行，目前已占全球死亡人数的四分之三；传染病不断暴发、生殖健康问题仍然存在、血吸虫病持续流行等风险尚未完全根除。伤害模式也在发生转变，如中国的交通事故伤亡日益增多，因食品、饮食结构和身体活动变化而导致的营养问题以及新的环境和行为方式引起的危害等。由于吸烟、饮食和行为等危险因素的变化必将伴随新的传染病、环境威胁和行为病源等风险，这些行为模式的变化也为疾病负担投下了巨大的阴影。由于卫生服务覆盖率明显不足、卫生服务的可及性不稳定、服务质量参差不齐、费用攀升、巨额卫生支出的风险增大，实现健康公平也成为中国卫生面临的主要挑战。所有这些对健康的挑战，只要发生在中国就会对全球卫生产生显著影响。这些事实表明，中国未来仍面临十分艰巨的健康挑战。

中国政府已经意识到这些挑战。2003 年 SARS 后在中国国内引发了关于传染病和非传统安全的讨论。SARS 的暴发同时也暴露了中国卫生体系深层次问题。2003 年 4 月 WHO 的考察报告告诉中国政府"急需改进监测和感染控制"。两年后，中国政府国务院发展研究中心和 WHO 的联合报告中正式承认中国医疗卫生体系存在严重问题。国际层面也进一步表明，SARS 暴发以后的公共卫生在中国的国内事务和外交政策议事日程中处于优先地位，中国政府加强了对全球健康治理的参与，对卫生领域发展援助和全球公共品提供的加强。中国政府在 2006 年初发表的《中国对非洲政策文件》中重申继续帮助非洲加强公共卫生服务。

（2）中国健康问题的自身特点：中国健康问题主要包括四个方面特点，一是规模巨大。无论是出现问题还是解决问题，中国面临的健康问题挑战都是极其巨大的，高达 3 亿多人的吸烟群体、1.77 亿的高血压患者和约 1.4 亿的城市流动人口，使得新型卫生服务的需求难以满足。二是中国健康转型速度迅猛，短短几十年间发生的改变就相当于其他富裕国家几乎一个世纪的变化，如人口老龄化带来的一系列问题。三是除了与其他国家共有相似的健康问题和对策之外，中国的健康状况也表现出很大的差异，中国既遵循普遍性的规范，同时又拥有自己的哲学和价值观。四是中国的经济增长正在为健康投资创造新的资源。

二、中国的全球健康战略

中国是历史最为悠久的国家之一。过去 30 年里，中国在国际舞台上展现了强大自信的合作伙伴形象，作为一个发展中的大国，中国在全球健康中所发挥的作用受到各方关注。

中国在全球健康问题上的作用不断增强，主要表现在以下四个方面。

第一，中国从自身和其他发达国家的经历中学到提供可持续发展和全球公共品以改善其自身国际声誉的重要性。

2007 年中国政府对全面建设小康社会提出了新要求，把"人人享有基本医疗卫生服务、提高全民健康水平"作为加快发展卫生事业和全面改善人民生活的重要目标。2008 年，在原卫生部（现国家卫生和计划生育委员会）召开的全国卫生工作会议上正式提出"健康中国 2020"战略（"Healthy China 2020" Strategy），并就此进行了工作部署，以改革疾病预防和健康促进、卫生保健服务、药物政策和健康保险。这是目前中国政府最新和最雄心勃勃的卫生改革方案，目的是推动卫生体制改革、重视健康的社会因

素、提升公众对卫生体制的信心。这项战略需要卫生财政(更多的公共投资、改善预防、全民保障、遏制费用、增强公平和协调激励机制)以及人力资源开发(提高质量和改善劳动力资源配置)的深刻改革,"健康中国2020"卫生发展战略始终坚持卫生工作为人民健康服务的方针,把追求人人享有健康作为矢志不渝的奋斗目标。"健康中国2020"既是全面建设小康社会的必然要求,也是促进基本医疗卫生服务均等化的根本途径,更符合国际卫生发展的潮流和规律。

第二,中国在尽力与全球健康治理的潜在规范和规则保持一致。

SARS、甲型H1N1等暴发流行以及"三聚氰胺"事件后,中国政府开始认识到了公共卫生对国家发展的重要性,并相应地加强了在境内和境外对抗传染性疾病、食品安全等公共卫生领域的多边合作,如十年前美国食品药品管理局(US Food and Drug Administration,FDA)就在中国设立了食品安全检查。2009年中国政府投入8500亿元(1250亿美元)用于改进卫生体系运行。中国政府不仅深化了与其他国家和国际机构的接触,与多方面展开合作,健全自身的卫生体系,包括应对艾滋病问题,而且还制定了全球卫生外交愿望。中国政府清醒地认识到公共卫生问题并不是可以脱离于外交和安全考虑的简单的国内社会问题,在全球化的世界中,中国政府看到了其卫生政策正在被世界检视。中国在全球健康治理中变得更加开放,更加积极地参与。中国政府正在向英国、法国、瑞士等欧洲国家学习如何提供卫生领域的全球公共产品,帮助撒哈拉以南非洲建设医院和培训卫生人员,积极主动参与到区域和全球卫生体制中,并与东盟合作伙伴和其他政府间组织(如亚太经合组织)合作建立了多个卫生监测网络,为全球健康做出了积极贡献。

第三,中国自身的卫生发展经历可以为全球卫生提供有价值的经验和理念。

随着中国参与国际商品贸易、服务和人员交流日益增长,中国发生的事件对于世界各国的健康也有重大影响。SARS、禽流感、H7N9等新传染病的出现和旧传染病(如结核病)的复燃都提示中国的卫生状况对全球健康具有重要影响。中国在全球健康风险的控制和扩散方面承担着重要角色,中国有效参与控制跨国健康风险的扩散是对全球贸易的积极贡献。中国也是全球卫生创新的重要源泉。这不仅是基于中国拥有丰富的传统药物资源,而且也基于中国拥有数量庞大的现代科技工程人才以及拥有社会实践的资源。例如,中国传统医药青蒿素能有效治疗威胁人类健康的疟疾;中国早在20世纪30年代就开始探索的社区卫生工作者以及后来一直被国际社会"点赞"的"赤脚医生"制度;中国近年来在应对医疗卫生市场失灵方面做出的努力和自身的卫生发展经历可以为全球卫生提供有价值的经验、理念和借鉴。

第四,中国在多边公共卫生事务中的参与方式仍然是"政府主导的卫生治理"。

随着中国在维护和平与促进健康等社会领域承担越来越多的全球责任,其在国际秩序中一向低调的角色正在发生改变。虽然中国的卫生部门主要是内向型的,但其全球作用日益增强。中国在诸多全球健康问题方面已经参与了多边合作,但仍然保持了"以国家为中心"的参与方式。因此,中国领导人首先重视政府组织,尤其是联合国机构。特别是在多边公共卫生事务中的参与方式,仍然是"政府主导的卫生治理"。在2006年联合国机构——"WHO总干事"这一WHO最高职位选举中,中国政府首次提名和支持中国人——陈冯富珍参选并成功获任该组织的总干事;2011年7月,中国央行前副行长朱民正式出任IMF副总裁职位,成为史上首位进入该组织高级管理层的中国人;2012年3月,中国籍的雇员林建海担任该组织秘书长,这都是中国参与国际事务管理的转折点。

三、中国参与全球健康治理的展望

20世纪90年代以来,随着资本、货物、人员、思想和价值观念超国界的传播以及经济、政治和社会互相依存的加深,全球化进程加速,NGO(个人、公司、基金会等)、国家和非国家行为体的新型组合促使非国家行为体迅猛增长;进入21世纪以来,卫生在全球舞台上的战略意义更加明显。全球化进程达到前所未有的深度和广度并对卫生产生了深远的影响。卫生进入了全球发展议程,成为MDGs的核心;超越国界的疾病成为重要的非传统安全问题,威胁着全球人民的健康;国民健康是生产力的源泉,投资于健康就是投资于社会经济发展;卫生关系社会公正,消除健康不公平,国际社会义不容辞;卫生体现国家软实力,它与环境、能源、气候变化问题一起成为重要的非传统安全问题。各国只有协同行动,集结政府、非政府组织、服务部门、企业和个人等多方资源,开展全球卫生合作,才能维护好本国人民的公共安全。

1. 中国的全球健康治理离不开中国自身卫生发展的经历　新中国成立以来,中国以第一人口大国屹立在世界的东方。中国的卫生状况、健康水平的改善,与全球健康状况和健康水平的提高,有着举足轻重的关系。中国卫生发展之路经历了新中国成立之初的百废待兴、蓬勃兴旺、"文化大革命"期间的动荡甚至停滞,以及改革开放之后的探索、改革和不断深化改革的历史阶段。在过去的 60 多年的卫生发展进程中,中国的健康指标不断改善,并建立了城乡医疗卫生保健网、预防卫生服务体系和医疗保障体系,特别是进入 21 世纪后,政府实施了世界上人口数量最多的医药卫生体制改革,建立了覆盖全民的基本医疗保障制度、覆盖城乡的医疗卫生服务体系,开展国家基本公共卫生服务和重大公共卫生服务项目,加大力度改革公立医院,极大提高了医疗服务的公平性、可及性和有效性,并提前实现降低孕产妇死亡率、婴幼儿死亡率等 MDGs 中的健康指标。这是中国全球健康发展的基础和起点,也是中国全球健康的特点。

中国卫生事业的发展,得到了国际社会的支持与合作。世界卫生组织、世界银行以及全球抗击艾滋病、结核病和疟疾基金等多边伙伴,美国、英国、澳大利亚和日本等双边机构,以及盖茨基金会等非政府组织,都提供了大量国际先进技术和管理理念、资金。中国充分利用这些国际援助和合作项目、转化成符合中国国情的卫生改革与发展规划、战略与措施,内化在自身的卫生服务体系中。没有中国卫生的发展,就无从谈起中国未来在全球健康中可能发挥的作用。中国卫生改革与发展的经验和教训远比金钱对全球健康的作用更大,影响更为深远。这是中国软实力的一个重要体现。

2. 无论在双边和多边层面还是地区和全球层面,中国都已经成为全球健康的重要国家行为体　作为全球健康的积极倡导者和实践者,中国一直为致力于改善全球健康状况做出力所能及的贡献。20 世纪 60 年代,中国在在本国经济发展十分困难、卫生状况亟待解决的情况下,就已经从国际人道主义出发,开展了全球健康发展合作。从 1963 年起,中国一直坚持向非洲等发展中国家派遣长期援外医疗队,之后逐步扩展到援建医疗机构、开展人力资源培训、捐赠医疗设施和药品器械等多种双边卫生合作,同时设立了抗疟中心并开展免费白内障手术"光明行"等。此外,中国也推动开展东盟、东亚地区等周边地区卫生合作。2003 年非典之后,建立 10 + 1(中国与东盟)合作机制卫生部长会议,中国政府率先出资 1000 万元设立东盟公共卫生专项基金,并陆续增资,积极参与亚太经合组织、上海合作组织框架下的卫生合作与交流。2011 年在华举办了首届"金砖国家"卫生部长会议。

从 2002 年至今,中国已成为全球层面的卫生合作积极推动者。2002 年积极支持成立全球基金,并向该基金自愿捐赠,至今已累计 3000 万美元。2003 年在华举办禽流感防控筹资大会,向联合国机构捐资 1000 万美元。2013 年中国成为联合国第六大会费国之后,中国政府继续向 WHO、UNAIDS 增进自愿捐款,并派遣卫生技术专家参与巴基斯坦脊髓灰质炎消除等全球卫生安全行动。中国参与了 WHO、UNAIDS、全球基金等重要国际组织的决策机制,以及相关的全球健康治理专家咨询,包括天花消除、医学伦理、健康的社会决定因素委员会、卫生研发筹资、国际卫生条例、结核病计划免疫等,为联大公共卫生决议等全球健康政策和标准制定做出了积极贡献。

专栏 12-1

习近平:再向西非抗埃博拉提供 5 亿援助

国家主席习近平 24 日在北京同坦桑尼亚总统基奎特会谈时宣布,中国政府将向西非国家抗击埃博拉疫情提供第 4 轮援助。

习近平指出,西非地区埃博拉疫情持续蔓延,对非洲人民生命安全、经济社会发展和全球公共卫生构成现实威胁。埃博拉疫情爆发后,中国政府和人民对疫区国家人民的遭遇感同身受,在国际上率先紧急驰援,已经向有关国家实施了 3 轮援助,以实际行动展示了患难与共的中非真挚情谊。考虑到当前埃博拉疫情发展和疫区国家需要,中国政府决定启动第 4 轮紧急援助,再向利比里亚、塞拉利昂、几内亚 3 国和有关国际组织提供总价值为 5 亿元人民币的急需物资和现汇援助,派出更多中国卫生防疫专家和医护人员,并为利比里亚援建一个治疗中心。中方还愿意同国际社会积极开展合作,帮助疫区国家早日战胜埃博拉疫情。

资料来源:中国青年报. 2014-10-25

3. 中国应以全新的视角积极参与全球健康事务　中国的发展离不开世界,世界的发展离不开中国,中国卫生与全球卫生紧密相边。经济贸易、传染病、食物生产、加工、销售链等,将全球连成一个地球村。在经济全球化、健康无国界的背景下开展全球健康战略研究,中国的全球健康治理研究,必然需要站在全球化的角度给予审视和研究。然而,世界卫生状况并不太平。新发传染病层出不穷、慢性非传染性疾病的威胁日益严重。全球传染病疾病负担呈下降趋势,但仍是威胁人类健康的重要疾病,且主要集中在发展中国家。

中国人口基数大,传染病疾病负担仍较重。在今后相当长时间内,传染病防治仍是我国疾病预防控制工作的重点。全球健康不公平现象严重,发达国家与发展中国家差距,以及地区之间差距、贫富人群之间差距拉大。因此,全球健康合作和发展需要审视新的国际形势,结合中国国内发展,创新理念,开拓进取。卫生是全球公共产品,需要全球治理,纳入全球发展议程,得到各方的支持,包括政府、非政府、企业、社团、个人等利益群体。

联合国大会在 2007 年呼吁各国加强公共卫生和外交政策的协调。中国虽然在开展卫生援助、参与国际卫生谈判、推荐 WHO 国际职员、构建区域性卫生合作组织和机制等方面做了大量的工作,但是缺乏前瞻思考和战略规划,缺乏相应的学科支持和队伍人才。无论从国家和平崛起、建立和谐世界的视角,还是从发挥卫生外交的软实力、解决全球或区域性健康问题的实际出发,中国的全球健康不应该仅仅是传统意义上的"援助""贡献",也是自我发展的需要,更是一个民族和负责任国家的使命所在。因此,开展中国全球健康战略研究,推动政府相关部门逐步凝聚共识,调动社团、企业的参与形成合力,支持学科建设以及专家研究,应是未来十年中国卫生领域对外交流与合作的重点工作。

四、中国参与全球健康治理的建议

作为新兴的经济力量,中国是全球健康领域中的重要一员。全球健康面临的挑战,不论是应对新发或重发传染病、控制与不当生活方式相关的慢性疾病,还是改善环境污染和气候变化,以及加强卫生体系和增进卫生公平性,都需要包括中国在内的全球性集体行动。此外,随着中国的和平崛起和实力的不断提升,中国的国际责任也在增加,在全球健康领域,中国已经成为一个举足轻重的行为体,国际社会对中国的期望不断提高。因此,中国更为活跃地参与全球卫生,尤其是参与全球健康的治理,是当前的必然趋势。

首先,中国应制定相应的国家全球健康战略,指导参与全球健康行动。目前,美国、英国、瑞士、挪威、日本等发达国家已经颁布了其全球健康战略的一部分。巴西、泰国等发展中大国正在积极研究之中,将全球健康的发展提升到国家层面,有助于更好地整合资源,包括公共部门、公私伙伴关系和民间社会力量,加强全球健康治理在国家层面的协调一致。建立一个国家的整合战略,从长远角度维护国家利益,促进人类发展,成为许多国家的迫切需要。从国家层面,中国应首先制定相应的国家全球健康战略,指导参与全球健康行动。

其次,中国应积极参与各种全球行动网络及治理平台。在 2013 年中国援非五十周年纪念大会上,我国政府就提出,中国要更为开放地参与全球合作,加强全球层面的协调,尤其是参与规则的制定。而各种高级别的峰会、首脑会议等对于加强卫生在国家乃至全球层面的重要性也发挥着重要作用,应予以重视。针对全球健康治理领域的各种不同趋势和动向,需要构建一个系统架构以及其他国际组织平台或网络来更好地完成全球健康治理功能。WHO 卫生研究司司长庞蒂克(Tikki Pang)等人在 2008 年提出了全球健康治理伙伴关系框架,勾勒出实现全球健康管理目标的关键环节和要素,并强调应为全球健康治理建立强有力的政治承诺,确保相关健康政策的一致性。庞蒂克等提出的全球健康治理框架是一个多层次、多用途、兼顾多方利益攸关者视角的架构(图 12-1)。

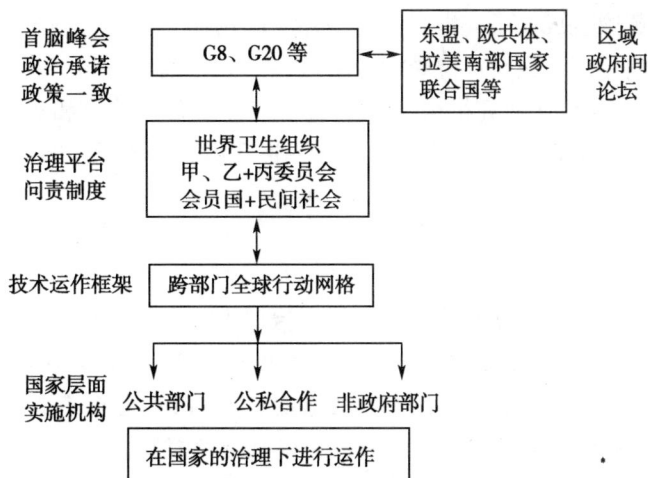

图 12-1　全球健康治理伙伴关系框架构图
资料来源:许静,刘培龙,郭岩. 全球卫生治理机制及
中国参与的建议. 中国卫生政策研究,2013,6(11):1-7

知识拓展 12-2

卫生合作与发展布拉格宣言
——健康将为各国经济社会发展提供支撑

《健康报》布拉格讯。当地时间 2015 年 6 月 16 日,中国国家卫生计生委主任与中东欧国家卫生部长签署并发布了《中国-中东欧国家卫生合作与发展布拉格宣言》,强调支持联合国将卫生作为 2015 年后可持续发展目标的主要内容,并设定可追踪的评估指标,创新卫生筹资机制,加强全球健康治理,促进各国人民健康福祉。中国国家卫计委主任在当日论坛开幕式演讲中指出,促进中欧医学融合,需要开展全方位、多层次、多渠道的合作。

健康是可持续发展的核心与动力,联合国将健康作为 2015 年后可持续发展目标的主要内容之一,对于加强全球健康治理,为各国经济社会发展和社会安全稳定提供健康支撑,具有重大而深远的意义。中国政府始终坚持把维护人民健康放在经济和社会发展全局的重要位置,2009 年启动了新一轮医改,努力用中国式方法解决医改这个世界性难题,并取得重大阶段性成效。

与会部长们表示,应加强中国-中东欧国家医疗机构间的交往,提议建立中国-中东欧国家公立医院合作网络;促进中国与中东欧国家在重大传染性疾病监测、防控和应对,慢病预防和管理等公共卫生问题方面的经验交流,提议建立中国-中东欧国家公共卫生机构合作联盟;支持开展联合卫生体制研究,定期举办学术研讨会;扩大卫生专业技术人员往来;加强在世界卫生组织等国际组织中的沟通与协调,支持 WHO 在全球健康治理中发挥重要作用并支持其改革进程。根据《宣言》,中国-中东欧国家卫生部长论坛将实现机制化,每两年召开一次部长级会议。

促进中欧医学融合,双方需要开展全方位、多层次、多渠道的合作。在更多的医疗机构、科研机构、大学、民间社团之间建立机制性合作平台,加强深化医改政策与策略、卫生应急和疾病防控核心能力建设,医学技术、医药设备、信息和人才等领域的交流与合作。中国愿与中东欧国家分享发展传统医药的经验,更愿意学习借鉴中东欧国家的现代医学经验,在传统医药临床应用与国际标准化、新药研发等方面加强合作。

资料来源:健康报.2015-06-16

最后,加大力度培养具有丰富的全球健康知识和实践经验的优秀人才。瑞士政府在发布全球健康战略后,在日内瓦高等研究院专门成立了"全球健康项目"(Global Health Program)研究组,由在全球健康研究领域广有声誉的伊洛娜·基克布什(Ilona. Kickbusch)博士担当负责人,着重为政府在全球健康事务上提供政策建议。英国也成立了查塔姆卫生与外交政策研究中心，专门培养全球健康治理与卫生外交研究人才。我国目前专门研究全球健康治理的机构尚处在起步阶段，部分高校开始加强全球健康的学科建设，建立相应的全球健康研究机构，这将对于储备全球健康研究和实践人才有重要作用。中国政府应加大全球健康人才储备，培养具有丰富的全球卫生知识和实践经验的优秀人才，为参与全球健康治理建立后备力量。

知识拓展 12-3

中国将为全球健康治理贡献力量

2016 年 5 月 23 日，第 69 届世界卫生大会在瑞士日内瓦开幕。WHO 全部成员国参会，围绕卫生应急、脊髓灰质炎防控、慢性病防控、传染病防控、抗生素耐药应对、儿童用药安全可及、控烟履约、世界卫生组织改革、2030 年可持续发展议程中的卫生问题等议题进行磋商。中国国家卫生计生委主任李斌主持大会开幕式，并热情邀请各国代表参加由中国政府与 WHO 共同举办、将于 2016 年 11 月 21 日～24日在上海市召开的第九届全球健康促进大会。

WHO 总干事陈冯富珍在大会开幕式致辞中回顾了千年发展目标时期的成就，强调包括气候变化、抗生素耐药和慢性非传染性疾病在内的持续性挑战，并将突发疫情作为另一项日趋严峻的挑战。陈冯富珍表示，当前是一个过渡和变革的时代，实现可持续发展目标是推动卫生工作的一大机遇，要以此为背景进一步推动正在进行的世卫治理改革。

同日举行的本届世界卫生大会一般性辩论的主题是"变革我们的世界：2030 年可持续发展议程"。中国国家卫生计生委主任在发言中表示，中国政府积极支持 WHO 在全球、区域和国家层面推动落实2030 年可持续发展议程卫生相关目标，并愿意积极贡献中国力量。中国政府作出了推进健康中国建设的重大决策，积极履行公共健康治理的主体责任，成立了多个部门参与的落实可持续发展目标的协调机制，基本保障了全体国民获得均等化的基本医疗卫生服务。中国积极参与全球卫生行动与全球卫生治理，支持卫生领域的南北和南南合作，加大与 WHO 等国际组织、非国家行为体，以及广大发展中国家的合作力度，提供了更多质优价廉的产品、技术、服务和制度参考，为千年发展目标中卫生目标的全面实现做出了中国的贡献。同时，中国正在经历人口老龄化、工业化和城镇化过程，多重疾病威胁并存，多种健康影响因素交织。同时，卫生事业发展不平衡，发展方式亟待转型升级。这些挑战并非中国独有，很大程度上是各国共同面临的难题。中国将结合推进健康中国建设，与成员国携手努力，积极推动落实全球可持续发展卫生相关目标，为谋求全人类的健康福祉，促进全球可持续发展做出新的更大的贡献。

来源：健康报.2016-05-25

中国卫生事业的发展不仅对中国人民至关重要，对全球健康也具有举足轻重的地位。中国的全球影响是由其人口众多、地域辽阔、善于创新所决定的，中国也发挥了分担风险和共同解决问题的作用。今后，中国在全球健康治理方面的作用会进一步加强，在诸如科技、研发、临床试验、器官移植以及其他社会创新方面都会如此。中国也将成为全球健康治理新体制的创新地，如建立实时、在线的疾病监控系统等。历史已经证明，中国有能力更新和驾驭全球知识，运用创新性思维，为中国人民和国际社会提供可大规模实施的、有效应对健康挑战的治理新举措。

（周　令）

关键术语

世界动物卫生组织（World Organisation for Animal Health，Office International des Epizooties-OIE）

元治理（meta governance）

"健康中国 2020"战略（"Healthy China 2020" Strategy）

全球健康项目（Global Health Program）

◉ **思考题**

1. 全球健康治理面临的哪些挑战？中国参与全球治理面临的挑战有哪些？
2. 2000 年以来全球健康主要行动成果主要有哪些？
3. 中国在全球健康问题上的作用不断增强主要表现在哪几个方面？

参 考 文 献

1. Rosskam E, Kickbusch I. 全球卫生谈判与导航- 全球卫生外交案例研究. 郭岩, 译. 北京:北京大学医学出版社,2014.
2. Cooper AF, Kirton JJ, Schrecker T. 全球健康管理—挑战、应对和创新. 邓洪, 王中立, 译. 成都:四川大学出版社,2009.
3. 鲁新. The Pathfinder in New Phase of China- Africa Healh Cooperation. 北京:世界知识出版社,2013.
4. 李鲁. 社会医学. 第 4 版. 北京:人民卫生出版社,2014.
5. 陈坤. 公共卫生安全. 杭州:浙江大学出版社,2007.
6. 那力,何志鹏,王彦志. WTO 与公共健康. 北京:清华大学出版社,2005.
7. 周向红. 健康城市:国际经验与中国方略. 北京:中国建筑工业出版社,2008.
8. 陈颖健. 公共卫生问题的全球治理机制研究. 国际问题研究,2009,(5):52-58,69.
9. 李鲁滨. 当代全球卫生概况及走向—全球卫生峰会及《费城协议》简介. 解放军预防医学杂志,2005,23(8):311.
10. Lancet T. 从政治角度探讨全球卫生问题. 中国卫生政策研究,2014,(3):68.
11. 赵捷,郑建中. 东盟地区卫生服务贸易发展概述及其对我国的启示. 卫生软科学,2011,25(1):21-24.
12. 王立武. WTO 在全球治理中的角色分析. 前沿,2009,(4):108-114.
13. 赵洲. 公共卫生全球治理的法理基础与争端解决. 浙江师范大学学报(社会科学版),2011,36(6):94-100.
14. 苏静静,张大庆. 全球化进程中的卫生外交. 自然辩证法研究,2010,27(10):60-65.
15. 郑晓瑛,韩优莉,Kickbusch I,等. 全球健康外交:公共卫生全球化和现代外交发展的结合. 人口与发展,2011,17(5): 49-56.
16. 卜宏磊,刘智勇. 全球卫生背景下的中国卫生检疫与跨国传染病控制. 口岸卫生控制,2011,17(1):32-35.
17. 张彩霞. 全球卫生法:全球卫生治理的新趋势. 中国卫生政策研究,2011,4(10):60-66.
18. 许静,刘培龙,郭岩. 全球卫生治理机制及中国参与的建议. 中国卫生政策研究,2013,11(6):1-7.
19. 郭岩,刘培龙,许静. 全球卫生及其国家策略研究. 北京大学学报(医学版),2010,(6):247-251.
20. 张彩霞. 全球卫生治理面临的挑战及其应对策略. 中国卫生政策研究,2012,5(7):60-68.
21. 张彩霞. 国际非政府组织在全球卫生治理中的作用与职能. 经济研究导刊,2011,34:245-247.
22. 黄淼. 全球治理中的国际组织-- 以世界卫生组织对抗 SARS 为案例. 教学与研究,2003,(9):36-41.
23. 罗艳华. 试论"全球卫生外交"对中国的影响与挑战. 国际政治研究(季刊),2011,(2):45-61.
24. 蔡拓. 中国如何参与全球治理. 国际观察,2014,(1):1-10.
25. 任明辉. 中国与全球卫生:理念与未来. 全球健康学,2014,1(1):6-8.
26. 何帆,冯维,江徐进. 全球治理机制面临的挑战及中国的对策. 世界经济与政治,2013,(4):19-39,156-157.
27. 孟庆跃. 全球视角下的卫生政策:为促进健康公平而努力. 全球健康学,2014,1(1):9-12.
28. 王璐. 埃博拉:全球卫生领导力的一场危机. 中国卫生政策研究,2014,7(11):62.
29. 刘倩倩,朱纪明,王小林. 中国卫生软援助:时间、问题与对策——以对外卫生人力资源合作为例. 中国卫生政策研究, 2014,7(3):58-63.
30. 徐彤武. 埃博拉战争:危机、挑战与启示. 国际政治研究,2015,(2):33-60.
31. Kickbusch I, Lister G, Told M, et al. Global health diplomacy- concepts, issues, actors, instruments, fora and cases. http:// link. springer. com/book/10. 1007/978-1-4614-5401-4/page/1.
32. Fidler DP. The challenges of global health governance. Council on Foreign Relations. [2010-5]. http://www.cfr.org/global- governance/challenges- global- health- governance/p22202.
33. Frenk J, Moon S. Governance challenges in global health. The New England Journal of Medicine,2013,368(10):936-942.
34. Sridhar D, Khagram S, Pang T. Are existing governance structures equipped to deal with today's global health challenges- to- wards systematic coherence in scaling up. Global Health Governarce,2008,2(2):1-25.

中英文名词对照索引

A

艾滋病病毒母婴传播（Elimination of mother-to-child transmission of HIV/AIDS，EMTCT） 83

《奥斯陆部长级宣言》（*Oslo Ministerial Declaration*） 63

B

百时美施贵宝公司（Bristol-Myers Squibb Company） 125

北京大学全球卫生研究中心（Peking University Institute for Global Health） 187

比尔及梅琳达·盖茨基金会（Bill & Melinda Gates Foundation） 101

C

初级医疗联合体项目（Primary Care Groups and Trusts，PCG/Ts） 123

传统国家安全（traditional national security） 19

催化式慈善（catalytic philanthropy） 103

D

大挑战（Grand Challenges Explorations，GCE） 104

地位综合征（status syndrome） 31

东京非洲发展国际会议（Tokyo International Conference on African Development，TICAD） 50

对外卫生援助（foreign medical aid） 185

F

泛美卫生局（the Pan American Sanitary Bureau） 36

泛美卫生组织（the Pan American Health Organization） 37,179

非传统国家安全（non-traditional national security） 20

非政府组织（non-governmental organization，NGO） 187

非洲议程（the African Agenda） 70

G

葛兰素史克公司（Glaxosimthkline，GSK） 125

公共卫生（public health） 5

公私伙伴关系（public-private partnerships，PPP） 119

国际发展部（the Department for International Development，DFID） 43

国际发展合作署（the International Development Cooperation Agency） 37

国际共同体主义（*Doctrine of The International Community*） 42

国际环境法（International Environment Law） 152

国际健康合作组织（International Health Partnership，IHP） 97

国际开发协会（International Development Association，IDA） 98

国际卫生（international health） 5

国际卫生法（International Health Law） 149

国际卫生局（the International Sanitary Bureau） 36,179

国际组织（international organization） 193

国家安全（national security） 19

国家临床研究公司（National Clinical Research Enterprise，NCRE） 121

国家卫生服务制度（National Health Service，NHS） 41,120

国家优化健康与卫生保健研究院（National Institute for Health and Care Excellence，NICE） 42

H

红十字国际委员会（International Committee of the Red Cross，ICRC） 106

环境安全（environmental security） 22

J

基因银行（GeneBank） 75

基于结果付费的方式（results-based financing，RBF） 97

"健康中国2020"战略（"Healthy China 2020"Strategy） 207

健康不平等（health inequality） 121

《健康是全球的战略报告》（*Health is Global*） 44

健康外交（health diplomacy） 64

紧急人道主义援助（emergency humanitarian assistance） 192

X

Z